O JOGO DA SEDUÇÃO

O JOGO DA SEDUÇÃO

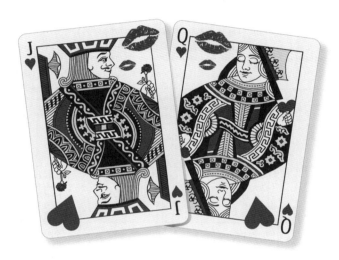

Cinco segredos para dominar a arte da conquista e conseguir tudo o que você quer

SHAN BOODRAM
(Sexóloga embaixadora do WomensHealth.gov)

Rio de Janeiro, 2021

O Jogo da Sedução

Copyright © 2021 da Starlin Alta Editora e Consultoria Eireli. ISBN: 978-85-508-1444-5

Translated from original The Game of Desire. Copyright © 2019 by Shannon Brady. ISBN 9780062952547. This translation is published and sold by permission of HarperCollins Publishers, the owner of all rights to publish and sell the same. PORTUGUESE language edition published by Starlin Alta Editora e Consultoria Eireli, Copyright © 2021 by Starlin Alta Editora e Consultoria Eireli.

Todos os direitos estão reservados e protegidos por Lei. Nenhuma parte deste livro, sem autorização prévia por escrito da editora, poderá ser reproduzida ou transmitida. A violação dos Direitos Autorais é crime estabelecido na Lei nº 9.610/98 e com punição de acordo com o artigo 184 do Código Penal.

A editora não se responsabiliza pelo conteúdo da obra, formulada exclusivamente pelo(s) autor(es).

Marcas Registradas: Todos os termos mencionados e reconhecidos como Marca Registrada e/ou Comercial são de responsabilidade de seus proprietários. A editora informa não estar associada a nenhum produto e/ou fornecedor apresentado no livro.

Impresso no Brasil — 1ª Edição, 2021 — Edição revisada conforme o Acordo Ortográfico da Língua Portuguesa de 2009.

Produção Editorial Editora Alta Books	**Produtor Editorial** Juliana de Oliveira	**Marketing Editorial** Lívia Carvalho Gabriela Carvalho marketing@altabooks.com.br	**Editor de Aquisição** José Rugeri j.rugeri@altabooks.com.br
Gerência Editorial Anderson Vieira		**Coordenação de Eventos** Viviane Paiva eventos@altabooks.com.br	
Gerência Comercial Daniele Fonseca			
Equipe Editorial Ian Verçosa Illysabelle Trajano Maria de Lourdes Borges Raquel Porto	Rodrigo Dutra Thales Silva Thiê Alves	**Equipe Design** Larissa Lima Marcelli Ferreira Paulo Gomes	**Equipe Comercial** Daiana Costa Daniel Leal Kaique Luiz Tairone Oliveira
Tradução Carolina Gaio	**Copidesque** Alessandro Thomé	**Revisão Gramatical** Hellen Suzuki	**Diagramação** Lucia Quaresma
			Capa Paulo Gomes

Publique seu livro com a Alta Books. Para mais informações envie um e-mail para autoria@altabooks.com.br

Obra disponível para venda corporativa e/ou personalizada. Para mais informações, fale com projetos@altabooks.com.br

Erratas e arquivos de apoio: No site da editora relatamos, com a devida correção, qualquer erro encontrado em nossos livros, bem como disponibilizamos arquivos de apoio se aplicáveis à obra em questão.

Acesse o site www.altabooks.com.br e procure pelo título do livro desejado para ter acesso às erratas, aos arquivos de apoio e/ou a outros conteúdos aplicáveis à obra.

Suporte Técnico: A obra é comercializada na forma em que está, sem direito a suporte técnico ou orientação pessoal/exclusiva ao leitor.

A editora não se responsabiliza pela manutenção, atualização e idioma dos sites referidos pelos autores nesta obra.

Ouvidoria: ouvidoria@altabooks.com.br

Dados Internacionais de Catalogação na Publicação (CIP) de acordo com ISBD

B724j   Boodram, Shan

O jogo da sedução: cinco segredos para dominar a arte da conquista e conseguir tudo o que você quer / Shan Boodram ; traduzido por Carolina Gaio. - Rio de Janeiro : Alta Books, 2020.
304 p. ; 14cm x 21cm.

Inclui bibliografia.
Tradução de: The Game of Desire.
ISBN: 978-85-508-1444-5

1. Autoajuda. 2. Relacionamentos. I Gaio, Carolina. II. Título.

CDD 158.1
CDU 159.947

2020-258

Elaborado por Odílio Hilario Moreira Junior - CRB-8/9949

Rua Viúva Cláudio, 291 — Bairro Industrial do Jacaré
CEP: 20.970-031 — Rio de Janeiro (RJ)
Tels.: (21) 3278-8069 / 3278-8419
www.altabooks.com.br — altabooks@altabooks.com.br
www.facebook.com/altabooks — www.instagram.com/altabooks

Para meu marido, Jared Brady, que foi bravamente apoiador, terapeuta, confidente, cupido e inspiração implacável no processo emocional de vivenciar — e, depois, escrever — este livro.

SOBRE A AUTORA

Shan Boodram é sexóloga certificada e especialista em intimidade com mais de 35 milhões de visualizações no YouTube, paralelamente à cobertura por *The View*, MTV, *The Steve Harvey Show*, CNN, *New York Times*, *Entertainment Tonight*, *Cityline*, *The Rachael Ray Show*, *Forbes* e *Times*.

Conhecida por seus seguidores como "Shan Boody", foi apresentadora especializada em relacionamentos e produtora de consultoria da *Make Up ou Break Up*, do Facebook Watch, e produtora-executiva e apresentadora da série da Fullscreen *Your Perfect Date*. Ela produziu conteúdo para a MTV, os militares dos EUA, o OkCupid, a revista *Esquire* e o CBC. Boodram é autora de *Laid*, foi escritora colaboradora da série *The Bold Type*, da Freeform Network, e escreveu artigos para a *Teen Vogue* e a *Cosmopolitan*.

Boodram é embaixadora da AIDS Healthcare Foundation e da WomensHealth.gov. Ela é membro da Associação Norte-americana de Saúde Sexual e do Conselho Consultivo de Saúde Sexual da Trojan, e uma sexóloga certificada que atualmente mora em Los Angeles com o marido, onde é defensora expressa, em tempo integral, de uma intimidade saudável.

Sumário

Agradecimentos xi

Prólogo xv

Introdução xxi

1
Sem Rodeios 1

2
Solteiras de Bobeira 21

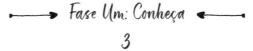
Fase Um: Conheça

3
Como o Amor Tem que Ser? 33

4
O Ex da Questão 59

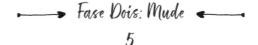
Fase Dois: Mude

5
O Poder de uma Rapidinha 81

6
Não Seja Você Mesma 105

7
Crescimento X Ego 119

→ *Fase Três: Aprenda* ←

8
Noivo, Pau Amigo ou Patrocinador? 141

9
Flerte de Alto Escalão 157

→ *Fase Quatro: Pratique* ←

10
Ovos Mexidos e Boquetes Incríveis 185

11
Luta e Fuga ou Testículos de Frutas 217

→ *Fase Cinco: Seja* ←

12
Ela É Dona do Jogo 239

Epílogo—Essa Merda Funciona Mesmo! 259

Referências 267

Notas 271

AGRADECIMENTOS

Em outubro de 2017, sentei-me na cobertura de Drake, que ficava tão perto da CN Tower de Toronto que daria para ele montar uma tirolesa. Conversamos sobre as coisas de costume que qualquer um gostaria de falar com o *alucinante Drake*,* mas, no meio da minha avalanche de perguntas (provavelmente sobre Beyoncé), ele me cortou e mandou um típico: "Cadê seu livro, Boody? Tipo, por que não escreve algo para ajudar as mulheres a colocar as cartas na mesa?"

Na hora, fiquei perturbada. Então dei de ombros e mudei de assunto, porque, ele não sabia, esse era um ponto complicado para mim. Meu primeiro livro foi lançado em 2009, quando eu tinha 24 anos. Na época, prometi a mim mesma que escreveria mais três antes dos 30. Mas lá estava eu, aos 32, sem novos livros nem intenção de começar um. No dia seguinte, comentei sobre a conversa com meu empresário, Adam Krasner, algo como: "Se, no ano que vem, meus números crescerem substancialmente, vamos começar um brainstorming?"

Mas, mal sabia eu, as rodas de Adam já estavam girando, e ele usou essa informação para ir a todo vapor, pelas minhas costas. Algumas semanas depois, marcou uma reunião com minha agente literária, Brandi Bowles, da UTA. Depois de alguns meses com essa pressão da equipe, cheguei a uma ideia com a qual todos nos sentíamos confiantes para levar aos editores.

---

* No original, *freakin' Drake*, em referência à música "Freak in you" ["Louco por você", em tradução livre], do rapper Drake. [N. da T.]

Então, quero começar agradecendo à fé e à ambição. Embora, neste caso, eu não possa receber os créditos, Adam, tenho certeza de que você pode. Dizem que as pessoas são a soma das cinco com quem passam mais tempo, mas eu sou o produto das grandes mentes que vieram antes de mim, multiplicadas por 20. Obrigada a todos os agentes da UTA, professores, mentores e advogados que ajudaram a esclarecer o caminho para buscar meu propósito, mesmo quando meu medo tinha outros planos. Seu impacto positivo em minha vida foi uma inspiração constante para o que eu queria oferecer aos outros com este livro.

Falando neste livro... minhas garotas alucinantes! Courtney, Deshawn, Maya, Pricilla e Stephanie — sei que nossa rasgação de seda não para, mas amo muito vocês e agradeço por todas as lições que aprendi com nossa relação de confiança, aceitação e sabedoria. Não acho que conseguirei entender totalmente a grandeza dos momentos que passamos juntas até que todo meu cabelo fique branco, mas, em resumo, saibam que tive o melhor ano de minha vida e que, em grande parte, devo isso a vocês. Trago dessa experiência uma equipe de trabalho que admiro e um grupo de amigas que tenho orgulho de ter por perto sempre que preciso.

Também agradeço muito a todos os especialistas que dedicaram seu tempo para mudar a vida dessas e de muitas outras mulheres: Dr. Barry Goldstein, JT Tran, Daniel Hyun Kim, Ari Fitz, Nina Ross, Crystal Greene, Nicole Thompson, Laura Jane Schierhorn, Makeba Lindsey, Meredith Davis, Melissa Hobley, Talya Macedo e Matt Barnes! Vocês agregaram algo tão valioso a este programa, que o transformaram em um livro único sobre sedução. Grandes! Fico devendo uma!

Quando este livro estava engatinhando, uma frase que eu repetia para quem quisesse ouvir era: "Quero que esta seja a melhor coisa que já fiz!" Felizmente, a HarperCollins ouviu. Eu não poderia ter desejado uma parceria mais apaixonada e atenciosa para este projeto. Minha sensação era a de que este livro era tão importante para Lisa Sharkey e sua equipe quanto para mim, e com isso quero dizer GRATIDÃO INFINITA! Agradeço à minha editora, Anna Montague, por sua sensatez, competência e paciência. Este livro veio da minha alma, tomou corpo graças a todos os envolvidos, mas só acertou o passo por sua causa. Também quero enaltecer a todos da Dey Street que dedicaram seu tempo, incluindo Lynn Grady, Ben Steinberg, Nyamekye Waliyaya, Maria Silva, Kendra Newton e Maddie Pillari.

Nesse sentido, PRECISO declarar meu amor à minha equipe júnior de editores: minha irmã, Lauren Morrison; minha mãe, Olivia Boodram; meu pai, Brian Boodram; e minha mana da OG de L.A., Margarita Rozenbaoum. Eu nunca teria chegado até aqui sem vocês.

Em um mau momento (que todos os escritores conhecem), eu disse à minha irmã: "Leia e, quando terminar, minta para mim que é a melhor coisa que já leu. Por favor."

Dois dias depois, ela me ligou e disse: "É a melhor coisa que já li."

Claro, eu sabia que ela estava querendo me agradar (minha irmã leu pelo menos metade da lista do Prêmio Pulitzer), mas o benefício da dúvida foi o suficiente para me encorajar!

Ah, e não tem como falar sobre encorajamento sem jogar TODOS os holofotes em meus amores e amigos de todo o mundo. Para cada estranho que já clicou em um vídeo, aumentou o volume da TV para me ouvir, deu like em um post, e, acima de tudo, para VOCÊ, que comprou este livro (se o pegou emprestado de alguém, pare de ler... tô zoando), OBRIGADA! Sei que as pessoas costumam agradecer aos fãs, mas não é assim que vejo vocês; vocês me revigoram e ensinam o tempo todo. Tudo o que consegui realizar foi porque, primeiro, vocês abriram as portas para mim, e não houve sequer um momento em que me esqueci disso. Espero que tudo o que você aprender com este livro seja uma troca justa para mostrar minha idolatria desmedida por essa sua bundinha sexy.

Falando em sexy, J, dedico-lhe de novo. A dedicatória oficial já é sua, então vou me controlar, mas, na boa, você é o cara. Além disso, você está sentado do meu lado enquanto digito, e sei que vou acabar lhe pedindo para ler, então um segundo agradecimento não vai doer. Maya Washington, você arrasou em minhas fotos de autora e me apoiou em todos os momentos; eu nunca me esquecerei disso. Agradeço a Kevin Wade, pelo incrível talento como maquiador; a Makeba Lindsey, pelo cabelo; e a Talya Macedo, como sempre, pelo estilo.

A menção final fica para Neil Strauss, um homem que não cheguei a conhecer, mas cujo trabalho causou um profundo impacto em mim. Neil é reconhecido pelo livro *O Jogo*, mas seu trabalho que realmente abalou meu mundo foi o *Regras do Jogo*. Nunca vi um guia tão claro e preciso para conquistar e manter uma vida romântica que valesse seu peso em ouro. Agradeço a ele por compartilhar seu conhecimento. Se este livro causar um décimo do impacto que seus livros têm, abro mão de gozar por um ano. Bem, talvez não... mas, sem dúvida, ficarei muito lisonjeada.

PRÓLOGO

Courtney parecia presa — encurralada entre dois pensamentos, duas versões de si mesma, mas, principalmente, entre duas cores.

"Faço a carinha feliz vermelha ou preta?", perguntou ela, com a canetinha em cima de uma pilha de bloquinhos de anotações.

Olhei ao redor de seu escritório, um lugar em que eu sabia que ela passava muito tempo, e respondi: "A próxima carta de ação na rotina é o desafio físico, não é uma boa deixá-la preta? Então faça a carinha feliz vermelha."

As cores não importavam nem um pouco, e nós nem precisávamos fazer cartões de dicas, já que Courtney tinha ensaiado a rotina até decorá-la. Mas eu propus que ela usasse a coleção de canetinhas porque sabia que isso acalmaria seus nervos. E eu suspeitava que ela também sabia disso.

Courtney teve, pelo menos, uns dez encontros desde que começamos a trabalhar juntas, meses antes, mas esse, com Derek, era especial. Derek era seu parceiro ideal para um *T*: um pensador talentoso, obcecado por saúde e bombeiro gostoso, que só dava bola dentro. O crush por ele já era antigo, mas ela só criara coragem e se sentira preparada para convidá-lo para sair uns dias atrás. O *tipo Derek* era exatamente o tipo em que estávamos trabalhando, e a melhor parte era que ele não era o único parceiro de alto interesse de Courtney. Outro homem, chamado River, que ela descreveu como uma potencial alma gêmea, voaria de Dallas em algumas semanas para vê-la.

"Não se preocupe muito em colocar esse encontro no papo. Derek é que deveria estar com medo de você, com esse jeito perigosamente sedutor!"

Courtney suspirou com um meio sorriso e apertou a tampa da caneta como se dissesse: *Amém*. Ela me entregou os cartões e então pegou a bolsa. "Ok, acho que deveríamos sair. Ele estará lá em breve."

Fiquei de pé e olhei para ela mais uma vez. "Você precisa usar sutiã?"

Saímos de seu escritório em carros separados, e, quando cheguei ao restaurante, Courtney (e seus mamilos libertos) já estavam do lado de fora em seu falso telefonema de boas notícias, a primeira técnica da rotina. Depois de trabalhar comigo para dar jeito em sua vida amorosa conturbada, Courtney se inspirou a começar o próprio workshop para mulheres que também foram intimidadas no ensino médio. A pessoa que supostamente lhe telefonava era um web designer que concordara, de bom grado, em assumir seu novo projeto apaixonado. Tudo isso era verdade, só não aconteceu *exatamente* naquela hora... mas era algo de que poderíamos tirar vantagem, porque as primeiras impressões positivas valem seu peso em ouro.

Courtney apontou pela janela para um homem sentado de costas para nós. Meneei a cabeça e mostrei três cartas como um último lembrete: uma carinha feliz vermelha (certifique-se de que esta será a primeira expressão que ele verá), setas azuis conectadas (toque-o consensualmente o mais rápido possível) e um jornal (compartilhe boas notícias). Deslizei na mesa, atrás de Derek, e, um segundo depois, Courtney entrou como um tsunami de vibrações positivas. Ela terminou a ligação, em voz alta, depois se aproximou de Derek, que agora estava de pé.

"Que legal que finalmente estamos fazendo isso", disse ela enquanto o abraçava forte. "Acabei de receber umas notícias incríveis, que preciso te contar! Talvez você seja meu novo amuleto da sorte."

Fiz um sinal de vitória para ela, debaixo da minha mesa, e acenei a quarta carta de sugestão com o desenho de um barril, um símbolo para lembrá-la de ser a vida da festa. Poucos minutos depois, o garçom se aproximou da mesa, e Courtney apoiou o queixo nas mãos e começou a conversar.

O garçom mordeu a isca, virou o corpo para ela e ajeitou a postura. "Você já esteve aqui, não? Temos novidades no cardápio. Quer umas recomendações?"

Em resposta, Courtney voltou sua atenção para Derek. "O que acha que devemos escolher?" Ela o mediu e sorriu com aprovação. "Sei que você sabe o que faz."

Quando o garçom saiu, Courtney contou a Derek sobre o telefonema. Ele começou um bate-bola que acabou revelando, de forma um tanto surpreendente, que ele também foi severamente criticado na adolescência. Eles compartilharam um momento, trocando derrotas e triunfos da época do colégio, que, com certeza, teria durado mais se eu não estivesse lá. Levantei a quinta carta, um rosto rabugento, e esperei que Courtney encontrasse algum ponto para discordar dele. Afinal, o fogo não surge apenas com o calor. Para criar faíscas, você também precisa de atrito.

Derek começou a falar sobre futebol e como isso o ajudou a ganhar a confiança que lhe faltou no ensino médio. Courtney aproveitou esse gancho e se inclinou para ele. "Você gosta de futebol, é? Qual é seu time?"

"Ah, você também curte?", perguntou Derek, animado. Ele se inclinou tanto sobre a mesa, que parecia que aquele trambolho ia ceder. "Sou fã do Rams."

Até aquele ponto, Courtney havia imitado sua posição corporal, além de ter feito tudo o que caracteriza um flerte: fala lenta, corpo em estilo S; e ela ficou imaginando-o nu para manter as pupilas dilatadas. Mas o comentário sobre o Rams mudou tudo. Ela cedeu na cadeira, criando distância entre eles, depois fechou o corpo, cruzando os braços e apontando os pés para a porta. "O Rams! Sério? E eu achando que seríamos amigos."

Nos minutos seguintes, Courtney o reprovou pelo mau gosto no futebol. Ele defendeu a si e a equipe, mas ela estava implacavelmente descontente com ele. Segurei o cartão com a carinha feliz vermelha, indicando que era hora de transformar o conflito em uma oportunidade para provocá-lo e criar a primeira piada interna dos dois. Não consegui ouvir o que ela disse, mas a vi descruzar os braços e salientar os quadris novamente. *Você é bem-vindo, Derek*, pensei.

O garçom parou, anotou meu pedido e viu meus cartões amarelos-cheguei. Nessas horas, fico muito feliz de viver em Los Angeles, um lugar em que tantas coisas estranhas acontecem, que as pessoas já nem reparam. Ele se afastou, e mostrei a ela a sétima carta, um halter, indicando que era hora de fazer algum esforço físico. Courtney olhou para o Fitbit e para Derek.

"Droga!", murmurou ela.

"O quê?"

"É estúpido, mas meus amigos e eu estamos fazendo esse desafio de 21 dias, que virou uma competição. Sei que é estranho, mas tenho que fazer uns agachamentos agora. Faz comigo?"

"Aqui? Não!", disse ele, categoricamente.

Como a profissional que ela é, não recuou. "Ah, por favor, só por 30 segundos, para eu não ficar parecendo boba aqui sozinha? Nós nem precisamos nos levantar, só afastar a cadeira."

Ele balançou a cabeça, mas, dessa vez, com um sorriso que dizia: *Você venceu*. Os dois recuaram as cadeiras e se agacharam. Essa técnica parece insana, mas vamos analisar a genialidade por trás dela.

1. Exercícios aumentam a frequência cardíaca, que é a mesma resposta fisiológica que você tem quando gosta de alguém novo.

2. Se "comportar mal" em um lugar civilizado retoma as alegrias da infância.

3. Fazer algum tipo de esforço físico a centímetros de alguém com quem tem química é o mais próximo que se vai chegar do sexo em público sem atrair olhares ou algemas.

Courtney balançou nos calcanhares e, em seguida, colocou a mão em Derek, como se estivesse se equilibrando, enquanto mantinham os olhos cravados um no outro. "Feito!", disse ela.

Ambos desmoronaram e riram até ficar sem ar.

"Que outros tipos de alerta você tem aí?", questionou Derek.

Mais uma vez, Courtney usou isso como oportunidade para atravessar a barreira física. A maioria das mulheres tem medo de tomar a iniciativa de tocar o parceiro nos primeiros encontros, exatamente o que ensinei Courtney a não ter. Tudo o que ela fez, desde o momento em que *ela* o convidou para sair, foi preparado para deixar bem claro que ela estava muito acima da média.

Courtney pegou o relógio dele como se o avaliasse e o girou de seu pulso até que caísse na palma da mão dela. Ela o segurou por um segundo e, em seguida, fez um gesto para ele pegá-lo de volta. Quando ele se afastou, ela roçou os dedos nos dele. Mais tarde, eu soube que nosso Derek, com bom espírito esportivo, se rendeu.

Levantei um cartão com três X, um pedido para Courtney começar a seduzir Derek mentalmente. Ela assentiu sutilmente de um jeito que parecia concordar com ele, embora eu tivesse certeza de que o gesto era para mim. Enquanto eles conversavam, ela casualmente levantou a mão, agarrou sua taça e a acariciou para cima e para baixo, alternando discretamente. Ela também aproveitou todas as oportunidades para exibir o pescoço e chamar a atenção para sua boca. O objetivo da sedução mental é ativar as respostas sexuais de alguém sem que a pessoa perceba por que está ficando excitada.

Peguei o cartão com o símbolo do banheiro desenhado, e, alguns minutos depois, Courtney pediu licença, tomando cuidado ao tocar os ombros de Derek de forma amigável ao sair. Se você tem dificuldade em tomar a iniciativa para tocar seu parceiro em encontros, a técnica do banheiro resolve o dilema, dando-lhe uma desculpa natural para tocar em alguma parte neutra do corpo. Essa pausa também serve para arejar, não só física, mas mentalmente. Equipes esportivas profissionais fazem uma pausa no intervalo para se reorganizarem, então por que você não deveria? Incentivo Courtney e as outras mulheres de nosso grupo (que você conhecerá mais tarde) a usar esse tempo para se concentrarem, mentalizando uma frase motivacional, reaplicando seus fluidos vaginais (mais uma vez, mais sobre isso depois) e, o principal, para se olharem vorazmente no espelho até que *elas mesmas* não resistam à mulher que as encara.

O garçom se aproximou com minha sopa e salada, que eu tinha me esquecido totalmente de ter pedido. Olhei para ele me desculpando e perguntei: "Posso devolver, por favor?"

Eu queria ir embora antes que Courtney voltasse, para lhe comunicar que eu tinha total confiança em sua capacidade de encerrar sem ajuda. O jogo havia acabado. Antes de sair, joguei as cartas restantes no lixo. Elas eram:

- Faça uma pergunta corajosa (*Por que você ainda está solteiro?*).
- Faça uma pergunta esquisita e sexy (*Se fosse um super-herói do sexo, qual seria seu superpoder?*).
- Deixe-o com uma piada ou história para pensar.
- Caia fora!

Com essa última nota em mente, enviei a Courtney uma mensagem de lembrete quando voltei para meu carro:

Não deixe que ele estenda o encontro além do jantar, não importa o quanto tudo esteja saindo bem.

Cerca de uma hora depois, ela me ligou e praticamente gritou: "Menina, esse encontro foi muito tranquilo. Marquei o segundo *no próprio* encontro. Na hora em que estávamos comendo, ele disse que queria me ver de novo!"

"Você é oficialmente uma profissional indiscutível agora."

Ela riu e bateu palmas de felicidade. "Tudo graças a você, Shan. Essa merda funciona mesmo!"

INTRODUÇÃO

Oi, meus amores!

Fale a verdade: quantas de vocês conhecem uma pessoa incrível com uma vida romântica que se resume a esta palavra: *catástrofe*? Talvez essa amiga seja você. Não estou aqui para julgá-la, estou aqui para estapeá-la com a verdade de que não é normal desprezar suas experiências de solteira. Quando as pessoas dizem que os relacionamentos dão trabalho, estão falando sobre os inevitáveis conflitos que ocorrem quando duas (ou mais) pessoas compartilham uma vida. O que elas não falam é de todo o drama desnecessário, mensagens sem resposta e do sexo insosso que resultam das migalhas que você recebe porque não se sente digna de se juntar à festa da conquista. E, acredite em mim, apesar de, estatisticamente, vivermos uma fome por relacionamentos — ou, como a *Vanity Fair* apelidou, um Apocalipse dos Encontros —, há lá fora uma festa de química explosiva, conversas até o amanhecer, primeiros segundos de contos de fadas e ápices de prazer.[1]

Em resumo, escrevi este livro para ensinar a cada uma de vocês como se atirar no jogo da sedução e jogá-lo para vencer.

Felizmente, neste jogo, não há perdedores. Primeiro de tudo, o objetivo não é enganar ou unir potenciais parceiros, mas tirar o máximo proveito dos primeiros contatos. Segundo, embora seja divertido entrar em uma sala sentindo que você domina e fazer as pessoas se sentirem empolgadas em sua presença, e seja empolgante ser quem decide se vai convidar alguém para sair de novo, não se sentir suficiente é bem sério, porque isso é necessário para você se sentir bem e encontrar parceiros melhores. Com isso em mente, jogar não é uma questão moral, mas de resistência pessoal: quanto tempo você vai esperar até a sorte notá-la e consertar seu coração partido e solitário?

xxii *O Jogo da Sedução*

No livro *O Animal Social*, David Brooks afirma que a receita para a felicidade tem três partes, e duas delas têm a ver com a qualidade e a quantidade de relacionamentos íntimos de uma pessoa.[2] Virei sexóloga porque não entendia por que nós, como sociedade, deixamos um aspecto tão crítico de nosso bem-estar ao acaso. Em outras áreas importantes, como carreira, finanças e saúde, aprendemos que, se quisermos nos destacar, devemos estudar, procurar guias especializados e praticar comportamentos comprovados. Como educadora da intimidade, tenho o dever de ajudar as pessoas a entender que essa fórmula também faz maravilhas no lado interpessoal da vida. Do meu serviço de aconselhamento privado, ao meu canal do YouTube, aos recursos das principais redes sociais e publicações, alcancei milhões de pessoas com um assunto sobre o qual, infelizmente, mal falam na escola. Sou conselheira certificada de educação sexual no Canadá, sexóloga certificada nos Estados Unidos, conselheira de casais do Facebook Watch em *Make Up or Break Up* e especialista em intimidade millennial da MTV, na série "Guide To". Escrevi para a *Cosmopolitan*, para o programa de TV *The Bold Type* e para a *Teen Vogue*. Meu primeiro livro, *Laid: Young People's Experiences with Sex in an Easy-Access Culture*, ainda circula nas livrarias. Sou membro da Coalizão Nacional de Saúde Sexual, na qual coordenei a produção de um vídeo sobre educação sexual para novos membros militares, e faço parte do Conselho Consultivo de Saúde Sexual da Trojan. No total, trabalho na área de intimidade há mais de dez anos, e quer saber a única conclusão a que cheguei?

A maioria das pessoas não tem ideia do que está fazendo, não tem ideia do que está fazendo de errado e, portanto, não tem absolutamente nenhuma ideia de como mudar a direção de seu destino romântico.

Sim, as mulheres têm uma tonelada de colunas de aconselhamentos. E, sim, temos bibliotecas de livros de autoajuda que nos encorajam a ser uma puta, uma puritana ou uma megera. Mas, com minha experiência ouvindo solteiras, sei que elas não precisam de mais dicas arbitrárias. Elas precisam de um sistema claro que seja inclusivo, multifacetado e comprovado.

Antes de entrarmos nos detalhes do sistema que criei, primeiro analisemos as condições atuais do cenário dos relacionamentos, porque, uma vez que saiba para onde deseja ir, é importante entender por onde deve passar.

De acordo com a pesquisa do Censo dos EUA de 2014, há 107 milhões de norte-americanos, acima dos 18 anos, solteiros, e mais da metade são mulheres.[3] Jon Birger, autor de *Date-onomics*, acredita que esses números nos dizem tudo o que precisamos saber sobre as condições atuais: "Sociólogos, psicólogos e economistas desenvolveram várias pesquisas sobre as relações sexuais e o consenso, é claro. Quando a oferta de homens é excessiva, a cultura dos relacionamentos fica mais tradicional e monogâmica, mas quando é a de mulheres — como hoje... a cultura dos relacionamentos é menos monogâmica e mais libertina; as mulheres ficam mais propensas a ser tratadas como objetos sexuais do que como interesses amorosos românticos."[4]

A avaliação de Birger condiz com o que ouço em primeira mão da grande maioria das solteiras que conheci por meio de meu trabalho. Preparando este projeto, pedi a um grupo de 300 mulheres para descrever o namoro em uma frase, e estas são algumas das respostas mais comuns que recebi:

"Namorar é um saco... As pessoas não se respeitam e só pensam em sexo."

"Namoro suga energia, os homens são extremamente imaturos e misóginos."

"Namorar é irritante, porque parece que estou começando algo que não vai terminar do jeito que eu quero."

"Namorar é confuso, porque as pessoas querem todos os benefícios de um relacionamento, mas sem precisar se comprometer."

Em respaldo à teoria da proporção de gênero, os aplicativos populares de namoro têm mais usuários que se identificam como mulheres do que como homens. Mas, o que surpreendente, de acordo com um estudo do aplicativo Hinge, buscar uma conexão real no smartphone, independentemente do gênero, não é estatisticamente a rota mais frutífera. Na verdade, apenas 1 em cada 500 matches do Hinge leva a uma troca de números de telefone, e 81% de seus usuários relataram que nunca marcaram um encontro.[5]

xxiv O Jogo da Sedução

Em 2018, a HBO lançou o documentário *Swiped: Hooking up in the Digital Age*, de Nancy Jo Sales, que faz uma imagem sombria dos relacionamentos dos millennials e daqueles da Geração Z. Sales disse que uma de suas descobertas mais perturbadoras foi o racismo desenfreado que a cultura de "deslizar para a direita" legitima com uma classificação da atração baseada na raça.[6]

Mais perturbadoras foram as estatísticas apontadas pelo *Swiped*. Segundo a Agência Nacional de Crimes do Reino Unido, os relatos de estupro decorrentes de encontros marcados online passaram de 450% em 6 anos.[7] Segundo o Centro de Controle de Doenças, em 2017, um recorde de 2,2 milhões de casos de sífilis, gonorreia e clamídia foram diagnosticados nos EUA.[8]

Por fim, a cultura dos relacionamentos em efusão causa um enorme impacto em nossos sentimentos sobre a conexão. Uma pesquisa da Harris, de 2016, descobriu que mais de 70% dos participantes se diziam solitários.[9]

VAMOS RECAPITULAR. A SOLTEIRA DE HOJE ESTÁ EM UM MERCADO EM QUE A oferta de mulheres é excessiva, o sexo está na vanguarda, as conexões reais são estatisticamente improváveis, os relatos de agressão sexual e as infecções sexualmente transmissíveis estão aumentando, e as pessoas acham que não há problema em falar sobre raça como se estivessem pedindo uma pizza.

Se ler tudo isso lhe dá vontade de se trancar em uma vida de solidão na profundidade de uma floresta, não a culpo. Mas ouso desafiá-la, porque, sim, muitas pessoas estão lutando atualmente, há poucas que dominaram a arte da conexão, e elas estão prosperando. E se em sua mente você precisa ter 1 milhão de seguidores ou um rosto esculpido pelos deuses para fazer parte dos poucos, precisa deste livro mais do que imagina. Digo tudo isso como alguém que passou pelos impiedosos escombros do namoro dos infernos; juntei minhas coisas e não só saí viva, mas cheia de propósito e gratidão *porque* encontrei (e me casei) com o amor da minha vida.

Algumas pessoas falam de seu parceiro como sua metade, e, no meu caso, quero negrito, sublinhado e muitas exclamações. Meu parceiro, Jared Brady, é o tipo de pessoa doce, empática e gentil que nunca serei. O que é bom, porque sou a mulher inteligente, analítica e sem preocupações de que ele precisa para equilibrá-lo. Ele tornou toda música romântica literal, todo pôr do sol vibrante e enriqueceu todas as áreas de minha vida. Da maneira mais detestável e clichê, encontrar e estar em um bom relacionamento foi a melhor coisa que me aconteceu. Mas Jared não foi um acaso ou algo único. Ele é o resultado de anos de boas decisões e movimentos calculados. Em outras palavras, creia-me, antes de chegar ao altar, encontrei e aproveitei meu tempo no banquete (*voz do Will Smith* *Sacou?!)**.

É por isso que vale a pena jogar e por que conduzi este jogo com Courtney e outras cinco. Com essa experiência, espero capacitar solteiras de todos os lugares para que se divirtam mais do que podem imaginar, usando ferramentas tangíveis e uma estratégia para realizar suas mais loucas aspirações íntimas.

Embora passemos por esse processo em grupo, o resultado é diferente para cada uma. Claro, um bom casamento monogâmico duradouro é um exemplo admirável de amor. Do outro lado da moeda, uma incrível e recíproca noite, da qual ambas as partes saem se sentindo bem e igualmente satisfeitas, também é digna de aplausos, mesmo que não seja algo que todas faríamos. O objetivo é a confiança, aceitação e reciprocidade do sentimento desejado; as condições em que esse resultado ocorre são irrelevantes.

Tudo bem, antes de parecer um infomercial, vamos ver por que estamos aqui! A seguir estão as cinco fases que nos guiarão, enquanto tento levar seis pretendentes duvidosos para a terra do desejo abundante.

Este livro é um relato detalhado de como testei esse programa de cinco fases em seis pretendentes apaixonadas pelo amor — e de como você, cara leitora, pode implementá-lo do seu jeito. Nossa jornada é radical, crua, ridícula, turbulenta — e absolutamente real. Espero que nas próximas páginas você aprenda por meio dessas mulheres (que você conhecerá muito bem) como superar todos os medos, as falhas, as crenças limitantes e as inseguranças que a têm impedido de descobrir a própria festa.

---

* No original, *You know what I'm saying*, bordão do ator na série *The Fresh Prince of Bel-Air*, exibida no Brasil como *Um Maluco no Pedaço*. [N. da T.]

Tudo bem, vamos começar. Agora é o momento ideal para chutar suas preconcepções sobre *o que fazer* em um encontro junto com suas regras de boa moça. Porque o que impulsiona a história de como essas mulheres se tornaram tudo o que queriam ser é quase tudo que lhe disseram para não fazer!

Fase Um. CONHEÇA quem você se tornou, identificando os principais traços do seu eu íntimo. Isso inclui ter plena consciência de seus pontos fortes, pontos fracos, pontos cegos e padrões. Esse conhecimento também precisa ser complementado com o feedback detalhado de outras pessoas que a conhecem intimamente — sejam amigos íntimos ou algum ex.

Fase Dois. MUDE os hábitos e as percepções que a limitam. Isso inclui mudar sua aparência, sua mente sobre seus limites, falhas e até seus traumas. Aprenda a arte da sedução, antissedução e os hábitos que a impedem de fazer conexões poderosas quando isso é o que mais importa. Você pode se tornar quem você escolher ser. Se um aspecto de sua realidade não serve à impressão de seu eu superior, não é mais você.

Fase Três. APRENDA com uma série de especialistas (não se preocupe, já fiz a maior parte do trabalho!) a ajustar seu jogo externo e interno. Torne-se a mestre da aproximação, da atração, do flerte e da influência. Decida quem você quer atrair e aprenda como encontrá-lo e atraí-lo.

Fase Quatro. PRATIQUE o que aprendeu até agora em ambientes de baixo risco, inclusive no trabalho, entre amigos e em encontros casuais. Além disso, teste novas hipóteses para criar sua própria caixa de ferramentas exclusiva para fazer conexões à vontade. Flertar, seduzir e influenciar não devem ser reservados para "a pessoa". Estas são habilidades que transformarão todos os seus relacionamentos, incluindo o que você tem consigo mesma.

Fase Cinco. SEJA a pessoa que sempre quis ser. Desfrute da companhia de pessoas que a melhoram e lhe dão alegria. Junte-se à festa e capacite os outros, por meio de sua excepcional transformação, a fazer o mesmo. Finalmente, revisite as outras quatro fases periodicamente, porque o trabalho nunca termina. E, uma vez que você entrar no ritmo das coisas, quando começar a ficar realmente divertido, perceberá as maravilhas de sua transformação!

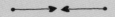

1

SEM RODEIOS

Às 9h45, sentei-me com dois computadores, uma lousa em branco e uma xícara de chá, pronta para receber as 254 mulheres que eu deveria entrevistar nos próximos quatro dias. Uma semana antes, publiquei um post procurando mulheres solteiras incrivelmente frustradas, residentes em Los Angeles. Eu esperava receber poucas respostas, mas recebi uma enxurrada de candidatas disponíveis para se dedicar ao meu programa que mudaria sua sorte. Apesar do grande volume, enviei um convite para uma entrevista em vídeo a todas, porque não se pode avaliar alguém baseada apenas em uma seção "Sobre mim". Embora minha ficha de inscrição cobrisse tudo, desde a história romântica até a opinião dos amigos sobre sua solidão crônica, a única maneira de realmente saber se alguém estava no ponto seria em uma conversa cara a cara. Ou tela a tela... você entendeu.

Eu queria um grupo diverso em etnia, tipo de corpo, personalidade, metas de namoro, orientação sexual e bloqueios. Além disso, eu tinha uma lista de critérios que elas *precisavam* cumprir para ser selecionadas:

1. Elas precisavam ficar na cidade durante, pelo menos, 80% do programa

Entendo que estamos na era digital, mas para analisar o processo e os resultados eu precisava observar as finalistas sem nenhum filtro.

2. Elas precisavam ter seus outros problemas resolvidos

Em outras palavras, de acordo com a Hierarquia das Necessidades de Maslow,[1] suas necessidades básicas têm de ser atendidas. Se seu sustento, saúde ou situação de vida, como um todo, estivesse instável, seria irreal pedir a elas que se dedicassem totalmente à busca do amor e de relacionamentos duradouros.

3. Elas precisavam se dar bem com as outras

Em meu serviço de aconselhamento, tudo é para todas! Mas esse programa era extremamente único, pois eu cruzaria todos os limites profissionais. As participantes frequentariam minha casa, elas conheceriam meu marido, ouviriam meus segredos pessoais, e, se quisessem tomar um coquetel nas viagens sociais, eu não planejava impedi-las. Por isso, adotei uma política rígida: se você não tivesse noção, não teria como participar.

O PRINCÍPIO DA CRIAÇÃO DE TRÊS PADRÕES FIXOS É UMA TEORIA COMPROVADA para a seleção de parceiros bem-sucedida, criada pelo Dr. Ty Tashiro em seu livro *The Science of Happily Ever After*. Basicamente, Tashiro encoraja todos a determinar seus três "desejos" inegociáveis antes de começar a buscar conexões amorosas.[2] Em relação a encontrar membros para o grupo, esses três desejos foram suficientes, pois eu queria manter minha busca ampla. Mas, quando se trata de namoro, discordo de Tashiro e incentivo todos que trabalham comigo a escolher cinco desejos, porque seu esforço deve se concentrar em mais opções do que aquelas que as pessoas, em geral, têm. Construiremos o que chamo de seus cinco inegociáveis nos próximos capítulos.

Quando me conectei com a primeira mulher pelo Skype, logo percebi como seria difícil escolher. O nome dela era Amanda, e parecia ótima.

"Convenci um investidor a colocar meio milhão em meu negócio, então é uma loucura não conseguir que um homem me responda uma mensagem."

Ela era uma empreendedora objetiva, apaixonada por café e que começara a suspeitar de que era o "tipo de mulher com quem os homens só queriam fazer sexo". Ela raramente fazia contato visual e respondia a todas as perguntas com comentários curtos e rápidos. Mas, por trás da fachada fria, percebi vislumbres de um coração quente e um senso de humor aguçado. Eu me perguntei quantos homens sumiram após passar uma noite inteira conhecendo aquele lado mais doce. Amanda me pareceu cheia de espinhos, alguém que usa farpas para proteger o que é precioso e vulnerável por dentro. Sim, esse método funciona maravilhosamente bem nos filmes, que têm enredos decretados, ou nas pequenas cidades, onde as opções são limitadas, mas nas grandes cidades, onde as novidades constantes varrem tudo, a maioria não pagará para ver o outro lado do muro de armadura de alguém. A menos que queira fazer algo específico, como sexo.

Eu estava prestes a circular o nome dela, para que pudéssemos remover essas farpas, mas ela me informou que planejava viajar no verão. Com isso, Amanda violou meu primeiro critério.

A entrevista seguinte foi com uma massagista de 20 e poucos anos, com um corpão incrível e uma personalidade mais ainda, que se descreveu como "uma millennial sexualmente liberada que odeia que o sexo seja o foco dos relacionamentos atuais".

Essa frase, claro, despertou meu interesse. A coisa mais importante que percebi, como uma defensora do sexo que não quer trepar com todo mundo, foi que as pessoas são extremamente preguiçosas e sem imaginação. A maioria definirá você como você se define, sem examinar as nuances do que *realmente* quer dizer. Por exemplo, sou uma sexóloga que percebe as lâmpadas que se acendem na mente das pessoas quando compartilho esse fato divertido. Então, quando vou encontrar alguém novo, faço questão de enfatizar o aspecto de pesquisa de meu trabalho. Em encontros românticos, eu fazia o máximo para que as duas partes estivessem alinhadas. Antes de sair com alguém, eu falava: "Estou empolgada para sair com você, mas isso não significa que te dei carta branca, nem que vamos transar."

Sei que é meio constrangedor, mas eu falava isso e me mantinha firme na minha posição. E sabe de uma coisa? Ninguém cancelou os planos comigo, e, apesar de algumas tentativas valentes durante a noite para ver se eu estava blefando, meus parceiros respeitavam meus limites.

O segredo para a felicidade é gerenciar expectativas. Eu poderia ter ensinado isso à segunda mulher com quem falei, mas ela não se adequava muito a esse grupo, porque seus problemas não estavam só na área afetiva: ela estava flertando com uma nova carreira, considerando voltar para a casa dos pais, em conflito com todas as amigas e querendo comprar um carro. Isso a fez violar o segundo critério, e, portanto, ela não se alinhava com o projeto.

No meio da manhã, falei com Venus, uma artista bissexual de 32 anos que encarnava a angústia de uma solteira frustrada — exatamente o que eu queria. "Não entendo por que é tão difícil alguém gostar de mim. Gosto de homens e de mulheres; mas quem gosta de mim?", questionava com veemência.

Esperei um pouco, sem saber se ela queria uma resposta, então ela continuou. Venus queria participar do programa porque estava farta de encontros que não davam vazão à grandeza que sentia. Ela se gabava de suas realizações e de todo o trabalho interno que fizera: terapia, ioga, treinamento de comunicação não violenta, tantra, cursos para casais e relacionados à saúde, trabalho corporal, um programa de treinamento/liderança. Mas admitiu que, depois de tudo isso, ainda se sentia perdida quando se tratava de fazer conexões.

Quando perguntei o que parecia fazer as pessoas se afastarem, ela fez uma longa pausa e então falou: "Eu não tenho rodeios."

Minha queixa com as pessoas que descrevem a honestidade como um defeito é que acho que elas não são honestas consigo mesmas. "Não ter rodeios" às vezes é um jeito de dizer: *as pessoas pensam que sou grossa e insensível.* Não é que a maioria das pessoas *minta*, mas temos um filtro funcional que facilita a convivência com os outros. A honestidade não está para uma vida feliz como o bastão está para o beisebol, mas como o taco está para o golfe: use-a com cautela e atenção nas horas certas. Confirmando minha teoria, Venus revelou que seus problemas em criar conexões não se limitavam a relacionamentos românticos, mas se estendiam a amizades e parcerias profissionais. Em suma, ela era bastante desagradável, e, embora nos digam que as pessoas legais ficam de lado, em relacionamentos saudáveis, as pessoas agradáveis é que são escolhidas.

Uma pessoa agradável é amigável, empática e diplomática. Seu instinto é fazer o que é melhor de forma ampla, não apenas o melhor para ela no momento. A cortesia é uma das principais características quando se trata de manter relacionamentos, mas isso não significa que ser desagradável não tenha suas vantagens. Uma pessoa agradável aceita o *status quo*, mas a desagradável desafia os costumes e pensamentos para se alinhar a suas opiniões. Portanto, dá para deduzir que muito do progresso depende de pessoas dispostas a ir contra a corrente. Então, sim, há benefícios em ser do contra, mas se destacar em um trabalho em grupo não é um deles.

Mas eu amei sua avidez, então perguntei o que ela planejava fazer no verão.

"Comecei um novo trabalho, que me prendeu um pouco, mas o gerente é um narcisista sem escrúpulos, então estou pensando em abrir uma ação contra ele ou me demitir."

Ok, ela não era mesmo minha melhor opção. Esse caso é o exemplo perfeito de por que é crucial definir padrões ao selecionar pessoas para se relacionar (vertical ou horizontalmente). Se eu não tivesse decidida sobre o que precisava, acabaria permitindo que meu ego fizesse um julgamento do tipo *topo o desafio*, o que pode custar caro.

O resto da manhã foi como uma audição típica: muitas pessoas que não eram bem o que eu procurava, e outras que não tinham *nada* a ver.

Uma mulher de 25 anos me perguntou: "Por que continuo conhecendo caras que foram presos?"

Quando sugeri que tinha um problema ostensivo de seleção de parceiros, talvez relacionado à repetição de dores do passado, ela explicou que não era alguém que "vive no passado" e preferia seguir em frente na vida. Eu não sabia como eu poderia ensinar alguém que não tinha interesse em se entender, então risquei o nome dela e continuei.

Outra mulher, na casa dos 30, confidenciou: "Para ser honesta, eu só queria transar e ficar por isso mesmo. Mandei para esse cara com quem estava saindo: *Quero ficar peladinha e sentar em você enquanto toco uma.* Horas depois, ele respondeu: *Não quero ficar com uma vadia que fala 'tocar uma'.* Então mandei: *Beleza, prefere que eu fale tocar siririca?*"

O problema dela, um tanto cômico, não era difícil de resolver. Bastava baixar uns aplicativos para encontros casuais ou pegar alguém em um bar depois das 2h. Mas, além da rota mais rápida para o quarto, ela também precisava aprimorar o sentido aranha, para só puxar assuntos de sacanagem quando fosse apropriado. Ouço o tempo todo mulheres reclamarem de receber nudes indevidos; bom, há mulheres que também precisam dominar essa arte. *Consentimento* não é só uma palavra, é um universo complexo do qual nunca sabemos tudo. Então enviei algumas recomendações de aplicativos e do livro *Yes Means Yes*, de Jessica Valenti e Jaclyn Friedman, para ajudá-la.

Então veio Maya, uma escritora de 24 anos, com cabelos crespos, óculos de metal, sorriso gengival e uma ferocidade mansa. Quando perguntei o que a atraiu para o projeto, disse claramente: "Dizem que você ensina as pessoas a namorar. Acho que nunca fiz isso, mas quero aprender."

Avaliei sua ficha e perguntei: "Aqui diz que você sai com homens e mulheres. Isso significa que é bissexual?"

Ela parou por um segundo. Achei que estava ponderando como responder; mas, na verdade, ela estava pensando em como me colocar no meu lugar. "Eu me identifico como pansexual, mas estou me afastando desse rótulo e abraçando o termo queer. Você nunca deve presumir o rótulo de alguém, simplesmente pergunte."

Para quem não sabe a diferença, uma pessoa bissexual se atrai por homens e mulheres cisgêneros (pessoas que se identificam com o gênero que lhe atribuíram no nascimento de acordo com o sexo biológico). Uma pessoa pansexual se atrai por pessoas cisgêneras e também por aquelas que não se identificam com o binarismo: agêneras, bigêneras, de gênero fluido, com não conformidade de gênero, intersexuais e transgêneras.

"Compreendo totalmente e peço desculpas por isso", falei, antes de voltar ao trabalho. "O que você quis dizer quando disse que *acha* que nunca namorou?"

"Quero dizer que nunca tive um parceiro fora um namoradinho de escola, que durou cerca de um mês, e duas outras experiências que não foram a lugar nenhum." Maya falou tão baixo que tive de me esforçar para ouvi-la. "Sinto que estou em uma idade em que talvez já tenha perdido minha chance. Sofro muita pressão de familiares e amigos, e, mesmo que eles não tenham nada com minha vida, isso me consome. Muitos dos meus amigos estão em relacionamentos sólidos, e minha ansiedade me atrapalha a começar um."

Nos últimos anos, tentei aprender mais sobre a ansiedade ouvindo quem a tem. A ansiedade como transtorno é um medo ou sofrimento injustificado que interfere no cotidiano. Todos temos algum nível de ansiedade. É uma emoção corriqueira, que pode ser boa, porque nos deixa hiperalertas em momentos estressantes. Mas, se a ansiedade persistir sem um gatilho real para nossa resposta de luta ou fuga, causa sérios problemas, tanto mentais quanto físicos. De acordo com a Harvard Health, as mulheres representam quase dois terços dos cerca de 40 milhões de adultos com ansiedade excessiva.[3]

"Já procurou um especialista para falar sobre sua ansiedade e depressão?"

"Sim", assegurou ela. "Já fui a terapeutas, mas, na maior parte do tempo, supero minha ansiedade tocando minha vida."

Eu respeitava o objetivo que Maya tinha estabelecido e acreditava que poderia apoiá-la no processo. Fiquei tentada a prolongar nossa conversa, mas a próxima candidata já estava à espera. Então me despedi, e, em seguida fiz dois círculos em volta do nome dela: o primeiro, porque ela precisava aprender com o projeto, e, o segundo, porque eu sabia que tinha muito a aprender com ela.

Depois de algumas entrevistas, conversei com uma mulher de 23 anos que levantou uma questão excelente, que quero expandir: "Não existe um meio-termo entre namorar idiotas enquanto você se concentra em outras áreas da sua vida e conhece aquele cara com quem quer dividir sua vida?"

Ela se referia a um período único e conflituoso, que chamo de Anos de Prática, que acontece para a maioria de nós entre os 16 e 25 anos. O problema dessa fase é que, embora as pessoas sejam biologicamente moti-vadas a buscar o amor, a sociedade insiste que qualquer foco diferente da realização individual é um desperdício de energia. Essa propaganda de que os relacionamentos são distrações, em oposição a uma busca saudável pela autodescoberta, faz com que os jovens assumam uma "mentalidade de motel" no departamento amoroso. Esses "parceiros de motel" agem como se não tivessem de lidar com as consequências de suas ações, não sentem remorso em desprezar a monogamia e acham que merecem tudo, o que não vale os 69 reais que pagam por um quartinho mequetrefe.

O pior de tudo é que os parceiros de motel são enaltecidos nas músicas e nos filmes populares que os rapazes consomem, bem como permeiam o imaginário de suas conversas de uma forma positiva. Portanto, a atitude mais sensata a se tomar durante os Anos de Prática é ser meticuloso para encontrar parceiros que estejam interessados em construir relacionamentos saudáveis, cujo objetivo seja sair deles com uma compreensão maior de si mesmo, não com uma mochila de toalhas e artigos de higiene roubados. Há muitos parceiros de prática éticos, mas, quanto mais jovem você é, mais difícil é encontrá-los, por isso seus cinco inegociáveis podem se tornar uma proteção para o coração. Eu teria ajudado feliz essa candidata, mas ela me disse que se programou para viajar durante metade do verão.

Logo depois dela, falei com uma mulher chamada Jenn, que me disse uma frase que ainda me faz sorrir: "Eu tinha uma amiga chamada Alexa, que certa vez me mostrou uma nota que um cara escreveu: *Algumas são como Coca, outras são como Pepsi, mas eu gosto da Lexy, porque ela é a mais sexy.* Nunca me senti sexy. Sempre achei que as coisas seriam diferentes se eu tivesse um nome melhor."

Mas minha citação favorita veio de uma engenheira ambiental de 25 anos que usava aparelho e tinha cabelo rosa e azul, chamada Deshawn: "Filmes de terror não me assustam. Se você quer me ver surtar, vamos bater papo. Prefiro fugir de Freddy Krueger a ficar presa em um jantar com ele."

Deshawn era uma jovem negra que trabalhava com STEM (ciência, tecnologia, engenharia e matemática, da sigla em inglês). De acordo com o National Collaborative Project, as mulheres das minorias são menos de um em dez cientistas e engenheiros empregados. Essa é uma realidade da qual Deshawn disse estar ciente desde o momento em que entrou na graduação. Então passou a procurar métodos de se encaixar, e alguns deles resultaram em grandes prejuízos para sua vida social.

"Sou péssima flertando, sou desajeitada, os caras não se aproximam de mim e me colocam na friendzone. Voltei a morar com minha mãe, trabalho, vou à igreja aos domingos, dou aula para crianças e saio com meus amigos aos finais de semana — essa é minha vida", disse Deshawn, sentada em seu carro, que notei que era uma bonita BMW. "Já faz tempo desde que realmente me senti desejada, e, se eu for honesta comigo, sei que isso tem a ver com a forma como me sinto em relação ao meu corpo. Nos últimos três anos, ganhei muito peso. Aceitei que sou plus size, mas não tenho nem ideia de como me vestir, porque isso ainda é muito novo pra mim."

Deshawn olhou para baixo e franziu a testa, mas não pude evitar um sorriso, tendo encontrado minha segunda participante. Deshawn era o exemplo perfeito de mulher maravilhosa que se sentia excluída da narrativa do "felizes para sempre" e, como resultado, passava a se excluir. Isso tinha de mudar, e eu tinha certeza de que poderia ajudar.

Quando perguntei a Deshawn o que mudaria nas relações se pudesse, ela disse: "Facilitaria os encontros pessoais e as conversas em lugares públicos."

Bum. Essa mágica eu poderia ensinar! Sem pensar duas vezes, circulei sua ficha, então ela me fez uma pergunta que me fez querer sublinhar e destacar de todas as formas: "Qual método você planeja usar para obter os resultados pretendidos para as participantes escolhidas?"

Sorri de satisfação. Até então, ninguém tinha me feito aquela pergunta, mas também ninguém era cientista. Embora eu tenha me atrapalhado com a educação tradicional, gostaria de retirar uma página do meu caderno da sexta série para responder à pergunta de Deshawn.

O Método Científico do Jogo da Sedução

PROBLEMA

As pessoas podem aprender a ser atraentes?

HIPÓTESE

Se eu expuser um grupo de mulheres que fracassam em encontros ao meu programa de cinco fases, elas se tornarão sedutoras especializadas e, ao final, terão o poder de atrair a vida amorosa dos seus sonhos.

TERMINOLOGIA

Parceiro — uma pessoa com quem você quer se divertir, flertando, seduzindo e construindo um relacionamento.

Parceiro de baixo interesse — uma pessoa que não tem as qualidades essenciais para se construir uma conexão de longo prazo. No entanto, você ainda gosta da companhia e quer que ela aproveite a sua.

Parceiro de alto interesse — uma pessoa que atende a seus cinco inegociáveis e é candidata a uma conexão de longo prazo.

Cinco inegociáveis — cinco padrões que uma pessoa deve cumprir para ser considerada um parceiro de alto interesse.

METODOLOGIA

Fase Um — CONHEÇA

1. Pedir às participantes que completem uma ficha de autoconhecimento, para saber quais são suas necessidades e como explicá-las aos outros.

2. Pedir que as participantes procurem seus ex para destacar comportamentos problemáticos de que não estão cientes. A autodescoberta só se completa com o feedback dos outros, e o ideal é buscar uma fonte que as conheça e que elas acreditem que não têm interesses em iludi-las ou se vingar delas.

Fase Dois — MUDE

1. Ensinar as participantes, com a ajuda de especialistas, a valorizar seus pontos fortes e, se necessário, ajudá-las a mudar o visual.

2. Ensinar o grupo sobre sedução e antissedução, para que elas entendam quais transformações devem implementar.

3. Descobrir, ao longo das sessões individuais, quais são as qualidades que elas sabotam.

Fase Três — APRENDA

1. Mostrar ao grupo o que procurar na busca por um parceiro de longo prazo e como encontrá-lo, particularmente usando o namoro online.

2. Expor o grupo a uma série de especialistas que as ensinarão a atrair, paquerar, seduzir e se proteger.

Fase Quatro — PRATIQUE

1. Em grupo, praticar o que aprendemos e realizar quatro experimentos que podem revelar ferramentas ainda não utilizadas.

2. Ir sozinhas a encontros com parceiros de baixo interesse para praticar técnicas antigas e testar cinco técnicas exclusivas.

Fase Cinco — SEJA

As participantes escolhem um parceiro de alto interesse para um primeiro encontro. Elas são treinadas para esse encontro, mas devem garantir um segundo por conta própria, sem treinamento.

AVALIAÇÃO DO SUCESSO

Seu sucesso ou fracasso no segundo encontro com um parceiro de alto interesse será um indicador parcial de resultado, mas o objetivo final geral é que elas se sintam melhor. Será que cada mulher agora sente que tem ou é capaz de conseguir a vida amorosa de seus sonhos?

No segundo dia de entrevistas, estipulei o tradicional horário das 9h às 17h, mas, no almoço, a refeição refinada que fiz foi uma tigela de cereal sem gosto. As mulheres eram incríveis, honestas e doces, mas não se alinhavam com o projeto. O tema recorrente era a frustração por ser ignorada e por uma atitude meio comodista e indiferente sobre o relacionamento. E, por mais que eu admirasse as rainhas focadas em sua rotina ou famílias, precisava de pessoas famintas por romance. Quando conheci uma gerente de imóveis do Texas, de 30 anos, chamada Courtney, vi que esse era o sentimento exato dela.

"Estou frustrada com os relacionamentos como um todo!", exclamou Courtney, que estava de óculos, blazer e com uma expressão apática. "Sou direta, mas acho que os homens não apreciam isso nas mulheres. Deixa eu esclarecer: estou procurando alguém do sexo oposto para construir algo e também estou procurando alguém que também saiba o que quer."

Courtney foi a primeira pessoa com quem falei que chegou pronta para a entrevista: segurava um marcador laranja e um caderninho cinza. Aquela mulher queria respostas. "Tudo bem, entendo como se sente sobre relacionamentos, mas me fale mais de você, Courtney. Como se descreveria?"

"Eu me descrevo como uma mulher grande", começou. "Sou alta, sonho alto, tenho presença e grandes planos — me descobri com a experiência. Só quero um parceiro que se conheça também. Eu também me descreveria como alguém que responsabiliza as pessoas pelo que elas dizem. Não tolero pessoas inconsequentes. Você tem que pensar no que vai falar antes de abrir a boca."

Gostei de Courtney. Eu me vi nela, mas a versão que era antes de eu perceber que não podia tratar as pessoas como se fossem feitas de placas de circuito. Como Courtney, eu também gostava de expectativas, segurança e de saber como as coisas podem funcionar melhor. (Essa parte de minha personalidade foi o que me levou a estudar a ciência do sexo e do amor!) Mas eu também tive de aprender que ninguém quer sentir que está sendo categorizado e generalizado, em vez de personalizado — mais ainda quando se tratam de questões do coração.

Também vi em Courtney uma candidata interessante porque ela era uma prova viva da enorme falha educacional que há em nossa sociedade. As habilidades que aprendera para prosperar como mulher nos EUA corporativos eram as mesmas que sabotavam sua vida amorosa. Ao lidar com os inquilinos, ela precisava ser direta, severa e inflexível com os prazos, mas adotar essa mentalidade ao lidar com amantes é mortal.

"Só sei que, se você está procurando alguém disposta a fazer o que for preciso, encontrou, porque eu não aguento mais essa bosta", concluiu, quando o telefone do escritório começou a tocar atrás dela.

"Você tem que atender?", perguntei.

"Não", disse casualmente. "Estou descansando e gosto de esperar até que uma tarefa seja concluída antes de passar para a próxima."

Circulei o nome de Courtney e a confirmei como terceira participante. Ela era um excelente exemplo de alguém que tem as intenções e as ideias certas, mas não a elegância para obter os resultados desejados. Todos sabemos que a comunicação é fundamental nos relacionamentos bem-sucedidos, mas é importante definir o que isso quer dizer. Um dos meus princípios favoritos é: a comunicação é um pouco o que você diz e muito do que quer conseguir com ela.

Por exemplo, se seu parceiro não estiver enviando tantas mensagens quanto você gostaria, você pode:

A. Dizer que não está satisfeita com a frequência com que vocês se comunicam e pedir para ele se engajar mais.

B. Desafiá-los para um jogo — se ele pensar em pizza, tem de enviar algo engraçado que a faça ganhar o dia.

Em ambos os casos, o objetivo é o mesmo. E, embora A levante a questão, B cria uma experiência legal para ambas as partes. Courtney me pareceu o tipo de pessoa que escolheria A. Todas as vezes.

14   O Jogo da Sedução

MAS, PARA CADA YANG, HÁ UM YIN. E O YIN DE COURTNEY ERA UMA MÃE DE 29 anos chamada Pricilla, que não sabia como pedir o que queria.

"Sou muito quieta e tímida", disse Pricilla, com um tom suave para comprovar. "Não gosto de ser o centro das atenções. Acho relacionamentos estressantes porque o processo de conhecer pessoas é difícil para mim. Eu demoro pra sair da minha concha."

"O que atraiu você para essa experiência?", perguntei.

"Meu filho de dez anos", começou. "Um dia ele me disse que não queria um padrasto. Perguntei por que, e ele disse que está ficando mais velho e já desistiu, porque não saio com ninguém por tempo suficiente para criar esse laço. Fiquei chocada, mas também triste por não ter proporcionado relacionamentos saudáveis nos quais ele poderia se espelhar."

Pricilla abaixou a cabeça, e seus longos cabelos negros caíram sobre os olhos. Pricilla tinha uma beleza clássica; aliás, ela é o novo clássico. Lábios carnudos, um corpão, sobrancelhas grossas e usava maquiagem a la Kim Kardashian — até a voz, leve e anasalada, combinava. Se você esbarrasse com ela na rua, pensaria que é metida, mas, observando bem, veria que ela está abatida.

Pricilla, a mais velha de oito irmãos, revelou que a mãe era ausente. "Minha mãe nunca teve uma palavra gentil para dizer. Ela não estava pronta para o papel, então, quando teve minhas irmãs, elas se voltaram para mim como figura materna. Quando penso nisso, vejo que já era mãe na idade do meu filho. Eu sempre tive que ser muito empática e carinhosa. Talvez seja por isso que estou sempre tentando consertar homens problemáticos."

Ela parecia desapontada consigo mesma, e meu coração se rendeu a ela e às muitas mulheres que conheci iguais a ela. Muitas mulheres, que são mães, em particular, se doam sem avaliar o que têm a ganhar. Mas, para conter esse mau hábito, você precisa saber que é preciosa e que tem algo precioso a oferecer. Então fiz essa pergunta a Pricilla, perguntando do que mais gostava nela mesma.

"Meu altruísmo. Gosto de ajudar os outros e fazê-los felizes", respondeu.

Bingo, pensei. Era nessa questão que Pricilla precisava de ajuda. Se sua qualidade favorita diz respeito a se preocupar mais com as necessidades alheias do que com as próprias, que tipo de pessoa acha que atrairá? A resposta é uma mistura de pessoas bem-intencionadas, gratas por estarem com um doador, e narcisistas, que tirarão tudo que puderem de você. E não parecia que Pricilla tinha um sistema de classificação.

Isso me lembrou de uma lição sobre atração que aprendi com meu pai quando criança. Brian Boodram cresceu em um pequeno país em desenvolvimento, na costa da América do Sul, chamado Guiana. Na infância de meu pai, a Guiana era rica em crimes e pobreza, mas algo de que ele gostava era a terra — 80% da Guiana são cobertos por floresta tropical, o que fez dessa floresta sua segunda casa, algo que ele estava determinado a levar com ele quando se mudou para o Canadá. Com isso, cresci em uma casa com um quintal digno de filme da Disney, cheio de pássaros, frutas e flores. Meu pai amava sua floresta, mas logo aprendeu que o que atraía os pássaros que ele amava também interessava aos roedores, que todos odiamos. Não havia nada que ele pudesse fazer para impedi-los de se aproximar, então aprendeu a evitar que voltassem: colocava sementes de pimenta no comedouro e no solo, já que pimenta não faz mal para os pássaros nem para as plantas, mas é ruim para os ratos.

Pricilla parecia ser um jardim com todas as frutas, mas sem a pimenta.

FIZ AS ENTREVISTAS RESTANTES E FECHEI A PORTA DO CONSULTÓRIO ME SENTINDO satisfeita. Pricilla e Courtney não eram apenas duas mulheres que o projeto poderia ajudar, eram duas mulheres que eu sabia que se ajudariam.

O terceiro dia prenunciava um fracasso total. Tirando alguns comentários sobre a gravidade das atuais condições de namoro, do tipo "Os caras me mandam mensagens e tal. Isso é um relacionamento?" ou "Relacionamentos são doentios. Ou recebo como resposta uma foto de pau que não pedi, ou nada", nenhuma candidata se destacava.

Na hora da última entrevista, eu já estava exausta, quando vi que a candidata não estava lá. Fui à varanda aliviar a sensação claustrofóbica causada

16   O Jogo da Sedução

pelo consultório e, logo em seguida, ouvi o alerta do Skype me chamando de volta à mesa. Estava meio relutante quando conheci Stephanie, uma graduada da Ivy League de 28 anos que trabalhava no sistema judiciário. E todos sabemos o jeito clichê que essa história termina, certo? Ela era perfeita pra cacete.

Stephanie logo me revelou que só perdeu a virgindade com 25 anos, e até então nem tinha namorado. Quando perguntei por que esperou tanto, ela atribuiu a uma mistura de "educação religiosa e inseguranças incapacitantes".

"Crescer na comunidade coreano-americana foi sofrido, porque ser receptivo e expressivo era algo condenado", explicou Stephanie. "Sempre me perguntei como seria se eu tivesse crescido em uma família brasileira. Eu me perguntava se eu seria menos ou mais consciente de tudo que faço, eu não sei... Minha mente é aberta, e estou aberta a todas as esferas da vida. Para mim, quanto mais estranho, melhor! Mas minha comunidade coreano-americana é supercristã e veta encontros inter-raciais. Meus pais se recusaram a conhecer meu ex, porque ele não era do tipo certo."

"Qual é o seu tipo?", perguntei.

"Em geral, me atraio por caras alfa, que acabam sendo idiotas machões. Percebi que, quando namoro, fico mais preocupada em manter a chama viva do que em aproveitar. Sinto que eu me dedicava tanto, que ficava muito difícil admitir quando algo não me servia ou não tinha futuro."

Stephanie, por outro lado, tinha o hábito de sair. Tinha um bom emprego, uma formação acadêmica impressionante, o próprio carro, apartamento, uma voz linda, uma personalidade doce e uma mente aberta. Stephanie era o tipo de mulher para quem este projeto foi feito. Durante minha sessão de brainstorming, descrevi a candidata ideal deste jeito:

Todos que a conhecem, superficialmente, duvidam que tenha problemas com relacionamentos, porque (modéstia à parte) ela é o pacote completo: é inteligente, divertida, interessante e, sim, habilidosa no trabalho e no assoalho! Ela é a mais engraçada de todas as amigas, a superestrela da carreira e o Michelangelo do delineador de gatinho. Ela leu livros de autoajuda, é culta, sabe quais projetos estão sendo votados e até conhece todas as letras do musical *Hamilton*... mas, apesar de tudo, preservar o interesse romântico tem sido um grande desafio para ela.

Eu duvidava de que ela soubesse todas as letras de *Hamilton*, mas, de muitas maneiras, essa era Stephanie. Exceto que Stephanie não acreditava mais que *ela* era essa mulher. Entre a sensação de frustração e a inserção decepcionante no mundo adulto do amor, sua confiança e seu senso de direção pareciam ter sido destruídos. Stephanie parecia se colocar em segundo lugar, com medo de que nunca fosse a primeira escolha de alguém.

Para confirmar isso, quando perguntei o que ela achava que precisava para trabalhar, confessou: "Estou me adaptando. Eu mascaro minhas preferências a ponto de ter uma personalidade fraca, e isso é um saco."

Isso remonta ao clássico: por que as pessoas legais são deixadas de lado? Minha resposta é que as pessoas não sabem diferenciar as *pessoas agradáveis*, que têm um caráter baseado na confiança, daquelas que *querem agradar*. Ter um caráter baseado na confiança e na gentileza significa que fica feliz em fazer bem aos outros, o que torna fácil descobrir e descartar pessoas que não têm boas intenções. As pessoas que querem agradar, por outro lado, estão tão ocupadas em saciar seu desejo de pertencimento que renunciam ao direito de ser respeitadas. Observando as histórias de Stephanie, era evidente por que ela se tornara a mulher legal, mas eu estava confiante de que poderia trabalhar com ela para atualizá-la. Agradeci pelo seu tempo e circulei seu nome, depois voltei para a varanda, para me lembrar da vida lá fora.

Acordei no último dia de entrevistas, verifiquei meu quadro branco e pensei: *Merda! Já tenho minhas cinco participantes: Maya, Deshawn, Courtney, Pricilla e Stephanie.*

Ainda havia mais de 50 mulheres que eu não conhecia, e, além das cinco escolhidas, eu tinha muitas opções de apoio, como uma doce designer gráfico transgênera de 26 anos, de lábios finos e um coração enorme, e uma diplomata de 47 anos que seria perfeita se seu trabalho não fosse tão rigoroso. Metade de mim queria ligar o foda-se e cancelar todas as entrevistas restantes, mas a outra metade sabia que eu tinha de ir até o fim. Então me recompus, tomei outro chá e me preparei para fazer as entrevistas seguintes como se fosse operadora de telemarketing. Talvez as histórias das mulheres escolhidas pudessem ser combinadas para que eu desse espaço para mais alguém.

Por isso, gostaria de me desculpar com todas as pessoas com quem conversei no último dia de minha pesquisa. Depois de algumas entrevistas, percebi que estava parecendo uma agente de elenco maluca para o talk show de *Jerry Springer*: "Digamos, você é corretora de imóveis, tem 30 e poucos anos e um filho de 10, e quer aproveitar sua vida amorosa? Não? Alguma chance de ser uma engenheira ambiental desajeitada lutando para aceitar seu ganho de peso enquanto tenta descobrir como lidar com sua ansiedade para conseguir namorar na comunidade queer?"

Fiz o máximo para que as entrevistas fossem rápidas, para que eu não me apegasse muito a nenhuma das outras mulheres, o que era difícil, já que a maioria era doce e interessante. Por isso, fiquei instigada quando Conheci Cherise, uma profissional de colarinho-branco de 37 anos, careca. Ela falou comigo como se eu fosse uma atendente de call center que ela *era obrigada* a tolerar para economizar dinheiro em seu plano. Mas, em sua defesa, acho que ela se sentia como se tivesse sido engambelada no departamento do amor por um longo tempo.

"Não tenho um relacionamento há mais de cinco anos, nem nunca conheci ninguém aceitável", falou, irritada. "O último cara que eu meio que namorei, conheci em um festival de música por meio de amigos em comum. Não tenho nenhuma ideia real do motivo, ele simplesmente caiu fora, e eu nem me abalei. Foi a experiência de namoro mais 'fogo no rabo' que já tive."

"O que a atraiu para fazer esse curso de verão comigo?", perguntei a Cherise, como fizera com todas.

Ela sorriu pela primeira vez. "Dizem que intimido os caras. Sou bonita, forte, ousada, inteligente, e parece que toda essa maravilha só serve para fazê-los se afastar."

AH, TÁ BOM.

Nem dá para contar quantas vezes, nos quatro dias de seleção, ouvi a frase "Intimido os caras" (em outras palavras, *sou demais, sou mais que demais, sou a diferentona, sou simplesmente o último biscoito do pacote*) em resposta à pergunta: "Por que você está solteira?"

Não que esse raciocínio esteja errado, mas eu diria que é verdadeiro *só* em 5% do tempo. Nos outros 95%, a pessoa está solteira porque é narcisista ou repulsiva, ou desesperada, ou pegajosa, ou fala muito e não diz nada, ou é presunçosa, ou evitativa, ou instável, ou manipuladora, ou tem dedo podre. Em suma, a maioria das pessoas que não consegue encontrar ou manter o amor está nessa situação difícil porque tem algum tipo de trabalho a fazer, não porque é perfeita demais para as outras pessoas.

Ela fez uma pausa, e considerei encerrar a entrevista, como tinha feito o dia todo. Mas então ela continuou, com lágrimas nos olhos e uma voz totalmente diferente daquela com a qual começou: "Estou cansada de ser olhada, mas nunca vista. Sei que estou fazendo algo de errado e estou disposta a fazer o que for preciso para me corrigir. Estou farta de esperar para ser amada."

Depois que terminamos nossa conversa, pensei em Cherise por muito tempo. Cherise também era uma mulher cheia de espinhos, que não conseguia ver a assimetria entre como se apresentava e como esperava que os outros a vissem. Mas, naquele momento final, vi seus muros cederem, e era perfeito. Ficou claro que Cherise desafiaria meu terceiro critério: se dar bem com as outras. Mas eu estava pronta para o que viesse.

Depois da última entrevista, eu era uma pilha feliz de exaustão e alegria, mas permaneci no consultório por mais um tempo para refletir e limpá-lo. Removi os pratos empilhados, as embalagens de barra de chocolate e as canecas de chá que me seguraram durante aquela maratona. Então limpei meu quadro branco, que estava cheio de anotações, para abrir espaço para seis nomes importantes: Deshawn, Courtney, Pricilla, Stephanie, Maya e, finalmente, Cherise.

Seis não eram meu plano original, e isso afetou meu orçamento, mas quem não ama um curinga?

Naquela noite, Jared e eu demos uma trepada celebrativa *surreal*. Ele estava me dando mais espaço nos últimos quatro dias. Sou ambivertida, então preciso de um tempo sozinha para recarregar minhas energias para a extroversão, e ele entende como isso me afeta de uma maneira que nunca achei que fosse possível. E, para mim, esta pequena palavra, *entendimento*, abrange todas as alegrias de encontrar aquela pessoa. Eu estava animada, grata e (pelo menos era o que eu pensava) preparada para ajudar as seis mulheres selecionadas a descobrirem esse sentimento.

Depois de uma ótima noite de descanso, voltei para minha mesa e criei um e-mail com o assunto: *Você me ganhou no oi, vamos começar!*

2

SOLTEIRAS DE BOBEIRA

Quando chegou o dia de nosso primeiro encontro, eu era um coquetel gigante de nervos, adrenalina e espaguete (teria escolhido uma refeição melhor para o grande dia, mas esta sua menina aqui teve de comer as sobras).

Pensei no que eu usaria a semana toda, alternando entre um macacão de duas peças e um vestido justo, até perceber que estava fazendo o caminho errado. Esse experimento não se tratava de impressionar os outros, mas de se sentir confortável para seduzir e bem consigo mesma. Para se sair bem, você deve fazer o máximo para demonstrar que é natural. Parece contraditório, mas, no final, fará sentido: o esforço precisa ser, ao mesmo tempo, o ingrediente principal e o segredo de seu jogo.

Portanto, quando o grande dia chegou, entrei no meu visual padrão de Netflix e frio: maquiagem do tesão (de que falaremos no Capítulo 5), cabelos bagunçados, o mínimo de joias e roupas relaxadas, mas ainda arrumadas.

Como previsto, a primeira chegou às 11h30. Abri a porta com um sorriso escancarado, mas tive um baque quando vi Pricilla, a mãe de nosso grupo. Sua maquiagem era apropriada para as 23h30 de uma sexta-feira, mas sua roupa, jeans e um moletom com capuz em que cabiam duas dela, pedia uma manhã de sábado. Talvez ela tenha passado pelo mesmo dilema que eu, mas, em vez de um meio-termo feliz, ela seguiu a lógica dos mullets: animado em cima e destruído embaixo.

"Bonito esfumaçado", falei, enquanto entrávamos na minha sala de estar.

"Obrigada", disse Pricilla, um pouco tímida.

"Então, com quem seu filho vai ficar este final de semana?"

"Com o pai", disse ela, enquanto alguém batia e abria a porta da frente.

Fui recebida pelo sorriso gengival de Maya, que usava uma camiseta com baleias e pinguins estampados. Maya era uma personagem interessante: não fazia as sobrancelhas nem usava maquiagem, e, se eu tivesse de adivinhar, todas as suas roupas tiveram pelo menos dois donos anteriores. Mas, apesar da aparência casual, ela também me pareceu a última pessoa com quem eu gostaria de brigar. Ela era a mais jovem do grupo, com menos experiências românticas, mas, com base em nossas breves interações, eu diria que ela era a mais forte e a mais propensa a colocá-lo no seu lugar.

Pouco depois, Stephanie, a acadêmica de talentos escondidos, e Courtney, a severa gerente de imóveis, chegaram. Courtney usava óculos e um top amarelo que era uma escolha excepcional para sua pele escura. Stephanie usava jeans, chinelos e uma camisa quadriculada, que — alerta de spoiler! — era uma roupa que vi muito nos meses seguintes. A cientista Deshawn, de cabelos coloridos, estava atrasada, e minha curinga, Cherise, ainda não tinha completado a papelada de inscrição, então não foi naquele dia.

"O que vocês planejaram para o fim de semana?", perguntei, tentando quebrar o gelo.

A melhor opção para as visitantes nervosas teria sido: *Como seria um fim de semana ideal para você?* Isso dá às pessoas a oportunidade de se expressarem sem a limitação das datas, porque talvez elas não planejem ser incríveis neste fim de semana, mas todo mundo faz algo incrível em algum momento... e, se não, você deu espaço para a imaginação.

Na hora certa, Stephanie comentou: "Não sei ainda, sou meio chata."

"É, eu também", concordaram, enquanto todas evitavam contato visual, como se eu fosse um eclipse.

"Vamos lá, tem que ter alguma coisa acontecendo", pressionei, sem jeito.

Salva pelo gongo, Deshawn chegou, já fazendo seus cumprimentos. "Desculpa, estou atrasada. Perdi as apresentações?"

"Não", falei, enquanto sorria para ela e para o grupo. Com todas sentadas, iniciei um discurso de boas-vindas ao programa, que, como eu disse, foi disparado o projeto mais emocionante (e aterrorizante) em meus anos como professora de intimidade.

"Quando terminarmos nosso trabalho, quero que saibam flertar e se conectar, e saibam também como andar e falar", continuei. "Quero que dominem todas as suas interações íntimas. Embora este programa se concentre em amor, namoro e conexões românticas, nosso objetivo é muito maior. Vocês não estão aqui apenas para encontrar um namorado, ou namorada, mas para aprender a criar laços poderosos e memoráveis com todas as pessoas que quiserem, sem esforço."

O clima ainda estava tenso, mas Deshawn o quebrou com uma risada nervosa. "Ah, boa sorte com a parte do sem esforço, no meu caso."

"Nenhuma de nós precisa de sorte, precisamos de compromisso e da atitude certa. Na verdade, deixa eu te perguntar: que tipo de pessoa você acha que permanece no controle o tempo todo?"

Deshawn começou: "A pessoa com mais conhecimento, acho."

Maya continuou. "Ah, a pessoa com mais confiança?"

"Talvez a pessoa mais despudorada. Não sei se isso faz sentido", disse Stephanie.

"A pessoa que mais se esforça", disse Pricilla.

"Eu também diria confiança", acrescentou Courtney.

Voltei atrás. "A resposta certa é ninguém. Vocês não estão aqui para aprender a se tornar invictas, mas para se tornar campeãs. E, para isso, é impossível sair sempre por cima. Quando você não consegue, há duas opções: se ver como um perdedor ou aprender. Então, sim, embora eu queira que vocês vençam, para chegar lá, terão que se comprometer em ser aprendizes ainda melhores."

24 O Jogo da Sedução

"O que a gente vai fazer?", perguntou Pricilla, puxando as cordinhas do moletom. "Como escrevi na minha ficha de inscrição, não fico à vontade com encontros às cegas."

Amenizei meu tom. "Ninguém vai fazer nada que não queira, mas aconselho você a entrar no projeto de mente aberta. Você não terá resultados diferentes fazendo as mesmas coisas."

Com algumas das mulheres sorrindo e balançando a cabeça em concordância, percebi que já tinha falado o suficiente. Pedi que se apresentassem e, depois das reações de Deshawn e Pricilla, também pedi para compartilharem suas inseguranças.

Maya estava sentada mais perto de mim, e, apesar de seus olhos nervosos implorarem para eu não fazer isso, fiz um gesto para ela começar. Ela se endireitou, mas manteve o olhar baixo. "Oi, sou Maya. Trabalho em uma startup e sou escritora. E, bem, não há muito o que falar. Estou muito nervosa com essa experiência, mas sou assim, de qualquer maneira. Não tenho ideia do que esperar, mas estou bem animada para ver no que vai dar. Não tenho nenhuma experiência com relacionamentos, então acho que essa vai ser uma das coisas mais importantes da minha vida."

Courtney foi a próxima, sem precisar ser indicada. "Sou Courtney e sou corretora de dois prédios. Ouçam, uma dica para a vida: sejam corretoras. Você não precisa pagar aluguel e seu horário é flexível."

Todas riram, e Courtney sorriu e continuou. "Admito que tenho medo de ouvir o que as pessoas realmente pensam de mim. Tipo, eu quero saber, mas não quero. Faz sentido?"

"Sim!", exclamou Stephanie. "Courtney falou exatamente o que sinto. Sou novata nessa área, comecei a sair com os caras há três anos. Tive alguns fracassos e acho que sou normal e legal, e gosto de mim, mas acho que não sei me relacionar ou me anulo de algum jeito. Seja o que for, acho que todo mundo percebe."

Meneei a cabeça e fiquei de boca fechada, porque decidi não revelar antecipadamente o planejamento passo a passo para o grupo. Mas, cá entre nós, não demoraria muito para abordarmos o medo de críticas de Stephanie e Courtney, da maneira mais aterrorizante possível.

"Quanto a mim", continuou Stephanie, suspirando e desviando o olhar. "Não há muito a dizer. Trabalho para o governo, mas não estou muito feliz com meu trabalho. Minha vida é bem monótona. Estou tentando perder peso e me recompor. Acho que isso faz parte de todo esse processo."

Meu rosto se retorceu instintivamente. Na verdade, *havia muito* a dizer. Stephanie se formou na Ivy League e trabalhava para o sistema judiciário. Tinha uma mente brilhante e um espírito desprendido que a levou a morar em Nova York, Coreia do Sul, Londres, Suíça e Los Angeles — tudo nos últimos cinco anos. Havia muito mais aspectos fascinantes sobre Stephanie do que sua opinião negativa sobre seu corpo e trabalho.

Pricilla foi a próxima. "Sou Pricilla. Sou técnica em transplante capilar e também estou tentando perder peso, como Stephanie, mas estou muito mais empolgada do que nervosa, porque quero descobrir o que estou fazendo de errado, para poder corrigir. A única coisa que me deixaria nervosa seria um encontro às cegas."

Perguntei o óbvio: "Por que tanto medo de encontros às cegas?"

Pricilla puxou com mais força as cordinhas do capuz, até quase se sufocar. "Fico muito ansiosa nessas situações, porque me sinto obrigada a gostar da pessoa para não fazer com que ela se sinta mal."

Pricilla era tão abnegada que parecia se sentir culpada toda vez que recebia atenção. Mas, stalkeando suas redes sociais, descobri que Pricilla tinha uma vida que valia a pena explorar! Por exemplo, ela poderia ter falado sobre o relacionamento incrível com o filho ou sobre o fato de ter trabalhado como assistente de Steven Seagal. Ela morou na Rússia por três meses, quando Vladimir Putin concedeu cidadania russa ao ator.

Em seguida veio Deshawn. "Oi, de novo, pessoal. Nasci na Califórnia, amo Beyoncé e também trabalho para o governo."

Eu queria bater na minha testa. Deshawn era funcionária do governo, ok. Mas não era uma aspone, era uma engenheira ambiental que trabalhava para acabar com a crise da água na Califórnia! Precisávamos urgentemente de um curso intensivo sobre os perigos do rebaixamento. Ser humilde e se desvalorizar não é a mesma coisa — e, acredite, os resultados são muito diferentes.

"Quanto a este processo? Bem, tenho mais medo de descobrir que não sou desajeitada de uma forma engraçadinha, mas terrível. Olhando meu passado, cresci sabendo que eu era esquisita... mas, tipo, esquisita dentro do normal. Então comecei a cursar engenharia e me cerquei de pessoas com as quais é difícil de conversar e conviver, então temo ter adotado alguns desses traços de personalidade e aumentado minha esquisitice."

Sorri compreendendo e olhei para ela pensando no que dissera. Deshawn me pareceu doce e extrovertida, então eu não a descreveria como socialmente desajeitada, *mas* ela era um tanto desajeitada com a aparência. Seu cabelo estava em uma touca enrolada acima das orelhas e era tingido com cores que pareciam combinar com seus aparelhos. Suas roupas eram muito largas, e o sutiã, errado, o que a ocupava entre ajeitá-lo e ficar cruzando os braços sobre o peito. Ela também tinha um piercing de argola no septo e vários nas orelhas. Para mim, Deshawn era uma mistura de muitas cores, materiais, movimentos e metal. Se eu esbarrasse com Deshawn na rua, assumiria que ela era uma adolescente excêntrica atrasada para seu trabalho de meio período na Chipotle, não uma engenheira ambiental. Isso teve de mudar.

Encerrei a reunião entregando um formulário de múltipla escolha às participantes para que avaliassem sua capacidade, em uma escala de um a dez, de atrair, conectar, influenciar, seduzir e flertar. Esse formulário seria a base do que estava por vir e uma referência para avaliar até onde cada uma chegou no final. Como era de se esperar, houve muitos cincos e nenhum dez. Além disso, nada surpreendente, Courtney se deu as maiores notas, e Pricilla, as mais baixas. O yang e o yin.

AINDA NAQUELA SEMANA, CONVIDEI O GRUPO PARA A FESTA DE LANÇAMENTO de um novo app de encontros, o Crown, em West Hollywood. Quando cheguei ao local, a fila para entrar cruzava a rua, um retrato da tenebrosa cena de relacionamentos de Los Angeles.

Cherise e Pricilla não puderam ir ao evento, deixando Courtney, Deshawn, Stephanie, Maya e eu como um pequeno grupo em pé no amplo terraço que dava para a enorme cidade.

Depois de todas terem se cumprimentado e bebido um pouco, uma calmaria pairou sobre nós, que parecia amplificada pelo burburinho que acontecia debaixo de nossos pés. Apontei para uns grampos no cabelo de Maya. "Isso são lagartos?"

Ela sorriu com as gengivas. Olhei para o grupo; fora Courtney, que usava um conjunto preto e branco e batom preto, ninguém estava vestida para uma festa de solteiros.

"Shan Boody?", perguntou um homem vestido de cores vivas.

Assenti.

"Sabia que era você. Amo seu trabalho", disse ele, e então olhou por cima do meu ombro para o grupo.

Aproveitando essa deixa, eu o apresentei a todas. "Estas são minhas meninas, Deshawn, Courtney, Stephanie e Maya."

"Ei, tudo certo, moças?", disse ele, sorrindo e se inclinando.

As meninas retribuíram o sorriso, falando pouco cada uma, depois se afastaram, como se tivessem de voltar a uma discussão secreta.

Ele acenou algumas vezes e disse: "Legal, prazer em conhecer todo mundo", e saiu.

Courtney esticou o pescoço e olhou em volta. "Vamos nos afastar da entrada."

Deixei Courtney nos guiar e fiquei para trás, para poder avaliar quem seria valioso, ou pelo menos divertido, para conversarmos. Às vezes, só o ato de fazer contato visual direto e intencional abre as portas para a conversa. E não é qualquer tipo de contato visual; há uma fórmula. Evitar o contato visual pode significar desrespeito, desinteresse ou medo; olhar alguém diretamente nos olhos denota respeito ou polidez; mas uma mistura de ambos indica atração. Então, se quer que alguém saiba que você está interessada, olhe em seus olhos e, depois de fisgá-lo, desça pelo seu corpo e volte até encontrar o olhar com um sorriso novamente. Chamaremos isso de triângulo sexy.

Enquanto caminhávamos, encarei um homem alto e bonito, com cabelos loiros e bem-vestido. Eu o triangulei até chegarmos bem perto, então ele me parou. "Você *não* engana ninguém."

Ergui minhas sobrancelhas para que ele soubesse que entrei no jogo. Esse comentário foi um neg clássico, uma abordagem inicial do jogo da sedução. Um neg é um comentário que é tanto um elogio quanto um insulto. Por exemplo, *Você não engana ninguém* é tanto *Seu potencial é muito maior do que você mostra* quanto *Você não presta*. Negs são ganchos de conversa, fazendo você sentir que precisa ganhar a outra pessoa. No meu caso, mordi a isca porque queria levá-lo para o grupo.

"Paro de tentar te enganar se você me disser seu nome verdadeiro."

Seu nome era Eric, e, depois que expliquei brevemente que estava com um grupo de mulheres solteiras que precisavam se aquecer, ele concordou em conhecê-las. Caminhei com ele até encontrar as meninas, que agora estavam em pé perto de uma mesa no canto. Apresentei todas a Eric e tentei puxar conversa, mas não entendi o que aconteceu. Maya recuou e se sentou, Deshawn pegou o smartphone, e Courtney continuou varrendo a sala à procura de alguém melhor. Stephanie conversou um pouco com ele sobre suas experiências em aplicativos de namoro, mas notei que, enquanto falava com ele, ela olhava em volta, não para ele. Embora fosse provável que Stephanie estivesse nervosa, o olhar errante dá a impressão de que você está procurando alguém melhor para conversar, e ninguém quer se sentir um estepe. Na verdade, a maioria das pessoas não percebe a diferença entre timidez e grosseria, porque ambos implicam linguagem corporal fechada, olhos esquivos e meias respostas.

"Você planeja se juntar à Crown? Parece bem interessante", perguntou a Stephanie.

"Não sei...", cortou ela, matando a conversa.

Talvez esse fosse seu objetivo, e, se sim, ela jogou bem, porque em poucos segundos ele deu uma desculpa sobre encontrar uns amigos e saiu.

Uma boa maneira de lidar com essa situação, quando você chama a atenção de alguém que não faz seu tipo, é ser divertida e envolvente, e, em seguida, perguntar onde os amigos do cara estão. Depois que responder, ofereça-se para encontrá-los com ele. Se você não gostar de nenhum dos amigos, use a abordagem com outro grupo. Conhecer pessoas é como se mover pela selva: é mais fácil balançar de árvore em árvore quando você pega impulso. Todo mundo quer falar com a garota popular.

Na volta, passamos direto por Eric, que nem sequer fez contato visual por educação. Olhei para trás, por cima do ombro, e o vi se envolver em uma conversa animada com um grupo de solteiras que não estavam de bobeira. O que, é claro, não era o caso de Deshawn, Courtney, Stephanie e Maya.

Fase Um: Conheça

PARTE UM

›—›‹—‹

Quem você se tornou, identificando
os principais traços do seu eu íntimo.

Isso inclui ter plena consciência
de seus pontos fortes, pontos fracos,
pontos cegos e padrões.

3

COMO O AMOR TEM QUE SER?

Quando palestro, faço uma dinâmica na qual peço às pessoas para descreverem para quem estiver do lado, em detalhes, como gostam de fazer café ou chá. Em seguida, peço-lhes que expliquem à mesma pessoa como amam e gostam de ser amados. Como se espera, as pessoas se saem bem na primeira, mas, apesar do nível de instrução, raramente conseguem explicar a segunda.

Um homem disse uma vez: "Sou uma imagem espelhada do meu cachorro. Então, se quiser saber como sou, passe um tempo com ele."

Em outras palavras, aquele homem achava que um cachorro era mais capaz de expressar suas necessidades íntimas do que ele. Não é loucura constatar que, embora nos digam que a comunicação é o segredo dos relacionamentos saudáveis, poucas pessoas saibam o que dizer?

Depois de passar pelas apresentações e encontros quebra-gelo, era hora de começar oficialmente o programa, garantindo que meu grupo não se tornasse vítima desse erro. Enviei a Pricilla, Cherise, Courtney, Deshawn, Stephanie e Maya o "Questionário do Autoconhecimento", que consistia em questionários, atividades e perguntas para ajudá-las a se conhecer em um nível avançado.

No dia seguinte, Deshawn me mandou um e-mail intitulado *Done* [Feito], com um documento de três páginas anexado. Encaminhei a ela e às outras o meu questionário, que tinha 26 páginas, e as instruí que o arquivo completo delas tinha de ser maior que o meu.

Aí é que as coisas começaram a degringolar.

Foram necessárias duas semanas para que todas concluíssem seus manuais táticos; duas semanas longas, trabalhosas e cansativas de acompanhamento e motivação. Não foi nem de longe o que imaginei como pontapé inicial, mas, em defesa delas, essa lição de casa intensiva de autoavaliação não era o curso de sedução que elas esperavam. É como quando alguém se inscreve para o karatê e espera cortar madeira e chutar paredes de tijolos. Ninguém espera ser bombardeado com semanas de trabalho mental antes de dar um único soco. Mas isso não torna a preparação menos importante. Na verdade, se você for fazer tudo o que este livro ensina, faça seu questionário conosco.

NO DIA EM QUE MARCAMOS PARA AVALIAR SEUS MANUAIS TÁTICOS, LIMPEI MEU apartamento de cabo a rabo, acendi todas as minhas velas, e às 19h15 tivemos um começo de verdade, com todas as seis participantes sentadas e prontas para detonar. Cherise foi a última a chegar, e, como perdeu nossa primeira sessão e a saída casual, eu lhe dei a palavra para se apresentar ao grupo.

"Oi, sou Cherise, trabalho com negócios, provavelmente sou a mais velha aqui, mas sou despreocupada e divertida pra caralho." Ela usava uma saia longa preta, uma blusa preta, joias de ouro pesadas e tinha um sorriso travesso. "Estou quase me mudando pro interior pra encontrar meu marido, porque os homens das grandes cidades são todos um lixo. Mas tenho que fazer isso aqui primeiro, antes de comprar a passagem de avião."

Todas riram e lhe deram as boas-vindas. Cherise ainda não tinha terminado o questionário e, claro, perdera as duas primeiras sessões, então eu me perguntava se precisávamos mesmo de uma sexta participante. Mas sua apresentação me deu esperança de que ela fosse a pimenta que faltava em nosso grupo insosso.

Quando as risadas e os abraços cessaram, cruzei os braços e baixei a voz para fazer o discurso que planejei na semana anterior: "Entendo que nossa primeira tarefa não foi fácil nem divertida, mas quero que saibam que vocês não terão que fazer nada disso de novo. Algo que vão ouvir de mim milhares de vezes é que o segredo da felicidade é gerenciar expectativas, e minha única expectativa é a comunicação. Vocês não precisam fazer todas as tarefas nem comparecer a todos os encontros, mas, para participar, precisam se comunicar comigo. Se estiverem ocupadas e precisarem de mais tempo para terminar algo, falem. Se não puderem fazer isso, vocês nem deveriam estar aqui."

Previsivelmente, a sala ficou quieta, mas esses momentos de desconforto eram um pequeno preço a pagar para reduzir o estresse geral em longo prazo. Esta é uma lição importante sobre os primeiros estágios da formação de relacionamentos de qualquer tipo: se notar uma tendência da qual não gosta, chame a atenção. Quanto mais cedo esclarecer seus padrões, mais fácil será fazê-lo à medida que os conflitos surgirem. Em suma, é bastante simples ajustar novos comportamentos, mas quebrar padrões de longo prazo é como um trabalho de quebrar paredes (ou corações). Preciso que entenda isto para uma vida amorosa gratificante: você não pode evitar o confronto. Se não o fizer externamente, acabará fazendo internamente. E a última coisa que eu queria era passar o verão discutindo com as participantes na minha cabeça.

Tirando o conflito do caminho, descruzei os braços e sorri. "Então, como é que cada uma se sente em relação a seus manuais táticos?"

Quase todas admitiram que o processo era demorado e impactante, mas extremamente poderoso.

"Nunca passei tanto tempo me conhecendo", compartilhou Pricilla. "O processo me ajudou a avaliar muitos fatores, principalmente a perceber por que meu último relacionamento *nunca* daria certo."

No restante da reunião, Deshawn, Pricilla, Maya, Courtney e Stephanie leram seus manuais táticos em voz alta. A seguir, destaquei alguns trechos do que elas compartilharam e uma versão resumida das atividades que fizeram.

36 O Jogo da Sedução

Se você está pronta para encarar um desafio que mudará sua vida para sempre, o questionário completo está disponível gratuitamente, em inglês, em https://www.thegameofdesire.com/workbook. Mas incluí aqui os seis aspectos principais, que a ajudarão a responder a estas perguntas críticas sobre você: Quais são seus gatilhos do desejo?[*] Qual é sua linguagem do amor?[**] Qual é sua orientação sexual na prática (e nas suas fantasias)?[***] O que é preciso para você perdoar e se sentir compreendido por alguém?[****] Qual é seu estilo de apego?[*****] E, finalmente, quais são os pontos fortes e fracos do seu caráter, de acordo com seu tipo de personalidade?[******] Prometo que entender seu eu íntimo usando esse exercício causará um impacto enorme na qualidade das suas relações. Porque, se não conhece o idioma para descrever com o que está lidando e precisa lidar, é impossível explicar o que é preciso para fazer um relacionamento funcionar para você.

Gatilhos do Desejo

Os gatilhos do desejo são um método que desenvolvi para ajudar as pessoas a entenderem o que as deixa loucas de tesão, além dos instintos típicos. Quando dou uma consulta, uso esse método para descobrir por que algumas pessoas não sentem tesão em seus relacionamentos. E também para solteiros avaliarem se têm tido relações sexuais que não os satisfazem. Conhecer seus gatilhos e os de seu parceiro acaba com o mistério de encontrar e manter o fogo do desejo.

---

[*] Confira em https://www.thegameofdesire.com/quiz2 [conteúdo em inglês]. [N. da T.]

[**] De acordo com o livro *As 5 Linguagens do Amor*, de Gary Chapman, as cinco linguagens são: palavras de afirmação, atos de serviço, receber presentes, tempo de qualidade e toque físico. Leia mais sobre elas, em inglês, em: https://www.5lovelanguages.com/. [N. da T.]

[***] De acordo com a Escala Kinsey, confira em https://www.buzzfeed.com/br/awesomer/teste-sexualidade-escala-kinsey. [N. da T.]

[****] Confira em https://www.5lovelanguages.com/profile/apology/ [conteúdo em inglês]. [N. da T.]

[*****] Confira em https://www.web-research-design.net/cgi-bin/crq/crq.pl [conteúdo em inglês]. [N. da T.]

[******] Confira em https://www.truity.com/test/big-five-personality-test [conteúdo em inglês]. [N. da T.]

Para descobrir qual é seu gatilho principal, imagine que você acabou de chegar em casa depois de um dia cheio, e seu parceiro a recebe na porta, cheio de tesão. O que ele diz ou faz para você entrar no clima?

1. "Você está maravilhosa, quero você agora. Vamos pro quarto que vou arrancar sua roupa e devorar cada centímetro do seu corpo."

2. "Pedi um jantar pra gente. Vamos relaxar, conversar e nos curtir. Quero ouvir tudo sobre o seu dia e contar tudo sobre o meu."

3. "Varri a casa, limpei a cozinha, troquei os lençóis e está tocando sua banda preferida. Tome sua ducha e me encontre no quarto."

4. "Ei, chegou cedo! Eu ia tomar um banho, sem roupa, sabe? Mas, como você chegou, acho que tenho que mudar de planos..."

5. "Sei que seu dia foi cansativo, então cuidei da casa e fiz o jantar. Vou abastecer seu carro. Será que mais tarde poderíamos..."

Respostas

1. *Sexual:* Esqueça os filtros, você é direta.

2. *Mental:* Se você não sentir conexão mental, a física não é uma opção.

3. *Contextual:* Você precisa de um clima antes de ir para o quarto.

4. *Gato e rato:* Você gosta tanto da provocação quanto da experiência em si.

5. *Parceria:* Precisa haver algo mais do que o ato físico para atraí-la.

Agora que você conhece seus gatilhos, expanda-os em alguns parágrafos, como se estivesse explicando para outra pessoa. Esta foi a explicação de Deshawn:

Sugestões sutis e enigmas não têm efeito para mim, gosto de pessoas diretas. Se você quer que eu saiba que está na minha, o truque é: FALA. Meu gatilho é sexual, porque meu cérebro está sempre a mil por hora, então, se conheço alguém tímido, nem dou ideia, porque não tem como o relacionamento ter futuro.

Na adolescência, eu era muito zoada e humilhada por causa da minha aparência, roupas, cabelo, dos óculos, que uso desde os cinco anos, e até mesmo minhas características, como meu nariz grande e lábios muito grossos para o que é considerado atraente. Foi muito doloroso ouvir essas coisas dos colegas e eles contrariarem o que eu pensava ser minha realidade.

Depois de adulta, me descobri e aceitei minha beleza. Ainda ouço as vozes das pessoas implicando comigo, mas não deixo mais que ditem quem sou. É por isso que é crucial que a voz do meu parceiro seja ainda mais alta. Quero ouvir que sou sexy e irresistível. Quero ouvir como deixo ele maluco de tesão, louco por mim. Nada me faz sentir mais sexy do que ouvir: "Deshawn, você é deliciosa!"

Linguagens do Amor

Espero que conheça Gary Chapman e seu livro de renome internacional, *As 5 Linguagens do Amor*.[1] As linguagens do amor são uma maneira genial de entender as diferentes prioridades que as pessoas têm nos relacionamentos. Assim como você não pode esperar ser totalmente compreendido se for à Tailândia e só falar português, se mostrar aos outros que se importa falando na *sua* linguagem de amor, não na deles, sua mensagem se perderá na tradução.

Eis uma maneira fácil de descobrir sua linguagem do amor: imagine que está em um relacionamento saudável e teve um dia bem ruim. No caminho para casa, você manda uma mensagem para seu parceiro falando de seu estado emocional. Como ele melhoraria seu dia?

1. Ele a recebe com um beijo e um abraço forte, e a leva para o sofá, onde vocês esquentarão as coisas.

2. Ele fala que o jantar está pronto, e a roupa, lavada. Ele bota sua banda favorita para tocar, para que você fique livre para relaxar.

3. Ele cancela o compromisso que tinha para ficar em casa com você, para vocês passarem um tempo de qualidade juntos.

4. Ele deixa você desabafar sobre seu dia, ouve o que tem a dizer, fica do seu lado e diz que você superará o problema porque você é X, Y e Z.

5. Quando você chega em casa, nota um pacote na mesa: seu parceiro lhe comprou algo que significa muito para você.

Respostas

1. *Toque físico:* Um pouco de amor faz milagres para você.

2. *Atos de serviço:* Dizem que os atos valem mais do que as palavras, e você repetiria isso até que todo mundo ouvisse.

3. *Tempo de qualidade:* O catálogo da Netflix não se assistirá sozinho, então você dará uma ajudinha.

4. *Palavras de afirmação:* Quando Chris Rock disse "As mulheres precisam de comida, água e elogios",[2] você riu um pouco mais alto do que todo mundo.

5. *Receber presentes:* Diamantes são o melhor amigo de uma mulher, mas levar sua comida preferida também.

Veja o exemplo de como Pricilla descreveu sua linguagem do amor:

Minha linguagem do amor são palavras de afirmação. Na minha infância, minha mãe falava muitas palavras negativas, que me machucavam. Ela gritava muito e parecia que aproveitava todas as oportunidades para me dizer o que eu estava fazendo de errado. Doía, mas, em vez de confrontá-la, internalizei muita negatividade e a carreguei comigo. É por isso que ouvir palavras gentis a meu respeito ajuda a curar a mim e a minha criança interior. Afirmações positivas me dão força para amar quem sou e para combater tudo de ruim que um dia já pensei de mim.

Também sou mãe e percebi que a melhor maneira de amar e ensinar meu filho é o elogiando. Sim, disciplina é necessário, mas valorizar algo certo que ele fez é mais eficaz. Percebi que as crianças pequenas fazem muitas perguntas aos pais porque acham que temos as respostas. Quando lhes dizemos as coisas, elas acreditam, porque acham que sabemos de tudo. Então escolho dizer a ele que ele é o talento mais incrível, inteligente, amoroso, positivo e produtivo do planeta.

Se você me ama e gosta de algo que eu disse ou fiz, me diga. E, mesmo quando não estou no meu melhor momento, lembre-me de que posso ser muito boa.

Escala Kinsey

A sexualidade está finalmente sendo reconhecida como uma parte diversa, mutável e bela da experiência humana. Os termos *heterossexual* e *homossexual* não abarcam a maioria das pessoas que tiveram experiências com mais de um gênero. A Escala Kinsey é um sistema de classificação, criado por Alfred Kinsey, que permite mais flexibilidade na identificação das preferências sexuais.[3] As letras *XX* representam quem se identifica como assexual; *X*, os gray-a, pessoas que raramente sentem alguma atração; 0, exclusivamente heterossexual; 6, exclusivamente homossexual; e 1 a 5 representam diferentes graus de fluidez sexual.

Como Maya apontou para mim, a Escala Kinsey é um desserviço ao representar comunidades trans e não binárias. Orientação sexual e identidade de gênero são coisas distintas, o que a Escala Kinsey não considera. O Unicórnio de Gênero, da Trans Student Educational Resources, tentou preencher a lacuna das falhas da Escala Kinsey.[4] Para descobrir seu número na Escala Kinsey, imagine que acabou de voltar de férias com um grupo de pessoas que nunca mais verá. Após se instalar, liga para seu melhor amigo, sem críticas, para atualizá-lo sobre a incrível viagem. O que você descreve?

xx. As férias foram maravilhosas. Fiz um monte de amigos, e ninguém forçou a barra para se aproximar muito, o que adorei.

x. Tinha uma pessoa no grupo com quem eu realmente me dei bem. Tivemos algumas noites românticas, compartilhamos muitos segredos, mas sem obrigação de termos contato físico, o que adorei.

0. Conheci alguém do sexo oposto, de quem eu estava muito afim, e rolou algo físico. Tinham outras pessoas do sexo oposto deliciosas e interessantes.

1. Conheci alguém do sexo oposto, de quem eu estava muito afim, e rolou algo físico. Além disso, flertei com alguém do mesmo sexo e nos pegamos, o que adorei.

2. Conheci alguém do sexo oposto, de quem eu estava muito afim, e rolou algo físico durante a maior parte da viagem. Também conheci alguém do mesmo sexo, de quem fiquei muito afim, e rolou algo físico algumas noites.

3. Conheci alguém do sexo oposto, de quem eu estava muito afim, e rolou algo físico. Então conheci alguém do mesmo sexo, de quem fiquei muito afim, e rolou algo físico.

4. Conheci alguém do mesmo sexo, de quem eu estava muito afim, e rolou algo físico durante a maior parte da viagem. Também conheci alguém do sexo oposto, de quem fiquei muito afim, e rolou algo físico algumas noites.

5. Conheci alguém do mesmo sexo, de quem eu estava muito afim, e rolou algo físico. Além disso, flertei com alguém do sexo oposto e nos pegamos, o que adorei.

6. Conheci alguém do mesmo sexo, de quem eu estava muito afim, e rolou algo físico. Tinham outras pessoas do mesmo sexo deliciosas e interessantes.

Respostas

xx. Assexual — Aversão ou falta de interesse em atos sexuais com os outros.

x. Gray-a — Desejo por conexões românticas que não são físicas.

0. Exclusivamente heterossexual — Atração apenas por pessoas nascidas com o sexo oposto.

1. Predominantemente heterossexual, apenas incidentalmente homossexual — Aberto a atos isolados de homossexualidade.

2. Predominantemente heterossexual, mas mais que acidentalmente homossexual — Aberto a atos frequentes de homossexualidade.

3. Igualmente heterossexual e homossexual — Conhecido como pansexual (atração por pessoas, independentemente do gênero ou sexo que lhes foi atribuído no nascimento) ou bissexual (atração por aqueles que se identificam como homem ou mulher).

4. Predominantemente homossexual, mas mais que incidentalmente heterossexual — Aberto a atos frequentes de heterossexualidade.

5. Predominantemente homossexual, apenas incidentalmente heterossexual — Aberto a atos isolados de heterossexualidade.

6. Exclusivamente homossexual — Atração apenas por pessoas nascidas com o mesmo sexo.

O ideal é fazer esse exercício duas vezes: em uma tendo em mente o que você faria, e, na outra, o que gostaria de fazer.

Agora que concluiu sua avaliação, escreva alguns parágrafos sobre seus resultados. Veja a resposta de Maya:

Eu: 24, queer, escritora, taurina legítima. Gosto de: programas duvidosos de TV, curiosidades, cerveja, fofocas de celebridades, pessoas que andam de skate. Você: deve amar cães, experimentar novas comidas, curtir filmes para adolescentes do início dos anos 2000; rir com facilidade; ser curioso, espontâneo, e apreciar um sofá confortável e um bom filme. De acordo com sexo/gênero: não há limites para encontrar alguém com quem eu possa ter um relacionamento romântico ou físico. Sou pansexual, o que significa que posso ter sentimentos em relação a alguém, não importa como se identifique (cisgênero, trans, bissexual, queer, não binário etc. Gênero e sexualidade são um espectro!). É muito importante para mim que meu parceiro entenda isso, especialmente se for cisgênero/heterossexual.

Minha pontuação na Escala Kinsey é 2 por causa da minha falta de experiência, mas sou 4 na fantasia. Embora eu ainda não tenha tido uma conexão romântica não heterossexual, sou mais atraída por pessoas queer.

As Linguagens do Perdão

Depois de *As 5 Linguagens do Amor*, Gary Chapman juntou-se a Jennifer Thomas para escrever *As 5 Linguagens do Perdão*. Adorei essa sequência, porque, embora todos reconheçamos o quanto é importante nos sentirmos amados em um relacionamento, muitas vezes nos esquecemos, até que alguém esteja gritando ou chorando, de como é importante se sentir compreendido. As linguagens do perdão abordam essa lacuna ao nos dar cinco maneiras de reconhecer que cometemos um erro ao prejudicar alguém de quem gostamos. As cinco linguagens do perdão de Chapman e Thomas são: manifestação de arrependimento, aceitação da responsabilidade, compensação do prejuízo, arrependimento genuíno e pedido de perdão.[5] Mas as três que não vejo se sobreporem são manifestação de arrependimento, aceitação da responsabilidade e compensação do prejuízo, então é nelas que me concentrarei aqui.

Para estimar sua linguagem do perdão, imagine que acabou de ter uma briga tensa com seu parceiro em relação a um comportamento que você já disse que é inaceitável. Depois de muita discussão, você termina com ele. Então, para acertar as coisas, o que prefere que ele diga?

1. Entendo e estou profundamente arrependido. Se pelo menos eu tivesse te escutado das outras vezes que se explicou, não estaríamos brigando de novo. Eu queria nunca ter chegado a este ponto.

2. Isso é tudo culpa minha. Eu deveria prestar mais atenção às minhas ações e como te afetam. Meu comportamento é de minha responsabilidade, e vacilei total.

3. Cometi o mesmo erro de novo e acabei prejudicando nosso relacionamento. Deixe eu fazer *X* para consertar isso.

Respostas

1. *Manifestação de arrependimento:* Para você, um pedido de desculpas é melhor quando inclui uma indicação clara de que a outra parte entendeu seu erro e gostaria de ter feito uma escolha melhor.

2. *Aceitação da responsabilidade:* Se alguém vai se desculpar efetivamente com você, precisa assumir a responsabilidade total do erro, sem passar a bola.

3. *Compensação do prejuízo:* Se alguém quiser se redimir com você, deve começar oferecendo uma restituição, um ato de serviço.

Depois de definir sua linguagem do perdão, escreva alguns parágrafos curtos que detalhem seus resultados para que os outros entendam como fazer as pazes com você. A explicação da linguagem do perdão de Courtney foi:

As pessoas me veem como alguém feliz, confiante, cheia de amor--próprio, determinada e que sempre busca crescer. Mas e se eu lhes dissesse que há não muito tempo fui abusada física, emocional e mentalmente por alguém que eu amava e dizia me amar também?

Em relacionamentos abusivos, o abusador encontra uma maneira de rebaixar, desumanizar e humilhar a pessoa de tal maneira que ela não consegue se livrar. De acordo com a National Domestic Hotline, os abusados tendem a retornar ao agressor sete vezes antes de partir de vez. Embora outros fatores tenham me motivado a terminar, uma importante descoberta foi perceber como o remorso e a retratação são importantes para mim.

Minha linguagem do perdão é "aceitação da responsabilidade". Muitas vezes, as desculpas do meu agressor eram seguidas de "eu nunca teria feito isso se você..." Percebi que ele nunca assumiu a responsabilidade — nem mesmo por me agredir fisicamente.

Em todos os relacionamentos, mesmo nos saudáveis, ficar desapontado com os outros faz parte; mas, para mim, se alguém me ama de verdade, assume a responsabilidade pela dor que causou. Para mim, isso mostra maturidade e humildade, e dá uma oportunidade para o relacionamento crescer.

Estilo de Apego

Por que algumas pessoas são grudentas e superciumentas? Por que outras somem? Por que certas pessoas só querem você até conseguir? Por que há quem consiga ficar bem tranquilo nessas situações? E, o mais importante, qual desses rótulos as pessoas lhe dariam? A teoria do apego é uma área da psicologia, criada por John Bowlby, que explica os estilos de apego identificando quatro padrões de comportamento que as pessoas adotam em relacionamentos íntimos: seguro, ansioso, ambivalente/resistente e evitativo.[6] Faça o teste a seguir para ter uma ideia geral de seu estilo de apego nos relacionamentos românticos. Responda de forma realista, e não como acha que seria o ideal. Claro, todo mundo quer ser seguro, mas as pessoas ansiosas tendem a trabalhar bem juntas, e os tipos evitativos, como Steve Jobs, podem se tornar megarricos e bem-sucedidos, porque não são afetados pelos laços afetivos. Além disso, ser honesto e descobrir algo de que não gosta lhe permite trabalhar no autoaperfeiçoamento. Então, se preocupe menos em provar que seu ex está errado e mais em circular o que se aplica a você em cada um dos cenários a seguir:

Você está tendo um dia difícil, então procura seu parceiro para confortá-la, mas ele está ocupado. Você:

a. Segue em frente e conversa com outra pessoa.

b. Fica ainda mais chateada, porque, não bastasse o dia ruim, agora você não sabe onde seu parceiro está nem o que está fazendo.

c. Você não tenta falar com ele. Se está tendo um dia difícil, significa que você precisa trabalhar duro por conta própria para melhorá-lo.

d. Você envia uma mensagem ao seu parceiro: "Ei, ignora minha ligação. Meu dia tá muito corrido, não precisa ligar de volta."

Você e seu parceiro começam uma discussão acalorada, e ele diz que vai sair um pouco para arejar a mente. Você:

a. Fica chateada por ele sair sem resolver as coisas, mas o deixa ir assim mesmo, então você também pode pensar e se acalmar.

b. Bloqueia a porta/persegue ele/segura-o para que não possa sair até você sentir que o problema foi resolvido.

c. Geralmente, você é quem deixa a situação.

d. Você o deixa ir, mas, assim que ele vai, também sai, porque se recusa a ficar esperando ele voltar.

Seu parceiro diz que vocês precisam de um tempo para reavaliar o relacionamento. Você:

a. Expressa como se sente, mas concorda com o afastamento, se é isso o que ele acha melhor.

b. Fica irritada porque acha que ele a iludiu todo esse tempo. Você fala que sempre soube que ele a deixaria quando as coisas ficassem difíceis.

c. Geralmente é você quem pisa nos freios para reavaliar se um relacionamento ainda está atendendo a suas expectativas.

d. Você lhe diz que não faz sentido dar um tempo. Você não vai mais querer ficar com ele quando ele decidir voltar, então acha melhor terminar o relacionamento de uma vez.

Seu parceiro diz que alguém com quem ele namorou há cinco anos está na cidade, e eles vão se encontrar. Você:

a. Agradece a ele por lhe contar, pede para dar notícias e segue seu dia.

b. Pergunta por que ele quer encontrar uma ex e, em seguida, stalkeia a pessoa online.

c. É completamente indiferente para você.

d. Diz que não se importa, mas começa a se afastar dele, pois ele claramente mantém suas opções em aberto.

Seu parceiro irá ao casamento de um amigo próximo, mas não a convidou para ir junto. Você:

a. Pergunta se ele pode levar alguém, e, se não, deixa isso pra lá.

b. Stalkeia ele para descobrir se está saindo com outra pessoa, além de você.

c. Você adora a ideia de ter um dia livre para si mesma.

d. Você planeja fazer algo incrivelmente legal durante um final de semana sem convidá-lo.

Respostas

Se respondeu a maioria *A*, seu estilo de apego é seguro.

Esta é a maneira ideal de se relacionar, e a boa notícia é que cerca de metade da população está conectada dessa forma. As pessoas com apego seguro demonstram interesse e afeição pelos outros, mas também se sentem à vontade para ficar sozinhas. Elas impõem limites e os respeitam; não são possessivas nem passivas ou desdenhosas. Elas aceitam a rejeição e não têm dificuldade em confiar nas pessoas.

Uma pessoa com apego seguro provavelmente teve pais atentos, coerentes e carinhosos, mas que lhe davam espaço para descobrir o mundo, cometer erros e aprender com eles.

Se respondeu a maioria *B*, seu estilo de apego é ansioso.

Estima-se que 20% da população seja ansiosa, ou seja, as pessoas ficam nervosas e estressadas em relação a seus relacionamentos.[7] Elas anseiam por intimidade, mas não confiam que alguém as ame de verdade. Elas se preocupam muito que alguém perca o interesse por elas e escolha outra pessoa. Elas têm dificuldade em confiar nas pessoas, mas também não conseguem se desapegar.

As pessoas ansiosas precisam de muita afirmação dos outros, por isso têm dificuldade em ficar sozinhas e, portanto, muitas vezes entram em relacionamentos tóxicos, ignorando sinais de alerta.

Uma grande desvantagem desse estilo de apego é a preocupação obsessiva com os relacionamentos, o que as impossibilita de se concentrar em qualquer outra coisa.

Quando criança, essa pessoa teve pais ou responsáveis incoerentes, que às vezes lhe davam afeto e incentivavam sua dependência, e, em outras, estavam muito envolvidos com as próprias emoções para se importar.

Se respondeu a maioria C, seu estilo de apego é evitativo.

As pessoas que evitam o apego são superindependentes e, muitas vezes, não gostam de muita intimidade. São o tipo de pessoa que precisa de muito espaço e de muito tempo sozinha. Elas também têm medo de compromisso, mas, ao contrário das pessoas ansiosas, o motivo não é achar que não receberão amor suficiente, e sim achar que não saberão lidar com o excesso. Uma pessoa evitativa pode se queixar de se sentir "soterrada" ou "sufocada" quando alguém tenta se aproximar. Elas tendem a ser hiperfocadas em realizações individuais e a ver as conexões românticas como uma distração.

Na infância, as pessoas evitativas não tiveram todas suas necessidades atendidas, muito foi negligenciado. Por exemplo, a criança pode ter sido bem alimentada, mas não se sentia realizada. Ou havia muita atenção às suas conquistas escolares, mas nenhuma à sua segurança emocional.

Se respondeu a maioria D, seu estilo de apego é ambivalente/resistente.

Esta é uma combinação do apego evitativo com o ansioso. Essas pessoas afastam os outros não por precisarem de espaço, mas por temerem se aproximar muito e ser invadidas. Elas oscilam entre temer e desejar um nível de comprometimento que não acreditam que alguém possa oferecer. Os relacionamentos com pessoas ambivalentes/resistentes são mais bem descritos como quentes e frios com muitos testes, nos quais o parceiro, provavelmente, falhará.

50　O Jogo da Sedução

> Quando criança, o ambivalente/resistente teve pais ou responsáveis maníacos ou que, possivelmente, abusavam de substâncias químicas, criando um efeito de ambiguidade. A criança nunca pôde ser completamente vulnerável e, portanto, como adulto, evita as oportunidades de se sentir assim.

Isso é muito difícil de avaliar, então, após escolher um estilo, pergunte a alguém próximo o que combina com você. Confira também o questionário completo, em https://www.thegameofdesire.com/workbook [conteúdo em inglês], em um link para o teste na íntegra [https://www.web-research-design. net/cgi-bin/crq/crq.pl, também em inglês]. Após encontrar seu tipo, descreva em alguns parágrafos como seu estilo de apego afeta seus relacionamentos. Stephanie escreveu isto sobre seu estilo:

Ambivalente/resistente

Embora eu tenha boas conexões, de pais a amigos, quando se trata de relacionamentos românticos, sou ambivalente/resistente.

Essa cisão faz muito sentido, porque tendo a ver o melhor das pessoas. Sou uma amante, não rival, e prezo por relações profundas com as pessoas (meu mantra para todo tipo de relacionamento é: "Se não é real, eu não quero."). No entanto, em constante competição com meu desejo de formar essas conexões reais e autênticas está minha hesitação em revelar meu verdadeiro eu a pessoas em quem não confio plenamente. E, por alguma razão, quando se tratam de homens, acho difícil confiar completamente neles. Acho que muito disso decorre de minha descrença de que os homens se relacionariam comigo do jeito que quero (ostentada e exibida). Então, de forma inconsciente, me relego a uma posição de ficante e (ironicamente) contribuo com pouca abertura/intimidade com o relacionamento para evitar o constrangimento de fazê-los pensar que me importo. Eu os mantenho muito distantes/casual e adoto uma postura passiva para não me abalar/ficar muito magoada quando eles desistirem de mim para viver algo real — é autossabotagem completa. Acho que por isso meu último namoro foi tão bom para mim — ele me apresentando aos amigos e se gabando de mim (*ela frequentou Cornell, blá-blá-blá*) era incrível, apesar de no fim ele não ter se mostrado incrível.

Os Cinco Principais Traços de Personalidade

O Big Five é de longe meu método favorito de avaliação de personalidade, e o de muitos psicólogos de confiança também. A teoria do Big Five sugere que há cinco traços de personalidades principais nas quais todas se enquadram: amabilidade, extroversão, abertura à experiência, conscienciosidade e neuroticismo.[8] Eles são representados pelo acrônimo OCEAN, referente aos termos em inglês: agreeableness, extraversion, openness, conscientiousness e neuroticism. Os pontos fortes e fracos de muitas pessoas se resumem nos extremos desse sistema. Além disso, determinados pares dizem muito sobre as tendências de alguém. Por exemplo, em *The Science of Happily Ever After* ["A Ciência dos Felizes para Sempre", em tradução livre], Dr. Ty Tashiro observa que as pessoas com baixa conscienciosidade e alta abertura à experiência são mais propensas a trair seus parceiros![9]

Para avaliar onde você está na escala do Big Five, responda *A*, *B* ou *C* às hipóteses a seguir.

Você é o tipo de pessoa que:

a. Gosta de conhecer lugares/viajar, adota estilos de vida diferentes e está sempre aberta a novas formas de olhar o mundo.

b. É aberta a diferentes tipos de pessoas e suas necessidades, mas pensa que certas realidades não funcionam para você e se atém a isso.

c. Ama rotina, gosta de familiaridade e é cética com mudanças/novas ideias.

Se, agora, eu entrar no espaço em que você passa a maior parte do tempo, eu pensaria:

a. Essa pessoa é organizada, limpa, antenada e detalhista.

b. Essa pessoa não é porca, mas eu não diria que é organizada.

c. Essa pessoa é extremamente preguiçosa ou ocupada, se não ambos.

Se saíssemos uma noite pela cidade, você:

a. Conversaria com novas pessoas e se conectaria com elas.

b. Conversaria com pessoas familiares e se conectaria no começo, então sumiria inexplicavelmente pelo resto da noite.

c. Procuraria alguém familiar para engatar uma conversa privada e profunda.

Se alguém dá uma ideia de saída da qual você não gosta muito, mas ele parece muito empolgado, você:

a. Acata a ideia, já que existe a possibilidade de ela ser melhor que a sua. Além disso, seu objetivo é se divertir, não fazer tudo do seu jeito.

b. Acata a ideia com relutância e acaba dizendo "eu avisei" em algum momento.

c. Tenta convencê-lo de que sua ideia é melhor, e, se não der certo, sugere que cada um vá para seu canto.

Se saísse para jantar com um parceiro que não está falando muito, você pensaria:

a. Acho que ele teve um dia ruim. Vou dar um tempo e perguntar se quer conversar.

b. Se ele não quer falar comigo, que seja. Vou me ocupar com meu smartphone até que ele resolva me notar.

c. Ele não gosta mais de mim.

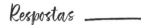

a: Você é aberto a experiências. **b:** Você é moderadamente aberto a experiências. **c:** Você não é muito aberto a experiências.
a: Você é consciencioso. **b:** Você é moderadamente consciencioso. **c:** Você não é muito consciencioso.
a: Você é extrovertido. **b:** Você é ambivertido. **c:** Você é introvertido.
a: Você é amável. **b:** Você é moderadamente amável. **c:** Você é desagradável.
a: Você é emocionalmente estável. **b:** Você não é muito emocionalmente estável. **c:** Você é neurótica.

Depois de ver seus resultados, escreva alguns parágrafos explicando brevemente seus cinco traços de personalidade para que os outros entendam melhor seu comportamento. Como confio muito no Big Five, apresentarei uma amostra dos resultados de cada uma das participantes:

Deshawn marcou alto em extroversão, algo notável, considerando que ela é a personificação de uma refeição caseira: acolhedora, engraçada, vulnerável, inteligente e compreensiva. Por outro lado, marcou alto em neuroticismo e baixo em consciensiosidade, o que condiz com sua natureza dispersa.

Os resultados de Stephanie confirmaram que ela era muito aberta à experiência e amável. Ela dá a todos espaço suficiente para serem imperfeitos ou imprevisíveis, mas deixa pouco para si mesma. Daí ela marcar alto em neuroticismo e introversão.

Pricilla e Stephanie tiveram resultados muito semelhantes, ambas com alta pontuação em introversão, neuroticismo e amabilidade. Isso não causou surpresa, já que um dos outros quizzes que fizemos (no questionário completo), o Myers-Briggs Type, indicou que ambas são INFP [https://www.16personalities.com/personality-types, conteúdo em inglês]. A diferença foi que Pricilla não era tão aberta à experiência nem tão consciensiosa, condizente com sua tendência a aderir ao *status quo*.

Courtney foi a única que pontuou alto em estabilidade emocional, o que não era surpresa, já que se tornara a rocha do grupo. O Big Five também a considerou uma extrovertida moderadamente conscienciosa, quase tão aberta quanto fast-foods aos domingos.

Maya teve uma pontuação alta em conscienciosidade, pois é honesta e organizada, bem como em neuroticismo, porque sentia medo e ansiedade. Mas em todo o resto ela estava logo abaixo da temperatura ambiente. Isso fazia sentido, porque eu a via como uma pessoa de mente aberta, mas, com seus nervos agressivos em jogo, raramente estava aberta a novas ideias. Ela não era extrovertida, mas demonstrou ter uma confiança em ambientes sociais que muitos introvertidos não têm. E, por fim, por causa de sua intensidade e rigidez, fracassou em amabilidade, apesar do profundo desejo de se dar bem com os outros.

Por fim, mais tarde fiquei sabendo que Cherise tinha uma pontuação alta em abertura à experiência, o que tinha tudo a ver com ela. Como alguém que cresceu em uma religião rigorosa, ela não foi muito exposta ao mundo. Porém, após romper com a igreja, estava faminta pelo não convencional! Ela era conscienciosa — daí sua aparência imaculada e a moral forte —, mas também introvertida, e é por isso que preferia observar, em vez de contribuir. Seu teste Big Five também confirmou o que percebi desde o começo: ela era um pouco neurótica e muito desagradável.

Concluímos a leitura de seus questionários às 23h, duas horas depois do que eu planejara. Pensei que todo mundo pegaria suas coisas e iria embora, mas elas se abraçaram, bateram palmas e começaram a conversar animadas umas a respeito das outras, como se as palavras não parassem de vir. Elas pareciam ter se sentido ouvidas e vistas, o que é mais satisfatório do que chocolate e sexo.

Courtney se virou para mim e disse: "Garota, vou ser honesta: eu estava questionando esse maldito dever de casa, porque não me inscrevi numa escola, mas vi o que você fez com isso. Entendi e fiquei feliz de ter concluído."

Demos um *high five*, mas não falei nada. Claro, nós não tínhamos terminado nem a fase um, mas eu queria que elas tivessem seu momento. O que fizeram foi um começo notável para um compromisso vitalício de se conhecer intimamente.

Mas ainda havia um grande pedaço do quebra-cabeça inacabado. O questionário de todas, de maneira vulnerável, bela e corajosa, abordou suas dificuldades em termos do que os outros fizeram com elas, mas não houve menção de algum remorso pela dor que possam ter causado aos outros.

Eu estava orgulhosa de que o grupo agora soubesse identificar sua linguagem do amor, mas ainda não tinha certeza se, no passado, elas se dedicaram a entender os outros. Quando as emoções estavam à tona, elas eram do tipo que admitia os erros e pedia desculpas? O ego delas conseguia aceitar e se adaptar aos gatilhos do desejo dos parceiros? Seu estilo de apego era proporcional à empatia que tinham pelos outros?

Claro, sendo que todas no grupo eram solteiras, elas não tinham um parceiro íntimo para quem fazer essas perguntas. Mas, com exceção de Maya, todas tinham um ex, e esses ex eram pérolas de crescimento pessoal que simplesmente não podiam ser negligenciadas.

Fase Um: Conheça

PARTE DOIS

→ ←

Como os outros a veem de acordo com o feedback detalhado de outras pessoas que a conhecem intimamente.

4

O EX DA QUESTÃO*

"Todos os meus ex estão bloqueados", disse Courtney, categórica.

"Tem um cara com quem ainda estou muito zangada, e só a ideia de chamá-lo pra interagir comigo já me deixa puta", disse Cherise.

"Então, tem séculos que terminei o que considero um relacionamento, e não um caso", começou Deshawn. "Então, hum, desenterro um ex ou falo com um caso?"

"Só namorei na minha imaginação", disse Maya, que estava com a expressão mais aterrorizada que já vi. "Tenho que namorar alguém e fazer a pessoa terminar comigo? Quanto tempo duraria isso?"

"Meu término está muito recente. Não sei se é um bom momento pra gente voltar a se falar", alertou Pricilla.

"Estou totalmente dentro", disse Stephanie, que, confirmando os resultados do questionário, estava aberta a qualquer coisa.

Expliquei a elas que a nova tarefa era perguntar a um ex em quais aspectos elas ficaram aquém no relacionamento. Destaquei que esta não seria uma conversa sobre o término, mas para elas descobrirem quais partes do jogo

---

* No original, o título é *Ex Marks the Spot*, um trocadilho intraduzível em que a autora usa a expressão com sentido de "o x da questão" e ao mesmo tempo se refere a um ex específico dela, que, para preservar sua identidade, chamou de Mark. Seria algo como se "o ex (o Mark) fosse o x da questão", por se tratar de uma situação prototípica. [N. da T.]

precisavam mudar. Se tivessem dificuldade em se desculpar, não tivessem controle emocional ou se fossem muito autocentradas, precisariam reconhecer isso sobre si mesmas para avançar com sucesso em meu programa de cinco fases.

"Vocês não precisam fazer isso, mas, se não fizerem, perderão uma oportunidade de fazer muito progresso", reforcei. "Olha, não estou pedindo para fazerem nada que eu não faria. Na verdade, também vou fazer essa tarefa."

"Ok", disse Deshawn, ainda se convencendo, "então, o que exatamente faremos? Procurá-los e falar: 'Ei, sei que não conversamos há um tempo, mas pensei em perguntar no que eu era horrível'?".

"É por aí", admiti.

Aconselhei o grupo a usar quatro princípios de influência ao elaborar sua abordagem:

1. Defina o tom logo de início. Deixe claro que você veio em paz e que fez as pazes com o passado que compartilharam.

2. Fale do que precisa o mais rápido possível e inclua uma *justificativa*, porque, se não há uma, as pessoas tendem a ter mais dificuldade em avaliar por que devem se importar ou obedecer. Essa é uma importante técnica de influência que você deve sempre lembrar, porque melhorará sua comunicação, e seus resultados serão melhores (peguei você, viu?).

3. Relacione seu pedido a algo maior. Diga que está fazendo isso como parte de um curso ou peregrinação pessoal. É mais provável que as pessoas acatem se acreditarem que a estão ajudando em prol de uma meta maior.

4. Reconheça que um ex é sua melhor escolha, mas que você também perguntou a outras pessoas, então não se estresse se ele não quiser. Faça com que seja uma honra ele ter sido escolhido, mas mantenha isso casual.

Além disso, elaborei uma lista de perguntas para as mulheres fazerem aos seus ex se eles resolverem colaborar. A lista foi preparada para mantê-las firmes no objetivo (aprender o que podem melhorar para conquistar o sucesso romântico no futuro) sem que emoções ou orgulho roubem a cena:

Perguntas para Fazer ao Ex

Eu era boa ouvinte? _____

Eu falava a sua linguagem do amor? _____

Você me achava racional? _____

Eu era muito sensível ou emocionalmente instável? _____

Eu era emocionalmente indisponível ou distante? _____

Eu me esforcei para entender e atender a suas necessidades? _____

Eu falava muito sobre mim mesma? _____

Você me achava para baixo ou negativa? _____

Pedi desculpas com frequência e eficácia quando errei? _____

Você me achava uma pessoa independente ou necessitada? _____

Consegui ser tanto sua amiga quanto sua parceira sexual? _____

Temos valores sexuais/fantasias similares? _____

Eu exigi muito de você cedo demais? _____

Eu exigi pouco? _____

Você acha que eu o valorizava? _____

Em que você acha que somos incompatíveis? _____

Acha que, em algum momento, mudei para pior? _____

Foi com uma mistura de empolgação e medo que li a lista de perguntas, sabendo que tinha me oferecido como voluntária. Faz anos que estou com Jared, e as chances de que qualquer um de meus ex saiba de algo que ele não sabe são como as de Snoop Dogg parar de fumar. Então tentei abordar as coisas de um ângulo diferente e pensei em quais casos abertos seriam saudáveis de fechar.

O último relacionamento longo que tive era um absoluto não. Foi um capítulo terrível e desafortunado de minha vida, que alimentou minhas inseguranças e resultou em um enredo apropriado para a emissora VH1, não em crescimento pessoal. Este exercício, embora seja arriscado, pois você coloca seu orgulho na reta, não deve colocá-la sob nenhuma forma de perigo real. O teste decisivo para selecionar o candidato certo é: se durante o relacionamento o ex em questão não queria o melhor para você, ele não era a melhor pessoa a quem recorrer. Além disso, use seu julgamento para evitar qualquer ex que possa interpretar esse exercício como um truque seu para vocês voltarem. A escolha ideal é alguém de quem você gosta, que gosta de você, mas que, quando se trata do departamento romântico, as luzes estão apagadas e todas as partes estão bem conscientes de que ninguém quer voltar.

Com tudo isso em mente, folheei minha agenda mental, até que cheguei a alguém arquivado em *O que aconteceu?* Vamos chamá-lo de Mark.

A história completa de uma das maiores tristezas da minha vida está em thegameofdesire.com/exmarksthespot [conteúdo em inglês]. Você pode ir lá se estiver curiosa, mas, em resumo, a história é o padrão com o qual todas estamos familiarizadas: eu queria que Mark me amasse como eu o amava. E como ele não passava nem perto, tentei compensar sua falta de interesse oferecendo minha dignidade para preencher a lacuna. Alerta de spoiler: não deu.

Depois de algumas horas pesquisando, a melhor coisa que encontrei foi o Instagram de um amigo em comum. Mas o único contato que ele tinha de Mark era um endereço de e-mail antigo, do Hotmail, para ser específica. Ele poderia muito bem ter me dado o número do seu AIM ou pager, mas escrevi para ele assim mesmo:

> Oi, Mark! Sei que faz muito tempo que não nos falamos, e espero que esteja bem. Queria dizer que me lembro de você com carinho e aprecio o que vivemos. Apesar de como as coisas se desenrolaram, saiba que só guardo os momentos positivos e lhe desejo tudo de melhor!
>
> Quero pedir um favor. Espera, não, não preciso de ajuda para uma causa ou algo do tipo lol. Adoraria que participasse em um projeto em que estou trabalhando, que visa ajudar mulheres a terem relacionamentos mais significativos e bem-sucedidos, porque o amor é uma parte importante de nossa vida, sobre a qual quase não somos ensinados. E uma das etapas do meu projeto inclui procurar pessoas do passado para entender como a conexão foi perdida ou não se desenvolveu. Então, você gostaria de conversar por dez minutos sobre o que vivemos? Tenho algumas outras pessoas em mente, então não se preocupe se estiver ocupado, mas você foi a primeira pessoa em que pensei, porque sempre te achei perspicaz.
>
> Tudo de bom,
>
> Shan

Após pressionar *enviar*, esperei alguns instantes pela notificação de erro de envio, mas ela nunca chegou.

Enquanto isso, organizei a primeira sessão do grupo com especialistas. Todo mundo tinha uma semana para completar a tarefa, então eu queria plantar a semente para elas pensarem nas razões comuns que fazem os relacionamentos fracassar. Para conseguir isso, chamei meu amigo Dr. Barry Goldstein, um psicólogo e terapeuta de casais que está na área há mais de 20 anos. O Dr. Barry e eu nos conhecemos no *Make Up or Break Up* ["Mude ou desista", em tradução livre], um programa de entrevistas em que me sentava com casais à beira da separação e avaliava seu relacionamento. Depois de aconselhá-los no programa, Dr. Barry os orientava em particular. Éramos uma ótima equipe, e eu estava confiante de que seríamos ainda melhores com esse grupo ansioso para crescer.

Entramos em contato com o Dr. Barry pelo Hangout, e ele logo começou a trabalhar conosco: "Estou aqui para ensinar todas a fracassar completamente em todos os relacionamentos."

Alguém do grupo bufou com sarcasmo.

O Dr. Barry parou por um segundo e continuou. "Claro, isso é uma ironia. O que vou abordar de fato são os momentos e comportamentos críticos que descarrilham um relacionamento. Um bom relacionamento não é fácil por si só, tem apenas aspectos que se alinham, por isso não é tão difícil. Hoje vou resumir tudo em quatro grandes fatores."

Os Quatro Fatores do Dr. Barry para Fracassar em Relacionamentos Românticos

1. Físico. Demora cerca de quatro segundos para saber se você é atraído por alguém. Então, se quiser fracassar em um relacionamento, tente se forçar a namorar alguém pelo qual você não é atraído ou vice-versa.

2. Emocional. Sua resposta emocional é baseada em seu sistema de valores. A principal maneira de garantir um relacionamento desastroso é ter valores diferentes. Certifique-se de fazer ao seu parceiro em potencial essas perguntas logo no início, para saber se a conexão tem uma chance real de se desenvolver: Quem e o que é importante para você? O que faz para se divertir? O que deixa você puto? Lembre-se de que os valores se relacionam a comportamentos — portanto, ouça suas respostas, mas também preste atenção a suas ações.

3. Intelectual. Moral são suas opiniões sobre como o mundo funciona. Ela serve como motivação e pensamento geral que o inspiram. A maioria dos casais com compatibilidade intelectual compartilha a mesma moral. Algumas perguntas a fazer são: O que você entende como justiça? O que pensa de religiões? Qual é o sentido da vida? Um relacionamento sem compatibilidade intelectual pode sobreviver no começo, mas, se quiser garantir um futuro difícil, continue insistindo em alguém cujas crenças básicas são incompatíveis com a sua opinião.

O Ex da Questão   65

> **4.** Estilo de vida. Seu estilo de vida é composto de onde você mora, quem ama, sua religião, onde trabalha e o que faz em seu tempo livre. Confiança leva tempo e coerência para ser construída, mas nunca acontecerá se você e a pessoa não ficam muito juntos porque seus estilos de vida são antagônicos. Quanto mais longe você estiver do dia a dia de alguém, mais se afastará.

O Dr. Barry terminou de falar e deu espaço para perguntas. No início, todas ficaram em silêncio, então Courtney entrou na conversa. "Se encontro alguém que não compartilha meus valores, tento ajudá-lo mostrando nossos pontos de conflitos. Se ele não melhorar, sigo em frente. Só que sou acusada de ser um louva-a-deus que arranca a cabeça das pessoas se há algo de errado com elas. É errado descartar as pessoas tão rapidamente?"

"Acho que você é uma romântica, Courtney", disse o Dr. Barry. "O louva-a-deus pode não só estar arrancando a cabeça das pessoas e descartando-as, mas colocando pressão para alguém se abrir com você, porque tem pressa de descobrir se ele é sua alma gêmea. A jornada do namoro não pode ser apressada, não importa o quanto você queira chegar ao destino."

"Meu problema não é exatamente esse, mas também tendo a atrair pessoas que não são as mais adequadas", interpelou Cherise. "Atraio pessoas que não são muito sinceras, mas que fazem de tudo para não me deixar ir."

"Quando os padrões se repetem, quase sempre é porque estamos tentando resolver quebra-cabeças internos. Se viveu as mesmas situações com pessoas diferentes, você tem que procurar a ferida que não foi curada."

"Esses caras são, muitas vezes, grandes enganadores", disse Cherise. "Não procuro uma pessoa ruim, porque já aprendi essa lição, mas eles botam uma banca de que são diferentes e a sustentam por um longo tempo, até a máscara cair. Então, como evito isso?"

Dr. Barry fez uma pausa. "Você tem uma vibração muito forte, e isso pode ser mal interpretado pelas pessoas como um sinal de que não precisa delas."

"Essa é a história da minha vida", Cherise riu.

Sentei-me em silêncio do outro lado, fascinada com esse vaivém. O Dr. Barry entendeu os desafios da personalidade de Cherise minutos depois de falar com ela, mas suponho que as atitudes tenham falado mais alto que as palavras.

"Então, mesmo que você valorize ser cuidada e protegida, projeta uma imagem de que não precisa de ninguém, e de que nada a afeta. Então talvez você tenha uma repulsa por homens doces e patéticos, que tentam lhe dar aquilo de que você realmente precisa."

"Não, eu não sou assim", disse ela, categórica.

"Bem", continuou ele. "Esse é um ciclo no qual é difícil de se estar. Algumas pessoas projetam invulnerabilidades para se proteger dos caras complicados, mas esse comportamento nem sempre é atraente para as pessoas legais."

Eu esperava que Cherise lesse nas entrelinhas o alerta do Dr. Barry. Ela me mandara o questionário dias antes, e era uma mistura de raiva e angústia. Ninguém poderia viver daquele jeito, algo teria de ceder. Ainda tínhamos um longo caminho a percorrer no programa, então permaneci confiante de que encontraríamos aquele clique para Cherise e as outras.

Comentei com o Dr. Barry sobre nossa tarefa vigente de procurar conselho de um ex sobre nossas falhas íntimas. Ele sorriu com aprovação e comentou: "Esse parece ser um ótimo próximo passo. Há pessoas que têm aversão à introspecção. Não querem olhar para si mesmas, a menos que o espelho esteja posicionado no melhor ângulo. Acho que é uma característica de alguém que não está pronto para o amor."

NO DIA SEGUINTE, TIVE UMA INUNDAÇÃO DE E-MAILS DAS MULHERES SOBRE suas fichas. Um casal queria me atualizar; outro, ajuda para elaborar seu pedido; e Stephanie me perguntou se eu poderia moderar a conversa com seu ex, Fred, um cara que tinha um trabalho formal das 9h às 17h e era comediante.

Acho que pedir a um amigo para ter essa conversa em seu nome é uma ótima opção. Dessa forma, você obtém informações concretas sem o risco de a discussão se transformar em uma batalha de egos. Decidimos que ela faria as apresentações, mas eu seguiria a ligação sem ela. Ela logo enviou um e-mail para mim e Fred. Ele respondeu na mesma noite, com um convite no calendário chamado *Stephanie's Roast* [Crítica a Stephanie].

No dia seguinte, liguei para Fred no minuto em que estava programado. Conversamos casualmente para quebrar o gelo, o que o levou a fazer uma piada que nunca vou esquecer: "Sério, prefiro perder o filho de alguém do que perder meus fones de ouvido. Essas coisas são muito caras!"

Quando nossa conversa fiada acabou, fui direto à grande pergunta: "Com todo o amor no coração, o que você acha que impede Stephanie de ter um relacionamento saudável?"

"Eu definitivamente diria... ela era apenas, quero dizer, ela é muito...", suspirou pesadamente. "Seu maior problema é que ela precisa de um impulso de confiança."

"Quando você diz falta de confiança, quer dizer apenas no relacionamento ou você acha que ela é alguém que não é confiante em geral?", pressionei.

"Eu diria os dois, o que eu achava uma loucura, porque ela é muito foda."

BINGO.

Não que isso fosse uma revelação que abalasse a Terra, mas, pelo que eu tinha testemunhado, essa era a questão de Stephanie para um *T*. Sua falta de confiança era gritante, como um cheeseburger sem queijo. Quando você não tem certeza de que você é suficiente, é extremamente difícil achar que você é o suficiente para qualquer outra pessoa. No caso de Stephanie, ela queria desesperadamente ser amada, mas não estava convencida de que havia algo amável nela, daí sua ambivalência/resistência. O resultado era uma mistura de se fechar e demonstrar carência.

No decorrer da conversa, quando perguntei se Stephanie era independente ou carente, Fred disse: "Eu diria que ela é mais carente. Ela ficava obcecada em saber o que eu estava fazendo, mesmo quando eu estava no trabalho."

Quando perguntei se Stephanie falava demais sobre si mesma, ele me interrompeu. "Não! De forma alguma. Ela é extremamente altruísta em conversas, e eu adoraria que ela falasse mais sobre si mesma, aliás."

Ele também explicou que, como Stephanie não falava sobre si mesma o suficiente, ele tinha dificuldade em entender suas reações emocionais. "Ela é sensível, é definitivamente sensível. É difícil porque, em um nível, ela é a pessoa mais lógica e emocionalmente estável que conheço, mas depois, tipo, um comentário e ela está chorando. E isso em público — na frente de seus amigos, dos meus amigos..."

Por fim, perguntei a Fred se ele achava que ela mudou para pior em algum momento do relacionamento.

"Assim que oficializamos, ela passou a questionar todo o relacionamento por causa de coisas irrelevantes, que eu mal tinha argumentos para rebater. Depois de um tempo, acho que isso desgasta."

Ele também mencionou que Steph era positiva, ótima ouvinte e apoiadora — todas as coisas que eu também admirava nela. Encerrei a conversa com Fred com um profundo apreço pelo valor desse exercício, porque ele levantou áreas carentes de mudanças, que o questionário de Stephanie evitou. É compreensível que seja incômodo refletir sobre como nossas fraquezas causaram danos aos nossos relacionamentos, mas, se tratadas com cuidado, elas podem ser um catalisador para a mudança.

Uma das lições mais importantes que aprendi na minha prática de aconselhamento foi que as pessoas são protagonistas da própria vida. Em outras palavras, todo mundo acha que é Mufasa; ninguém se olha no espelho e vê Scar. Mas, na verdade, todos somos ambos em algum momento, e, dentro de um relacionamento, ao mesmo tempo. Claro, há extremos em que as pessoas sofreram lavagem cerebral ou foram manipuladas, mas na maioria das vezes somos responsáveis por nosso comportamento em nossos relacionamentos adultos — as pessoas não podem obrigá-lo a fazer algo, mas podem evocar comportamentos que demandem uma reação, o que para mim se traduz em uma ótima notícia: sempre somos capazes de dar as melhores respostas e, portanto, de conseguir os melhores resultados.

Eu me encontrei com todo o grupo em uma noite de quinta-feira, cheia de esperanças. Deshawn falara com dois ex, e Courtney brincou dizendo que tinha muito o que compartilhar.

"Ok, quem quer começar?", falei empolgada, enquanto distribuía biscoitos, como se fosse o meu primeiro dia como líder de escoteiras.

"Bom, eu começo, porque não tenho nada", disse Maya. "Procurei meu último rolo no Twitter, Instagram e Facebook, e não obtive resposta em nenhum deles. Mas ele se apaixonou por mim e não foi recíproco, então ele ainda pode estar machucado."

Eu não compactuava muito com esse raciocínio. Se um ex que eu tivesse amado, mas ele não retribuíra, me desse a oportunidade de expressar meus sentimentos sobre o relacionamento, eu aceitaria. Agradeci a Maya por seus esforços e a encorajei a procurar uma velha amiga ou colega de trabalho, se ainda quisesse obter feedback. Cherise levantou a mão para ser a próxima. Ela se encontrou com o ex pessoalmente, o que foi ótimo. A desvantagem, no entanto, foi que Cherise estava solteira há tanto tempo, que esse relacionamento tinha acabado há uma década.

Nos anos 2000, o relacionamento deles teve idas e vindas porque ele passou a maior parte na cadeia. Ele disse que era uma pessoa fria e se desculpou por isso, bem como pelas traições desenfreadas. Segundo ele, Cherise era uma excelente ouvinte, falava sua linguagem do amor (embora ele não soubesse dizer qual era); às vezes era emocionalmente instável, independente, pouco exigente (o que ele atribuía ao fato de ter traído, pois ela deixou o relacionamento correr solto), e ele acreditava que ela havia mudado, mas só depois que ele fora encarcerado.

Embora a conversa tenha sido tardia, deu uma ampla visão do porquê de Cherise ter se tornado quem é. Com a morte dos pais, o abandono das crenças religiosas e seu coração partido, era compreensível ela ter assumido sua persona "eu contra o mundo".

Deshawn levantou a mão para falar.

"Entrei em contato com dois caras, e os dois foram muito, muito legais, mas o que ouvi deles é que sou uma ouvinte terrível. Ambos foram inflexíveis quanto a isso." Ela riu. "Então, apesar disso, nenhum deles tem mágoas, e nós meio que nos separamos, só, não porque eu tenha feito algo de errado."

Insisti para ela elaborar. Certamente, depois de duas ligações, havia mais a dizer, mas ela manteve o posicionamento: *eles não conseguiam identificar o que eu tinha feito de errado*. Ok, como era possível que até agora nenhuma delas estivesse fazendo nada de errado? Ou eu encontrara um grupo de unicórnios, cronicamente solteiras porque eram simplesmente demais, ou havia uma dose de ilusão no ar. Courtney aparentemente percebeu o que estava acontecendo e reforçou a condescendência.

"Meu maior medo era o de que eu não queria que ninguém pensasse que eu estava tentando reatar, porque reavalio relacionamentos uma vez por ano. Então, teve um ex com quem falei que pensou que eu estava fazendo sua revisão anual e cismou comigo, então parei de me comunicar. E, quando entrei em contato com outro, ele foi muito honesto e disse: 'Não entendo por que você está me perguntando isso se você explicou tudo o que estava acontecendo de errado conosco. Eu estava errado, e você, certa'."

"Então, você conseguiu conversar com alguém?", perguntei.

"Sim, perguntei a um terceiro cara, que topou ajudar." Ela sorriu. "A conversa foi como eu esperava: 'Courtney, você não fez nada, você era tudo pra mim!' A única coisa que ele disse que era complicado em mim é que sou muito categórica. Então perguntei: 'Há mais alguma coisa que você queira me dizer agora, antes de eu te bloquear de novo?', e ele disse que não, era só isso. Eu me esqueci de bloqueá-lo e acordei com ele destilando seu amor em 15 mensagens de texto."

As outras irromperam em gargalhadas e berros, deliciando-se com sua história como se fosse doce. E, para mim, é exatamente isso: xarope de milho com alto teor de frutose, coloração artificial e nenhum conteúdo nutricional.

Avaliei a história. "Então foi você quem terminou a maioria dos seus relacionamentos, por causa de algo que eles fizeram de errado, e não você?"

"Correto", respondeu ela.

"Então sua questão é mais seleção versus manutenção de parceiros?"

"Sim! Nossa, é exatamente isso! Você definiu perfeitamente, é exatamente isso!"

"Minha vez", ofereceu-se Stephanie. "Não falei com meu ex diretamente, Shan fez isso por mim. É engraçado, porque o que você acabou de dizer para Courtney faz sentido pra mim."

Segurei a respiração e a língua para ver onde aquilo daria.

"Tipo, sei que isso é uma reflexão sobre mim, mas, depois de ouvir a gravação da ligação, foi inevitável pensar que todas as razões que ele deu eram focadas nele. Então o problema era dele, não da maneira como eu o tratava. Mas, ao mesmo tempo, ele disse algumas coisas boas. Disse que eu era boa ouvinte, e eu realmente não falo sobre mim, e várias pessoas já me disseram isso. Então isso é algo em que preciso trabalhar, mas acho que, por outro lado, tem mais a ver com ele."

"Sim, sim", incentivou Courtney.

"Outra coisa que ele disse foi que eu desistia muito rápido do relacionamento, o que faz sentido, porque sou idealista, e se alguém faz algo de errado eu fico, tipo, *não acho que minha alma gêmea faria isso*! E eu nunca tinha pensado nisso, em como deve ser difícil ficar com alguém que está sempre ameaçando terminar o relacionamento. Mas, enfim, foram essas as principais conclusões a que cheguei."

Essa foi toda a confirmação de que eu precisava. Embora esse exercício tenha preparado o terreno, elas ainda precisavam se esforçar mais para ter uma boa visão de seus alicerces. Fred, o ex de Stephanie, disse uma riqueza de coisas perspicazes que eu também havia notado nela, mas não foram as coisas que ela escolheu ouvir. As críticas que ela destacou poderiam ser transformadas em algo positivo: não falar o suficiente sobre si mesmo = mártir abnegado. Idealista = altos padrões. Mesmo nas experiências de Courtney e Deshawn houve críticas construtivas, mas ambas foram tão inflexíveis em proteger seus egos que encobriram essas partes.

Leitoras, espero que, quando fizerem essa atividade, evitem a tentação de inflar os elogios e subestimar as críticas. Embora, é claro, seja melhor se concentrar nos aspectos positivos da vida, esse exercício foi preparado para ajudar você a entender em que deve trabalhar para ter uma vida amorosa drasticamente melhor no longo prazo. Porque, se você não entende o que fez de errado em um relacionamento que não foi para a frente, não achará o real motivo que precisa mudar.

Por fim, Pricilla tomou a palavra e começou como todas as outras. "O cara que procurei ainda quer estar comigo, então isso quase não deu muito certo. Então, em vez de nos encontrarmos, concordamos em trocar e-mails, porque seria muito doloroso para ele me ver."

Mas então, em uma mudança impressionante de rumo, ela revelou uma série de vulnerabilidades que percebera sobre si mesma.

"Ele disse que comecei muito otimista, mas fui me afastando. E, assim que ele disse isso, percebi que fiz isso em outros relacionamentos em que estive. Uma vez que meu senso de segurança foi abalado, me afastei completamente. Então, nesse ponto, passo a só me importar comigo e minha necessidade de me sentir tranquila no relacionamento."

Ela passou a descrever como o comportamento ansioso e preocupado dela era prototípico. Ela queria validação constante, tanto na intimidade quanto em público. Eles sempre discutiam sobre a frequência com que ele postava algo sobre ela no Twitter, e ela foi ficando obcecada com a imagem que eles passavam do relacionamento.

"Fico insana se me sinto ignorada", continuou Pricilla. "Começo a ficar muito ansiosa e não consigo pensar direito. Ele disse que eu era um pouco carente, o que eu sou. Eu disse a ele uma vez que ele lembrava minha mãe, o que evidenciava esse meu lado. Mas não quero entrar nesses méritos, porque fico muito abalada."

Tarde demais. Pricilla já estava secando as lágrimas e respirando fundo. Nós nos comovemos com ela.

"A principal lição que tirei foi que, quando seu relacionamento está passando por uma fase de provação, não é hora de terminá-lo, e eu faço muito isso. Percebo que nunca vou fazer um relacionamento funcionar se continuar evitando lidar com ele."

"Há muitas coisas que eu não disse, agora que estou ouvindo você falar", disse Stephanie.

Todas acolhemos Pricilla para que conseguisse passar por sua catarse emocional. Embora a atividade tenha reavivado uma dor antiga, eu sabia que essa catarse era o começo de um futuro maravilhoso.

ÀS 22H, TODAS JÁ TINHAM IDO. ARRUMEI AS COISAS E PEGUEI O TELEFONE PARA falar com Jared, que tinha acabado de sair do trabalho. Mas, antes de eu ligar, me distraí com uma notificação de e-mail:

Oi, Senhorita B.

É claro que quero participar do seu projeto. Você pode falar comigo por aqui ou me ligar: (416) XXX-XXXX.

Vi o projeto online e estou muito orgulhoso da sua dedicação e da sua nobreza. Você sempre foi assim.

Tudo de melhor sempre :)

Mark

Odeio admitir isso, mas me senti muito bem em voltar a falar com Mark. De certa forma, amar alguém é como andar em uma bicicleta velha sabendo que ela está com os dois pneus furados. Então, com o gosto azedo do pavor e mais desculpas para mim mesma de que eu deveria parar com isso do que eu gostaria de admitir, liguei para Mark no dia seguinte.

Ele atendeu depois de alguns toques. "Olá!"

"Oi, Mark. Quanto tempo! Como você está?"

"Oi, senhorita B! Como vai? O identificador de chamadas disse que esse número é de Beverly Hills. Chique você!"

Ele falava como se tivessem se passado minutos, não anos, desde que nos falamos pela última vez. Mas, acima de tudo, seu sotaque era muito canadense.

Não sei quando me tornei a norte-americana esnobe que alonga as vogais e fala lento como meu povo, mas sei que isso parece um apito de cachorro!

Começamos a bater papo, contei sobre o projeto, expliquei a filosofia e então fiz a pergunta: "Resumindo, em que eu falhei quando estávamos juntos?"

Ele começou a falar sobre nosso relacionamento e culpou pelo fim a causa antiga e clichê: falha de comunicação (claramente, ele não preencheu o questionário, ou teria uma resposta menos vaga, como incompatibilidade em nossas linguagens do amor ou do perdão ou nos gatilhos do desejo). Escutei um pouco e educadamente o redirecionei, explicando que essa ligação não se tratava de nós nem dele; era estritamente referente aos meus erros e ao que eu poderia aprender com eles. Foi aí que as coisas ficaram interessantes.

"Ah, quero dizer, não sei se você ainda é assim, tenho certeza de que não, mas você era uma pessoa muito fria e rude, o que não estou dizendo que é ruim, mas você parecia não ter sensibilidade. E eu precisava disso, porque sou um cara que gosta de falar sobre sentimentos e de estar em contato com eles."

Tenho certeza de que ele interpretou meu silêncio como um sinal de que eu estava ouvindo atentamente, mas, na realidade, tive de dar um golpe de kung-fu na minha língua. *Eu gosto de estar em contato com meus sentimentos*?! Como o cara que eu amava, que de repente decidiu ignorar minhas mensagens e filtrar minhas ligações sem nenhuma explicação, puxou o cartão do "sou um livro aberto"? Mas, por outro lado, talvez ele não tenha comunicado seus sentimentos porque não me mostrei como alguém capaz de manter esse tipo de conversa. Merda!

"Não acho que tenhamos conversado sobre nossa situação ou sobre como nos sentíamos em relação ao outro. Quer dizer, eu sabia que você gostava de mim e sabia que eu gostava de você, mas alguma vez dissemos isso nesses cinco anos? Eu achava que não podia compartilhar meus sentimentos com você, e posso estar enganado, mas sempre tive a sensação de que você saía com outros caras. Então, parecia fácil aceitar as coisas como eram."

"E…", hesitou por um segundo. "Às vezes você chegava com um cheiro estranho."

Balancei a cabeça em negação. Ele estava errado em tudo. Primeiro, mantive outros homens de estepe por causa de nossas idas e vindas, caso ele partisse meu coração. Mas acontece que, com essas minhas tentativas de me proteger, acabei fazendo tudo errado. Maldita combinação.

Segundo, eu nem tentaria contestar sua reivindicação sobre o cheiro. É uma característica genética dos infernos, e às vezes meus pais tinham (desculpem se vocês descobriram dessa maneira, mamãe e papai). Mas, além do DNA, não é segredo para as pessoas que me conhecem que higiene não é meu forte. Aqueles que me amam têm que entender isso. Não me entenda mal, eu aprendi a jogar: lavo todas as partes do meu corpo de um jeito específico, tenho sempre desodorante no carro, fiz depilação a laser e até aprendi a gostar de lavar roupas em nome do jogo da sedução. Mas, sendo honesta, esses são atos que tenho que me lembrar de fazer, porque não são naturais para mim. Assim, meus parceiros precisam saber que, embora eu seja conhecida por ser fofa e corajosa, às vezes sou desleixada para me vestir e tenho um cheiro forte.

E suponho que este seja o asterisco de que este exercício precisa: *É claro que podemos aprender com o nosso passado como melhorar, mas às vezes são nossas imperfeições teimosas, mas mágicas, que nos tornam especiais e diferentes. O truque é fazer uma distinção clara entre nossos aspectos que determinada pessoa saberá admirar e aqueles contra os quais o próprio Jesus teria lutado para exterminar.

Terminei a ligação com Mark e concordamos em manter contato, mesmo que eu duvidasse de que isso aconteceria. Depois, sentei-me na varanda ao sol por um longo período, pensando, sentindo e me avaliando. Embora essa ligação representasse um caso encerrado, o fato de eu ter fechado o capítulo me deu paz de espírito. A maioria das feridas se cicatriza, mas podemos não perceber que, em algumas, o corte por baixo ainda está fresco.

Cerca de uma hora depois, Jared chegou em casa do trabalho e veio falar comigo. Eu o abracei e enterrei meu rosto em seu cabelo. O cheiro dele era igual ao meu, um belo resultado de viver junto e usar os mesmos produtos de higiene.

"Liguei pro Mark", compartilhei.

"E como foi?"

"Ele basicamente disse que eu não tinha sensibilidade, tipo um lado delicado, e que eu era muito fria. Além disso, ele não poderia se conectar emocionalmente comigo... ah, e eu fedia."

Jared sorriu e meneou a cabeça. "Você não está surpresa com nada disso, certo?"

Dei de ombros. "Não muito, mas, ainda assim, não é o que se espera que a pessoa que pisou no *seu* coração fale sobre você."

"Bem, você é um pouco insensível quando está ferida, então talvez ele a tenha machucado a maior parte do tempo. Parece que vocês dois estavam em um ciclo vicioso que evidenciou os defeitos de vocês dois. Mas talvez não seja tão ruim, porque a ajudou a encará-los." Ele deu um tapinha na minha coxa e entrou em casa.

É nesses momentos que admiro Jared ainda mais. Ele entende minhas partes complexas e sinuosas, e conhece meus defeitos, mas ainda me sinto integralmente amada por ele. E também sei que essa admiração por nos entendermos é mútua.

Com cerca de um ano morando juntos, ele me puxou com força e disse: "Obrigado. Sei que não sou uma pessoa fácil de amar, então obrigado."

Esse comentário me surpreendeu. Bem diferente do que ele pensa, Jared tem sido uma pessoa insanamente simples de amar. Mas também reconheci como trabalhamos em nós mesmos, de forma independente e cooperativa, para fazer nossa conexão funcionar sem problemas.

Pensei em nosso relacionamento e percebi que o tipo de conversa que tive com Mark era constante. No início, quando tínhamos uma amizade colorida, discutíamos casualmente durante o almoço coisas que o outro fazia que não nos excitavam: ele metia muito rápido; eu cavalgava com muita força; aquele truque com a língua era legal às vezes, mas meio entediante. E a lambida na orelha? Não mesmo. Considerando que a própria natureza da amizade colorida é ter prazer do nosso jeito, nunca levamos essas conversas para o lado pessoal, mas usávamos essas críticas para melhorar nossa experiência cada vez mais. Quando Jared e eu começamos a expandir nosso relacionamento além do quarto, mantivemos esse hábito, mas o objetivo deixou de ser agradar ao outro e passou a ser a busca por modos de sermos melhor para o outro.

Eu mudei mais nos últimos cinco anos do que nos meus primeiros cinco anos neste planeta. Embora a maior parte disso tenha a ver com a decisão que tomei de dedicar minha vida ao estudo da intimidade, tenho orgulho de dizer que ter um parceiro que comunica meus erros, sem ferir meu ego, ajudou muito.

Todos os relacionamentos estão cheios de críticas, mas elas raramente são ouvidas e compreendidas. Com frequência, nosso orgulho, respostas emocionais, inseguranças ou falta de respeito pela opinião da outra pessoa atrapalham a mensagem que está sendo recebida. Mas, para mudar, você precisa considerar a verdade de outra pessoa, ainda que seus pontos sólidos sejam amargos. Embora não parecesse que a maior parte do grupo tenha entendido essa mensagem, senti-me bem com a semente que o exercício plantou e sabia que continuaríamos a trabalhar até que a ideia se enraizasse.

O final desta tarefa encerrou a fase um do programa. Agora que elas haviam começado a se conhecer, poderíamos começar a descobrir as lições de suas perdas, para colocá-las no caminho de conquistar ganhos legítimos.

Fase Dois: Mude

PARTE UM

————➤◄————

Os hábitos e as percepções que a limitam.
Isso inclui mudar sua aparência, sua
mente sobre seus limites, falhas
e até seus traumas.

5

O PODER DE UMA RAPIDINHA

A fase um fora emocionalmente desgastante para todas nós, então decidi dar ao grupo alguns dias de folga para elas refletirem, enquanto eu fazia o mesmo. Neste ponto, as participantes estavam entendendo melhor *quem* eram, por meio dos questionários, e percebendo *quais* comportamentos sabotavam sua vida afetiva. Agora tínhamos de lidar com o *porquê, quando* e *como*: *por que* os maus hábitos, como o apego, a passividade e a inflexibilidade, se transformaram em traços de personalidade, *quando* começaram e *como* eu as ajudaria a acabar com essa merda.

Desvendar esse mistério me lembrou do enredo de uma série de sucesso da HBO, *Westworld*. Na primeira temporada, foi revelado que os engenheiros dos robôs de IA incorporaram, por acidente, um componente trágico na programação de cada robô, conhecido como memória fundamental. Essa memória foi projetada para que o engenheiro tivesse controle ilimitado sob a IA por meio do medo e da manipulação emocional. Mas, quando os robôs perceberam que a memória era o mesmo que nada, ganharam o poder de se superar, desafiar os limites que lhes impuseram e se libertar.

Para que o grupo conquistasse essa mesma liberdade, tive de identificar o que cada um de seus pilares poderia ser, assim como quais traços elas haviam internalizado. Vasculhei cada questionário pela segunda vez, e depois refleti sobre o que eu tinha observado antes de identificar os seguintes aspectos:

Deshawn achava que ela não era tão bonita ou interessante quanto as outras pessoas. Na escola, foi humilhada por sua aparência, então achava que era feia. Em casa, se falava sobre ciência, recebia olhares vazios, então achava que era chata. Esse cenário foi o material perfeito para que sua suposição de que ela é desajeitada tomasse forma e assumisse o controle.

Pricilla acreditava em tudo o que a mãe lhe dizia. Infelizmente, isso incluía declarações terríveis, como "Você é patética" e "Você não faz nada certo!" Pior ainda, com o tempo, essas palavras se transformaram na atitude complacente de Pricilla, que a impedia de aproveitar as oportunidades de se destacar ou crescer.

Cherise sentiu o mundo e as pessoas mais próximas lhe virarem as costas. Então ela simplesmente devolveu. Com a cabeça raspada e um sorriso de canto de boca, ela estava decidida a nunca mais permitir que sua bondade fosse confundida com fraqueza. Ela ergueu barreiras tão altas, que era quase impossível ver a beleza que ela tinha por trás delas.

Courtney sofreu bullying durante toda a fase escolar e, no início da vida adulta, foi rejeitada por sua igreja e se viu em um relacionamento abusivo que quase destruiu completamente sua alma. Aos 30 anos, ela passou a acreditar que tinha de ser rude, cruel e reclusa para sobreviver.

Maya achava que não tinha beleza e inteligência suficientes, e estabeleceu expectativas baixas para acomodar a realidade. Com a ajuda de sua ansiedade, que começou na infância e piorou na idade adulta, ela se convenceu de que era inútil desafiar a zona de conforto. Então comprou um monte de livros e uma cadeira incrível, e resignou-se a uma vida de plateia.

Stephanie cresceu se sentindo deslocada em tudo: não se alinhava com muitas normas culturais de sua comunidade, discordava da igreja e se sentia excluída pelos padrões de beleza. Exausta de anos sentindo-se como uma estranha, agarrava-se a qualquer um que parecesse escolhê-la, enquanto contava os dias até que a rejeitassem.

É compreensível que essas experiências traumáticas tenham se enraizado ao longo do tempo até que não fossem mais apenas experiências, mas parte do caráter de cada uma delas. Meu trabalho era enfraquecer essas personas reacionárias, para descobrir as criadoras ilimitadas que havia por baixo. E, para o brainstorming que eu faria, pensei na minha discípula, a supermodelo Winnie Harlow.

CONHECI WINNIE EM 2011, QUANDO ERA UMA RECÉM-FORMADA VIVENDO EM Malton, Ontário. Ela me adicionou no Facebook, e, quando vi sua foto de perfil, pensei, *Nossa, que maquiagem foda!* No entanto, quando cliquei no perfil dela, ficou evidente que não era maquiagem, mas uma condição da pele chamada vitiligo, que resultou na perda de melanina em 40% de seu corpo. Mas o que me chamou a atenção não foi sua condição, mas como Winnie parecia não se abalar por isso. Winnie tinha incontáveis selfies e fotos de si mesma, cada uma mais impecável e foda que a outra. Sem hesitar, enviei uma mensagem àquela desconhecida bonita e perguntei se poderia fotografá-la (meu orgulho adoraria observar que fui a primeira pessoa a fazer isso).

Conversamos a primeira vez pelo Snapchat, e ela me disse que queria ser conhecida em todo o mundo como modelo e porta-voz. Ambas as ideias pareciam fantásticas, mas forçadas, uma vez que não havia mais ninguém na história que se parecesse com ela e tivesse feito essas coisas, nem em nível local. Oito anos depois, e adivinhem quem já acumulou mais de 5 milhões de seguidores, um lugar no desfile da Victoria's Secret, uma edição da *Sports Illustrated Swimsuit*, mais de 20 capas, incluindo a *Harper's Bazaar* internacional, e uma sólida carreira no mundo da moda.

Winnie estava fazendo as unhas e o cabelo (claro) quando liguei. Expliquei no que eu estava trabalhando e tentei levá-la para minha linha de pensamento: De que memória fundamental ela se libertou para alcançar o sucesso inimaginável de que desfruta hoje? Como alguém que desenvolveu uma doença de pele rara aos quatro anos e cresceu em um bairro de baixa renda, no qual foi humilhada a ponto de abandonar a escola, eu esperava que ela tivesse uma resposta nesse sentido. Mas ela deu outro rumo à pergunta.

"Sendo sincera, não tenho uma resposta direta para isso", disse Winnie. "Quero dizer, sim, eu passei por muitos traumas, mas não os vejo como momentos decisivos. O ponto é que, no final das contas, todos podemos escolher o que nos faz ser quem somos, então por que eu escolheria algo negativo? Eu não me concentro no passado nem penso na minha pele como as outras pessoas pensam."

Ela estava certa e, além disso, não estava mentindo. Quando trabalhei com Winnie, testemunhei até onde podemos ir quando nos libertamos do ressentimento. Em 2014, depois que sua temporada de *America's Next Top Model* foi ao ar, ela estrelou uma campanha internacional da Desigual, e praticamente todos os meios de comunicação do mundo passaram a falar dela. Então ela entregou seu portfólio em Nova York, em busca de representação, mas nenhuma grande agência a levou a sério. Furiosa, falei como essas pessoas eram otárias, mas ela me conteve: "Sou como um trem, sei para onde vou e o que preciso fazer para chegar lá. Se as pessoas quiserem embarcar, ótimo, mas se elas não o fizerem, talvez apareçam em paradas futuras."

Ela devia ter dito que era um avião, porque foi em um desses que embarcou meses depois. Winnie mudou-se para Londres para começar sua carreira no exterior, antes de voltar a viver nos Estados Unidos como supermodelo já consolidada. Ela agora está inscrita na mesma agência que já fechou suas portas para ela. Além disso, em 2017, ela batalhou por uma vaga no Victoria's Secret Fashion Show e, quando não conseguiu, ficou desapontada. Pensando que eu ajudando, perguntei se ela planejava travar uma guerra nas mídias sociais ou marchar para seus escritórios com sua comitiva a reboque. Ela olhou para mim como se eu fosse ingênua e disse, sem um pingo de amargura, que seu único plano era se aprimorar e esperar um resultado melhor no ano seguinte. Em 2018, ela entrou para o desfile.

"Ok, você não se detém pelos nãos da vida", repliquei. "Mas a maioria das pessoas não consegue fazer isso. É como se você tivesse um superpoder. Então que conselho você daria para as mulheres do meu grupo, que ainda não sabem voar?"

"Mas o ponto é este, não me vejo como uma supermulher. Não tem nada de fazer coisas inimagináveis, como voar. O que eu diria a essas mulheres: não há nada mágico nem extremo em acreditar em si mesma. A confiança não é um poder, é mais uma habilidade. Tipo como assobiar. É algo que você sabe que quer fazer, então começa a praticar até que um dia seja um filho da puta de um assobiador impecável."

"Tudo bem, como você assobia?", perguntei.

"Acordo e decido como me sinto sobre mim mesma com base em quem sou, não no que passei. Isso não significa que todos os dias tomo um banho de amor; alguns dias eu acordo e não estou tão maravilhosa. Tudo bem também, é preciso confiança também para admitir isso."

"E o que você faz nesses dias?"

"Na semana passada, por exemplo, depois que terminei o Fashion Week, eu estava esgotada, minha pele estava nojenta, meu rosto parecia cansado — eu não estava maravilhosa. Então pedi panquecas e salsichas, coloquei minha peruca, mesmo que não fosse sair, e terminei de ler *O Alquimista*, porque minha demora já estava me dando nos nervos. Você sabe, não posso sempre me forçar a escolher os melhores sentimentos, mas sempre está em meu poder escolher fazer coisas que me fazem sentir melhor."

Desliguei o telefone pensando naquela jovem sábia destinada a polemizar do jeito mais maravilhoso possível.

Meu objetivo com Courtney, Deshawn, Maya, Cherise, Stephanie e Pricilla era colocá-las no nível de confiança de Winnie. Para isso, tivemos de fazer algumas transformações agressivas no corpo e na mente delas. A fase dois terminaria com um intensivo individual, no qual eu planejava abordar sua bagagem emocional de cabeça erguida. Mas, primeiro, ataquei as inseguranças físicas que deixavam uma parte considerável do grupo se sentindo menos sedutoras do que elas eram capazes de se tornar. Além disso, nada estimula o apetite por uma mudança demorada quanto ganhar pequenas recompensas. Ou seja, era hora de alguns ajustes.

Espere, antes de você revirar os olhos, não estou sugerindo que todas as decepções da vida são curadas mudando-se o corte de cabelo. Mas, você goste ou não, quando mudamos nosso visual, nos vemos de forma diferente. Além disso, não há nada de errado em repaginar o visual para libertar todo seu potencial sedutor, e, considerando como a beleza é algo acessível hoje, acredito que seja loucura não tentar. Também acho que essa estratégia é mais eficaz quando você usa cosméticos para melhorar seus atributos, em vez de fazer cirurgias estéticas para criar novos. Não me entenda mal, não sou contra a cirurgia plástica, mas acho que devemos a nós mesmas revelar nossa beleza não descoberta antes de buscarmos alterações drásticas.

Compartilhei meus segredos de aprimoramento com o grupo durante todo o processo, então é justo revelá-los aqui também: tenho sutiãs de enchimento de água de todas as cores imagináveis, não recuso uma cinta, se meu cabelo ultrapassar meus ombros, acredite que pelo menos metade voltará à estante à noite, e, se você gosta de meus olhos verdes, não elogie minha genética — dê o crédito às lentes de contato coloridas da Alden Optical. *Bum*. Eu nunca tinha dito isso publicamente, e posso citar uns quatro caras que ficarão de cara lendo isso. Mas, infelizmente, não, mozão, não sou uma perfeição de outro mundo, como você pensou. Apenas sei tecer habilmente o real com o ilusório para criar magia.

Para ajudar no processo, fiz uma lista de profissionais de beleza com os quais me cuido e adoro, como Laura Jane Schierhorn, gerente de relações globais de arte profissional da Smashbox Beauty Cosmetics. Enviei um e-mail para Laura Jane e perguntei se ela poderia ensinar ao grupo algumas informações sobre maquiagem que as deixariam mais bonitas, não para mudá-las. Em poucos minutos, ela respondeu e disse que não só faria isso, como nos convidou para ir a uma loja Smashbox para que nos desse um tutorial completo.

Uma semana depois, entrei na loja reluzente, com mais cores do que eu conseguiria nomear, e vi Laura Jane parecendo uma rainha e sentada em uma cadeira de diretor. Logo começamos uma conversa fascinante sobre as origens da arte para a qual ela dedicou sua vida.

"A maquiagem começou como uma forma de comunicação", contou. "Dizia às pessoas quem você era e qual era seu status social. Por exemplo, as pessoas usavam pó em excesso para parecer mais belas porque essa era a característica de alguém que não precisava sair e trabalhar."

Achei essa perspectiva fascinante, mais ainda porque, em meus estudos, também vejo a maquiagem como uma forma de comunicação. Exceto em meus livros, foi uma ferramenta que iniciou todo um *outro* tipo de conversa. Ao completar minha certificação como sexóloga, aprendemos que os princípios básicos da maquiagem se baseavam em fazer as pessoas parecerem bonitas e cheias de tesão. Delineador e rímel dão a impressão de pupilas dilatadas, que é um sinal de atração. O blush imita um rosto jovem e corado, o que faz a pessoa parecer pronta pro abate. A base diz aos pretendentes que a pessoa é saudável, conferindo uma aparência uniforme ao rosto. O bronzer e o iluminador criam um brilho solar que chama a atenção dos espectadores, além de representar fertilidade. Lábios mais escuros e brilhosos parecem maiores, o que é um sinal de que o sangue está correndo e pulsando por todos os lugares. Em cada detalhe, a pessoa está fervendo de tesão.

"Não brinca!", exclamou. "Engraçado que é bem assim que eu descreveria a maquiagem perfeita para a noite: passe uma boa base, preencha as sobrancelhas, passe um pouco de blush, faça um esfumaçado leve e hidrate os lábios — pronto! Tem que ser uma versão exacerbada, mais sensual de você, mas nada a ponto de assustar as pessoas. Elas ainda têm que querer tocá-la, abraçá-la ou beijá-la. As pessoas precisam ver você embaixo da maquiagem — é aí que entra esse lindo brilho que nenhum iluminador substitui."

As meninas chegaram todas de uma vez, o que não foi nenhuma surpresa, já que prometi cuidar de todas. Poucos minutos depois de nossas apresentações, Laura Jane puxou Deshawn para o centro das atenções e para a cadeira.

"Todos temos nossas defesas", disse enquanto passava hidratante na pele limpa de Deshawn. "Se alguém usa maquiagem como escudo, acho que é porque pensa nela como uma forma de se esconder, em vez de uma forma de se destacar. Então meu trabalho sempre começa com o amor-próprio. Pense em quem toca sua pele: seu namorado, sua família ou as pessoas que querem curar você, como um médico. Quando tocar o próprio rosto, aproxime-o com a mesma energia amorosa. Pensando nisso, Deshawn, me diga do que mais gosta em você."

Deshawn riu e olhou para baixo. "Meus lábios. Meus lábios são cheios e bonitos."

"Concordo", sorriu Laura Jane. "Vamos destacá-los hoje."

Em seguida, ela maquiou Deshawn seguindo princípios aplicáveis a praticamente qualquer pessoa. Minhas dicas favoritas entre as que Laura Jane compartilhou foram:

CUIDADOS COM A PELE

Quanto mais hidratantes forem os produtos que usar na pele, melhor! Quanto mais bem preparada estiver a pele, mais fácil será fazer a maquiagem. Portanto, tonifique, hidrate e prepare — sempre.

Sob os olhos, o produto usado precisa cumprir três funções: clarear, iluminar e enrijecer. Isso demandará menos corretivo e pó em etapas posteriores. Muitas pessoas investem mais em maquiagem do que em produtos de cuidados para a pele; eu recomendo o reverso.

Produtos Recomendados por Laura Jane

Antes da Maquiagem

- Mario Badescu Vitamin C serum
- GlamGlow Glowstarter Mega Illuminating Moisturizer
- Smashbox Photo Finish Radiance Primer

Depois da Maquiagem

- Estée Lauder Advanced Night Repair

Bônus para o Corpo!

- Kayo body-firming serum
- Mario Badescu Summer Shine Body Lotion
- Jergens in-shower gradual selftanner

BASE

Escolha a cobertura: leve, média ou pesada. Em seguida, use um destes métodos de aplicação para obter os melhores resultados:

Para uma cobertura leve, dê batidinhas, para o produto cobrir os poros. Isso dará à pele uma aparência natural.

Para a média, faça movimentos de varredura para aplicar, de modo que a base se misture, mas também seja uniformemente distribuída.

Para uma cobertura pesada, pressione levemente o produto na pele algumas vezes.

Produtos Recomendados por Laura Jane

- NARS Pure Radiant Tinted Moisturizer (para cobertura leve)
- Smashbox Studio Skin Foundation (para cobertura de média a pesada)
- Mario Badescu facial spray com aloe vera, ervas e água de rosas (pode ser usado como primer ou spray fixador)

⟶ CORRETIVO ⟵

Se precisar, comece com uma cor para neutralizar suas olheiras.

Se a olheira for roxa/azul, pêssego ou laranja irá neutralizá-la.

Se estiver vermelha, use um corretor verde.

Se for marrom-escuro, use vermelho (algumas até usam batom vermelho).

Ao aplicar o corretivo, lembre-se de que o foco deve sempre estar no triângulo do rosto: da parte superior das sobrancelhas até a ponta do queixo. Então use o corretivo como uma luz guia para conseguir esse desenho.

Produtos Recomendados por Laura Jane

- Smashbox BB eye cream
- NARS Radiant Creamy Concealer

⟶ OLHOS E SOBRANCELHAS ⟵

A maioria das pessoas tem dificuldade em desenhar uma linha firme acima do olho. A prática leva à perfeição, sim, mas também há outra opção: uma linha fina, uma maneira bonita e fácil de dar ao olho um pouco de charme. Levante a pálpebra móvel e faça um sombreado preto ou marrom sob seus cílios com um delineado. Para a sombra, use três cores: pálpebra móvel (tom médio), côncavo (tom mais escuro) e topo da sobrancelha (iluminador). As sobrancelhas são muito pessoais, mas a regra básica é deixá-las bem acima da direção do canal lacrimal e criando uma diagonal com o canto externo.

Produtos Recomendados por Laura Jane

- Sombra: Natasha Denona, NARS or Melt
- Lápis: Smashbox Always On waterproof gel liner
- Para as sobrancelhas: Glossier Boy Brow ou Smashbox Brow Tech To Go

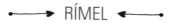

RÍMEL

Você precisa causar em cima e embaixo (pense nisso como um conjunto de sutiã e calcinha).

Além disso, não se acanhe: as mulheres em geral passam 45 camadas de rímel, então aqui você pode CAPRICHAR.

Produtos Recomendados por Laura Jane

- Smashbox Photo Finish Lash Primer * O produto de maquiagem favorito de Shan
- Grande Cosmetics Lash Boosting Mascara
- L'Oréal Voluminous (curved brush)

BLUSH

Contorno é o que os profissionais mais veem sendo aplicado errado. Sim, alguns rostos se beneficiam do contorno, mas não a maioria. Então, em vez de se concentrar em criar um rosto dramático, destaque suas qualidades. Mova o indicador direito ao longo de sua bochecha até encontrar o vinco, na parte de baixo. Abaixo dessa linha está sua terra de ninguém: nunca deixe o blush chegar lá.

Produtos Recomendados por Laura Jane

- Bronzer: Becca ou Guerlain
- Blush: NARS
- Iluminador: Becca ou NARS

PINCÉIS

Os pincéis são a melhor ferramenta para criar uma aparência natural e harmônica. Compre o melhor que puder pagar! Os pincéis são um investimento que se pagará, já que você precisará de menos produtos para alcançar melhores resultados.

Produtos Recomendados por Laura Jane

- Kit prata = Morphe

- Kit ouro = Smashbox

- Kit platina = Hakuhodo

As meninas saíram da loja de alma e sacolas plenas. Enquanto caminhava para meu carro, meu telefone foi tomado por gratidão:

Obrigada, Shan, pela maquiagem e pelo dia de diversão! Adoro você!, enviou Stephanie.

Sempre que Stephanie fala, sinto que vale por nós duas, lol. Mas, SIM!!! Obrigada, Shan!!, enviou Pricilla.

Siiiiiiim!!! Gratidão infinita!, acrescentou Courtney.

Idem!, enviou Maya.

Me diverti demais esta noite!!! Valeu!, enviou Deshawn.

Como vocês perceberam, Cherise não disse nada. Nem uma única palavra ou emoji. Mesmo que não tivéssemos a mesma ligação que desenvolvi com as outras, fiquei muito surpresa, considerando que o questionário revelou que os presentes eram sua linguagem de amor. Isso me lembrou do que o Dr. Barry supôs: talvez ela estivesse tão preocupada em se proteger das más intenções das pessoas, que ignorava as oportunidades de aproveitar as boas.

Em seguida, agendei um encontro pelo Hangout com Talya Macedo, uma estrategista de marca e consultora de imagem de Toronto, a responsável por meu estilo exclusivo "sexo na praia"/urbano. Nem todas precisavam dessa ajuda extra. Cherise, por exemplo, tinha um gosto impecável, algo pelo qual ela era sempre elogiada. Pricilla e Courtney também não participaram, porque já tinham passado um bom tempo catando looks adequados para elas.

Assim, enviei o convite para a reunião, e Deshawn, Stephanie e Maya entraram. Nossa convidada, Talya, foi a última a chegar. "Este é um grupo muito especial, Shan, dá pra ver."

Depois que nos apresentamos, Stephanie foi logo destilando todo seu entusiasmo. "Preciso falar que estou muito animada em conversar com uma estilista. Esse fim de semana, saí com minha família, e eles ficaram me enchendo dizendo que não sei me vestir e que, com 28 anos, preciso dar um jeito nisso. Então falei pra eles, olha... vou conversar com uma estilista esta semana!"

"A família é uma bênção e uma maldição", Talya riu. "Quero começar dizendo que Shan me enviou algumas fotos de vocês com roupas diferentes, e ninguém aqui se veste mal, nem tem um estilo feio. Tudo o que farei é aprofundar o que vocês já sabem sobre seu visual e contar como as palavras *atraente*, *inteligente* e *confiante* se relacionam à sua roupa."

"Fico feliz em ouvir isso, porque minha preocupação era que isso fosse uma tentativa de fazer com que todas nos vestíssemos de uma determinada maneira", disse Maya. "Sempre que vejo roupas ou tops para mulheres, não as imagino caindo bem em mim. Além disso, nunca uso sutiã. Claro, tenho dois para encontros de família e essas coisas, mas não fazem parte do meu dia a dia."

Talya bateu palmas animada. "Fico feliz que tenha dito isso. Não tem nenhum problema com o estilo pessoal, e, se houvesse, a moda estaria estagnada. Você sai para o mundo para ser desafiado, inspirado, atraído, se misturar, se destacar e deixar sua marca. Por tudo isso, sua roupa é sua armadura, que a protege e realça em todas as ocasiões."

Durante o resto de nossa discussão, Talya nos conduziu pelos quatro pontos interconectados em que ela queria que todas pensassem a respeito de seus guarda-roupas:

1. O ESTILO TEM DE SE ADEQUAR A SEU ESTILO DE VIDA

Tire um momento todas as manhãs, antes de se vestir, para pensar no que você quer transmitir e no que pode acontecer. Tudo o que você veste deve refletir sua personalidade, seu humor e os ambientes em que está. Para escolher roupas que refletem quem você é, observe que eu disse para pensar nisso todos os dias, não a cada dois anos. Conforme você se desenvolve e seu estilo de vida muda, seu guarda-roupa deve acompanhar sua evolução.

No que diz respeito à escolha de roupas adequadas ao ambiente, estar e parecer confortável é fundamental, porque, quando você está à vontade, irradia confiança. Nada retrata mais ansiedade do que ajustar suas roupas ou tentar andar com um par de sapatos com os quais você não consegue.

2. CONHEÇA SEU CORPO E SUAS MEDIDAS

"Conhecer seu corpo" NÃO diz respeito a um tipo ou forma. Nunca mais quero ouvir falar que uma mulher tem "forma de pera" ou que foi comparada a qualquer outra fruta/leguminosa. Então, para mim, a melhor maneira de conhecer seu corpo é saber suas belas medidas e proporções. Quanto mais detalhes você souber, melhor, mas há duas medidas em particular que as pessoas, frequente e infelizmente, erram:

- *Cintura:* Onde ESTÁ sua cintura natural? Você deve medir dois dedos embaixo das costelas, logo acima do umbigo. Conhecendo sua cintura natural, você saberá onde a parte superior de suas calças, saia e shorts devem ficar.

- *Sutiãs:* Se usa sutiã, é bem provável que ele não seja o ideal. As proporções de seu corpo oscilam durante todo o mês, por isso é fundamental ter alguns estilos e tamanhos à mão. O sutiã errado pode puxar os ombros para baixo ou criar pregas. É por isso que é imperativo que você seja medida por um profissional o quanto antes. Algumas lojas de departamento têm funcionários para ajudar com isso. Confie em mim, você deve a si mesma (e a suas costas) descobrir como um sutiã bem ajustado bajula e valoriza você, embaixo e por fora de suas roupas.

Preencha o quadro a seguir

Altura: ....

Busto: ....

Sutiã: ....

Cintura: ....

Quadris: ....

Comprimento das pernas: ....

3. CONHEÇA O HISTÓRICO DAS CORES

Um pintor não joga cores aleatórias em uma tela e chama isso de arte. Ele pensa em teorias e em como os tons se realçam. Use um guia ou círculo cromático para se vestir até aprender a combinar um visual monocromático ou análogo. Quando você ficar boa nisso, saberá até mesmo eliminar o bloqueio de cores com tons complementares.

Se tiver dificuldade em combinar as cores, comece pelo básico. Pegue um item neutro (preto, cinza, creme, denim) e adicione itens coloridos. Após se familiarizar com o círculo cromático (veja a versão de Talya para imprimir em https://www.thegameofdesire.com/, conteúdo em inglês), você perceberá a relação entre as cores. Aquele top verde maravilhoso, mas aleatório, que você comprou na liquidação ficará perfeito em um fundo amarelo ou fúcsia.

4. ESCOLHA SUA MUSA

Para tirar a matemática da coisa, escolha uma pessoa cujo estilo admire e monte um look completo inspirado nela. Não se trata de incorporar o estilo de outra pessoa, mas de inspirar-se em alguém que provavelmente tem um profissional para ajudá-la. Mas, lembre-se, você deve conhecer suas medidas para determinar a quais tendências aderir e quais descartar.

"Adoro a Angelina Jolie", disse Stephanie. "Ela tem tipo uma frieza moderada. Acho que ela tem um estilo incrível, nem escravo da moda nem cafona."

Comentário de Talya Angelina é conhecida pelo estilo clássico contemporâneo, e a equação é acessível: camisa branca de botão + calças bem ajustadas + joias pequenas e simples = look básico de Angelina.

"Tracee Ellis Ross", disse Deshawn. "Ela tem uma personalidade muito peculiar e um estilo muito extrovertido e irreverente, que a complementa. Ela sempre aparece diferente; nunca se vestiu de forma padrão conforme o evento em que está, mas sempre funciona. Quero ousar e arrasar que nem ela."

Comentário de Talya Tracee é uma em um milhão, e seu estilo é muito cobiçado porque diz quem ela é por meio de cores (ousadas), cortes (ainda mais ousados) e acessórios. Uma compreensão de cores e medidas é importante aqui, assim como abraçar sua sensualidade. Tenho a impressão de que Tracee treina o amor-próprio no espelho, então faça o mesmo.

"Gosto da FKA Twigs", disse Maya, "mas não faço questão de ser angelical o tempo todo".

Comentário de Talya Acho que é interessante incorporar as qualidades e a energia que ela transmite. Você já a viu fora dos palcos? Ela se veste buscando o conforto, de forma cotidiana, e mistura peças arrojadas para dar um charme. O que você vê no palco ou em seus vídeos são versões ampliadas disso. Invista em um par de botas de matar e em algumas peças confortáveis e elásticas, e veja como se sente.

Para o toque final de glamour, telefonei para Makeba Lindsay, a guru dos cabelos naturais e minha salvadora pessoal de cabelos cacheados. Makeba é responsável pelo meu corte básico e pelas minhas extensões de cabelo cacheado altamente cobiçadas e perfeitamente combinadas. Mais uma vez, nem todas do grupo precisavam desse treinamento, mas três que participaram foram Courtney, Maya e Deshawn. O cabelo de Maya não tinha personalidade, era dividido ao meio com zero camadas e sem vida; o cabelo azul-rosa de Deshawn tinha muita coisa acontecendo; e o de Courtney estava sem brilho devido à falta de cuidados.

O ex-namorado de Courtney falava para ela colocar seu "cabelo de menina branca", e, em um aplicativo de namoro, uma vez ela foi ridicularizada pela única foto de cabelo natural que postou. Não é fácil uma mulher negra amar seu cabelo em um mundo condicionado a odiá-lo, e é por isso que especialistas em cabelos negros, como Makeba, valem seu peso em manteiga de karité.

"Conte-me tudo sobre seu cabelo", disse Makeba.

"Tudo bem, eu acho. É meio seco e sem esperança", respondeu Courtney.

"Hmmm", Makeba comentou quando o tocou e desembaraçou. "Você tem que olhar para seu cabelo como uma extensão e um produto de si mesma, porque ele lhe diz o que está acontecendo dentro de seu corpo. Quero que tente algo diferente quando arrumar seu cabelo; não se apresse para o resultado, ouça o que ele lhe disser no processo. Se estiver seco, indica que você está precisando de hidratação e gorduras boas. Converse com suas tranças como se fossem seus filhos, porque elas precisam de seu amor, paciência e atenção também."

Courtney assentiu. "Isso faz sentido. Só penso no meu cabelo como uma tarefa que tenho que fazer. Então, normalmente, tranço ele, coloco uma peruca e sigo meu dia."

"As perucas são ótimas, mas, se você as usa para esconder seu cabelo, vai causar ainda mais danos a ele com a cola, por apertar muito as tranças ou por dar mais atenção ao cabelo falso do que tratar seu cabelo real. Elas devem ser curingas para você mudar sua aparência sem causar nenhum dano. As perucas não devem ser usadas como uma forma de esconder sua beleza natural do mundo, quer este mundo a compreenda ou não."

Courtney fez um curso intensivo sobre cuidados com os cabelos e fez um corte estilo bob que deixou seu pescoço deliciosamente exposto, o que se mostrou um grande passo para ela. "Na adolescência, eu raspava o cabelo do meu pescoço, o que deixava muitas cicatrizes de pelos encravados. Sempre usei cabelos compridos para esconder essa falha, mas não tenho mais nada a esconder.

Quando chegou a vez de Deshawn, ela se olhou no espelho, com um top amarelo, cabelo azul-rosa e esmalte roxo, e disse: "Existe alguma maneira de manter a cor?"

Não! pensei. O cabelo de Halloween de Deshawn chamava tanta atenção, que eu mal conseguia reparar na parede.

"Sim!" exclamou Makeba. "Você usa perucas e apliques coloridos, o que vai ser fácil de misturar com o cabelo, uma vez que ficará em um tom neutro. Escurecê-lo não vai limitar sua expressão, Deshawn, mas lhe dará uma base para experimentar muito mais."

Mostrei a peruca da sereia ombré que passava do preto para o verde, azul e rosa, a cor que eu usava naquele dia já pensando nesse exato momento. Deshawn deu seu sorriso metalizado e fez um sinal de positivo. Makeba começou a trabalhar, e, quando terminou, Deshawn estava com um estilo sombrio e cacheado que reunia personalidade e prestígio — igual a ela.

Maya foi a última. Seu cabelo era tipo patrimônio tombado: ela nunca o mudou, raramente o lavava, e nenhum profissional o tocara em décadas. Makeba começou a cortá-lo em uma infinidade de camadas para que os cachos de Maya não caíssem em um triângulo lânguido. Quando Makeba abaixou a tesoura, o cabelo de Maya era uma cascata impressionante de cachos saltitantes com um balanço lateral que a deixou sexy sem esforço nenhum. Eu aplaudi, Makeba ficou efusiva, mas Maya continuou sentada encarando o reflexo de seu novo corte de cabelo com os olhos apertados, tentando conter as lágrimas.

"Você não adorou?", perguntou Makeba.

"Não sei", respondeu ela.

"Você não se vê?"

"Não sei..."

"Quais mudança você acha que a fariam se apaixonar por seu cabelo?", pressionou Makeba.

Maya encarou o chão. "Não sei."

Makeba levantou a mão. "Maya, você tem que decidir quem você quer ser e tomar posse. Sei que você sabe o que fica bem em você; todas as fotos de referência que você me mostrou tinham consistências. Sei que não estamos longe, mas acho que você está duvidando porque está preocupada com a opinião dos outros. Mas adivinha? Eles não pagam suas contas, então vamos fazer o corte de cabelo que *você* quer."

Tínhamos combinado um encontro no meu apartamento em 30 minutos, então tive de voltar. Perguntei a Maya se estava tudo bem nos encontrarmos lá quando terminasse. Ela concordou, mas continuou encarando seu reflexo.

Cherise, Pricilla e Courtney estavam no meu apartamento quando cheguei. Sorri para Jared, que estava na cozinha servindo água e preparando petiscos. Ele me abraçou, enterrou o rosto no meu pescoço e sussurrou: "Cherise não quer nada, ela está esperando você para pedir comida."

Acariciei seu braço e dei meu telefone para que todas pedissem no Uber Eats. Então a porta se abriu, e a nova e melhorada Deshawn entrou em cena.

Pricilla levantou-se e a abraçou. "Nossa, você está incrível!"

"Obrigada, estou me sentindo incrível mesmo", disse Deshawn, pegando no cabelo. "Procurei minha mãe para mostrar a ela, e ela disse: 'Está linda. Vamos fazer fotos juntas na igreja amanhã?' E fiquei, tipo... minha mãe evitava fazer fotos na igreja comigo por causa do meu cabelo!"

As meninas riram, conversaram e fizeram os pedidos. A cada encontro, nos sentíamos menos como uma assembleia curada de diferentes arquétipos e mais como uma unidade: um objetivo, uma missão e uma paixão unânime para apoiarmos umas às outras nessa jornada.

A comida e Maya chegaram juntas, mas todas seguraram o apetite para elogiar aquela delícia ainda mais apetitosa que estava na nossa frente. Maya estava com uma franja cheia, grossa e saltitante que era a cereja do bolo de seu corte em camadas. Ela parecia uma Farrah Fawcett moderna.

Antes que alguém falasse qualquer coisa discernível, Maya lançou: "Adorei meu cabelo! Sabe quando você vê um cachorro e o dono andando juntos e eles combinam? É assim que estou me sentindo com esse corte."

O *Poder de uma Rapidinha*   99

Achei o máximo ela expor seus sentimentos antes que qualquer uma opinasse. Também amei o contraste de tê-la deixado à beira de um colapso e agora ela estar radiante por causa de uma mudança tão rápida como um corte de cabelo. Um tanto literal, foi o poder de uma rapidinha. Gostaria de saber se os problemas do resto do grupo também poderiam (pelo menos na superfície) ser resolvidos com um corte decisivo.

"Nunca consegui cortar franja!", disse Pricilla.

"Cara, nem eu", acrescentou Stephanie.

"Vê como minha testa é pequena? Uma lapa, sim, mas franja NUNCA!", exclamou Deshawn.

Bem, nada mais a ser dito. Peguei um bolo cor-de-rosa com frisos amarelos da geladeira e coloquei na mesa de centro.

"Como vocês sabem, hoje tiraremos fotos para seus perfis de aplicativos de namoro", anunciei. "E, para vocês saírem na frente, vamos usar o bolo como adereço. Alguém adivinha por quê?"

"Porque você está com recalque e quer detonar nossa barriguinha sexy?", implicou Courtney.

"É o oposto, mulher!", gargalhei. "Esse é um truque mental que aprendi em *Methods of Persuasion* ["Técnicas de Persuasão", em tradução livre], de Nick Kolenda. Ele usou uma foto com um bolo de aniversário para conseguir mais vendas, mas vocês vão usá-lo para chamar mais atenção nos aplicativos."[1]

"Ainda não entendi", disse Courtney, falando em nome do grupo.

Expliquei o método por trás da loucura,* fazendo-lhes uma pergunta simples: quando você vê alguém com um bolo, o que pensa no ato? Se for como a maioria das pessoas, as palavras *aniversário* e *comemoração* vêm à mente, e é exatamente por isso que a técnica funciona. No aniversário de alguém, somos condicionados a lhe dar mais atenção e tempo; assim, se o cara estáw em um aplicativo deslizando em um estado de transe e aparece

---

* No original, *the method behind the madness*. A autora faz um trocadilho com o título do álbum do músico canadense The Weeknd, *Beauty behind the madness*. [N. da T.]

uma imagem de uma pessoa segurando um bolo, seu cérebro começará a trabalhar, trazendo à tona a estrutura dos aniversários e os comportamentos ritualísticos decorrentes. Em suma, incluir um bolo na foto do seu perfil é garantia de que as pessoas prestem atenção em você.

O grupo soltou um "Aaaah!" coletivo.

Sorri com o gosto da vitória e lhes disse que tinham cerca de 30 minutos para se arrumarem antes de eu começar a fotografá-las. Elas se dividiram em pares e se espalharam pelo meu apartamento, pegando espelhos e indo para as janelas para se verem melhor em seus estojos compactos. Fiquei de pé ao lado delas e as observei em silêncio quando se reuniram, aplicaram o blush e se ajudaram a escolher a cor perfeita para os lábios. Desde criança, adoro ver pessoas se maquiando juntas. Naquele dia, percebi o porquê: é como ver amor-próprio e carinho coletivo em perfeito equilíbrio.

Maya não usava maquiagem, mas, desde nossa reunião na Smashbox, ela gostou de rímel e gloss labial. Então ela foi a primeira, o que foi o melhor cenário, porque eu achava que ela seria a mais difícil de fotografar.

Digo isso porque ela mandou um: "Fico horrível em fotos e, na maioria das vezes que tento, tenho um ataque de pânico e lágrimas."

Bem, quando as pessoas me dizem isso, tenho de acreditar nelas.

Maya entrou com as mãos entrelaçadas na frente dela e a cabeça baixa. Ela usava um macacão verde-claro perfeitamente grande que não precisava de alterações e uma expressão tímida que eu queria mudar imediatamente. Eu a instruí a fechar a porta, para que pudéssemos trabalhar em particular.

"Tudo bem, Maya, quero que você traga todo seu lado masculino à tona. Puxa essa sua energia andrógena, que é muito sedutora."

"Nem sei o que isso significa", disse ela, ficando animada.

Entreguei a ela um engradado marrom no qual se sentar e agachei para demonstrar a energia que eu queria que ela transmitisse. "A ideia é a de que você está pouco *se fodendo*. Você se senta relaxada, olha para a câmera como se ela fosse a única para quem tem que provar alguma coisa e deixa seu rosto fazer o que for necessário. Exceto, é claro, se o que ele quiser fazer for sentir pânico."

Maya pegou o engradado, se baixou e suspirou. "Ok, vamos tentar."

Fizemos o máximo de fotos que pudemos. Pedi poucas mudanças de pose e deixei que ela fizesse quantos intervalos fosse preciso para se concentrar.

Cerca de dez minutos depois, ela me olhou e disse: "Não consigo mais."

"Não precisa, nós já conseguimos!" Dei um toca aqui e pedi que ela chamasse a próxima.

Antes de sair, ela se virou e disse: "É a primeira vez em muito tempo que consigo fazer fotos sem desmoronar. Sei que parece besteira, mas isso é um grande problema para mim."

As outras também tiveram problemas com a câmera, exceto Cherise, que nasceu para ser fotografada. Através das lentes, vi a verdadeira Cherise, de que ela falava, mas não exibia: sexy, divertida, sedutora, travessa, espontânea, ingênua e confiante. Eu estava apaixonada, até que lhe entreguei o bolo.

"Esta cobertura parece plástico derretido. De onde saiu isso? Parece tóxico."

Deshawn e Pricilla fotografaram de forma idêntica: com um ponto de interrogação gigante no rosto. Enquanto algumas fotos saíam boas, como aquelas em que elas estavam sorrindo, sempre que o rosto delas descansava dava para ver o espírito turbulento. Não só os olhos, mas todo o rosto é a janela da alma. Como você fecha a boca? O que suas sobrancelhas dizem? Para onde você está olhando? Todos esses fatores são um roteiro da sua verdade. A maioria das pessoas acredita que domina a cara de paisagem,* mas, na realidade, se você está viajando, dá para perceber!

Courtney e Stephanie tinham um pouco mais de facilidade, mas ainda havia uma apreensão que fez o ensaio se estender. O que não é nada drástico; a graça de 2019 é que até o gato da sua avó tem uma câmera, então não há desculpa para não fazer fotos. As selfies não são úteis apenas para o narcisista; elas permitem que os abençoados vejam seus sentimentos de fora.

---

* No original, *poker face*, referência à música homônima da cantora Lady Gaga. [N. da T.]

EI, LEITORA, TUDO CERTO? FAZ UM TEMPINHO QUE NÃO FALO COM VOCÊ. Espero que este capítulo seja uma inspiração, e não uma dissuasão para você se sentir deixada de fora do mundo da beleza. Lembre-se do que eu disse no começo deste livro: atraente não é um adjetivo reservado a poucas, mas uma prática acessível a todas. É por isso que acredito que trabalhar sua aparência abre suas opções românticas, e, o melhor de tudo, os resultados são duplos. Por um lado, pessoas reluzentes chamam a atenção, mas, o mais importante, elas agem com confiança porque sabem que todos os olhos estão nelas.

Como Winnie e os outros especialistas neste capítulo nos ensinaram, sua nobreza começa quando você se sente bonita na sua pele. Mas é importante notar que a satisfação com a aparência, por si só, não substitui os trabalhos que faremos.

Como prova, considere o estudo feito por James McNulty, da Universidade do Tennessee. McNulty recrutou 82 recém-casados, separando-os para que os voluntários avaliassem seu nível de atratividade. Em seguida, sua equipe entrevistou os participantes e perguntou sobre seu nível de satisfação no casamento, e os resultados são surpreendentes. Os pesquisadores descobriram que não havia correlação entre a beleza e o grau de satisfação com o relacionamento.[2]

Tudo isso para dizer que, cacete, a aparência não é tudo! Mas, olha, tem lá sua importância. Como tudo na vida, essa área precisa de equilíbrio, e, como sempre falo, se você pode inclinar a balança a seu favor, com sua boa forma e sobrancelhas matadoras, por que não? Mais ainda se atrás de uma saúde impecável e de um cabelo arrasador houver uma mulher apaixonante.

Fase Dois: Mude

PARTE DOIS

A forma como se apresenta. Aprenda a arte da sedução, antissedução e os hábitos que a impedem de fazer conexões poderosas quando são mais importantes.

6

NÃO SEJA VOCÊ MESMA

As seis mulheres sentaram-se na minha sala de estar para o encontro que, mais tarde eu soube, seria o último. Entreguei a cada uma delas um kit intitulado "Sedução e Antissedução" (que também poderia ser um manual chamado "O que Fazer e o que Não Fazer nas Interações Humanas"). Após passarmos pela transformação física, queria prepará-las para as alterações comportamentais que eu achava que deveriam ser o próximo passo. Mas as pessoas têm muito mais facilidade em mudar de cabelo do que de comportamento, então eu sabia que esse processo teria de ser mais lento.

Certa vez, pedi a uma cliente que me enviasse um e-mail analítico depois de uma sessão, porque achei que tinha passado do limite sugerindo que ela mudasse algumas de suas características. Ela achava que ser você mesmo era a chave para encontrar o parceiro certo e que não deveria haver nenhuma tática ou ajuste necessário na busca por companhia.

Essa ideia, aliás, está longe de ser um sentimento impopular. Na verdade, se alguém estivesse com problemas no departamento amoroso e pedisse conselhos em uma sala cheia, a resposta mais popular seria: *O segredo é ser você mesmo*. Muitos terapeutas até defendem uma versão dessa ideia, com medo de que a ousada realidade seja decepcionante. *Na verdade, não só terapeutas, há muitos de vocês nesse samba.* Mas não sou terapeuta, e meu objetivo é conquistar grandes resultados para poucos, não uma experiência aprazível para todos, por isso você jamais ouvirá esse tipo de conselho de mim. Em

106 O Jogo da Sedução

parte, porque acredito que todos devemos nos esforçar constantemente; não faz sentido fazer o que importa *só* para mim. E, principalmente, porque essa ideia nem é viável. Temos muitas versões de nós mesmos: nosso eu do trabalho, de casa, o de depois do expediente, o faminto, o "quando ninguém está vendo" e nossa versão que é uma reação de nossos traumas. Então, a que eu as pessoas se referem quando compartilham seus sentimentos? Acredito que o único eu verdadeiro é o que alguém escolhe ser, e isso mostra que você tem uma escolha. Assim, se o eu escolhido não está funcionando, o que há de tão errado em mudá-lo?

Para consolidar a ideia, pense em qualquer outra área em que esse conselho seria pertinente para alguém que só dá bola fora. Se um estudante de medicina estivesse à beira de errar e perguntasse a você o que fazer, você lhe diria para ser ele mesmo — ainda que isso representasse ser o pior aluno da turma? Se alguém tivesse tentado entrar em um time de basquete por dois anos seguidos e fracassado, mas estivesse decidido a conseguir agora, você o aconselharia a agir igual fizera nas tentativas anteriores?

Claro que não! Diríamos a essas pessoas para estudar mais, pedir ajuda de treinadores ou professores e imitar os hábitos daqueles que obtiveram sucesso. Por que com os relacionamentos deveria ser diferente? Sim, existe um pé de meia para todo sapato velho, mas esse programa objetiva tornar as mulheres altamente desejadas — e há uma estratégia comprovada para isso. E é por isso que quero que façam um curso intensivo de comportamentos sedutores e antissedutores antes dessa nossa grande conversa.

A Arte da Sedução, de Robert Greene, é um livro que mudou minha vida ao esclarecer por que eu afastava as pessoas e mostrar as nove maneiras de transformar minhas interações.[1] Jared me recomendou este livro quando começamos a namorar, e agora, quando me lembro disso, penso que ele talvez estivesse me dando dicas, porque era a mesmíssima coisa que eu estava fazendo com o grupo!

A seguir está o resumo do resumo de *A Arte da Sedução*. Deixei meu toque pessoal para ficar mais fácil de entender e lembrar. De fato, recomendo que cada uma de vocês aplique o conteúdo deste livro, se quiser jogar a sério e vencer o jogo da sedução. Especialistas em educação concordam que a melhor maneira de reter informações é colocá-las nas próprias palavras.

Além disso, ao revisar essa lista, tenha em mente que, assim como as linguagens do amor, de Gary Chapman, cada pessoa tem um ou dois estilos de sedução que usa melhor. Mas amantes excepcionalmente bons entendem a importância de conhecer todos os estilos — e como implementá-los. Por fim, é bom pensar em aprender sobre sedução como se você estivesse aprendendo a dançar. Os melhores dançarinos estudam a coreografia até que ela se torne parte deles, até que os movimentos sejam uma extensão sem esforço deles mesmos.

Esta é a minha adaptação:

Como Ser Sedutora

1. O mela-cueca/calcinha. Vista-se e aja como aquela pessoa que você chuparia até o caroço. Marilyn Monroe e Henry Golding são excelentes exemplos desse tipo de sedução.

2. O elevador. Porque você vai do céu ao inferno, sacou? Provoque seus parceiros com suas facetas antagônicas para que eles fiquem perdidinhos. Sarah Michelle Gellar, interpretando Kathryn, em *Segundas Intenções*, era um elevador. Também acho Selena Gomez um ótimo exemplo, pois ela sabe ser doce como o paraíso e sexy do jeito que o diabo gosta.

3. O poço de ternura. Dar toneladas de elogios e ser o tipo de pessoa que mães e garçons adoram. A ternura é a característica que determina o sucesso dos relacionamentos de longo prazo, então, lembre-se: ser gentil é atraente. Michelle Obama e Tom Hanks são poços de ternura.

4. O barril. Quando chegar a algum lugar, faça uma entrada marcante, seja a alma da festa e deixe todos na sua sombra, implorando por mais quando você sair. Não é surpresa que estes dois sejam amigos, mas The Rock e Ellen DeGeneres são exemplos de barris.

5. O nem aí. Faça o que a faz se sentir bem e não peça permissão nem espere que as outras pessoas resolvam participar. Seja natural, e com isso quero dizer para você ser o tipo de pessoa que não é contaminada pelas pressões e expectativas dos outros. Channing Tatum e, claro, a rainha Chrissy Teigen jogam nesse estilo como profissionais.

6. O andrógeno. Seja neutro quanto a gênero sem precisar de desculpas ou explicações. Você pode adotar essa persona por meio do estilo ou da personalidade, o que lhe parecer mais autêntico. Prince foi e Ruby Rose é um ícone sexual por um motivo: eles ousaram desafiar nossa cultura binária — e se tornaram irresistíveis.

7. A isca. Seja aquela pessoa cuja fama a precede. Quem gosta de domar, ou até de se submeter a uma fera não consegue resistir. Drake e Rihanna são iscas clássicas. Surpreende que esses dois se atraiam tanto?

8. A Oprah. Valorize o potencial dos outros. Quando estiverem com você, as pessoas devem se sentir completamente à vontade. Oprah, claro, é o auge dessa característica de sedução, mas Leonardo DiCaprio, interpretando Jack, em *Titanic*, também é um bom exemplo. Ele conquistou Rose com um presente que vale mais do que diamantes quando a olhou nos olhos e disse: "Eu vejo você."

9. O cheio de elã. Internalize, transborde e emita esse charme especial e inexplicável. Esses artistas não são tão populares, mas, nossa, eles têm elã, e muito: Zhavia, uma cantora que concorreu no *The Four*, e Salif Lasource, dançarino que imita o Michael Jackson.

Quando terminamos de ler a lista, pedi a cada uma das meninas que explicasse um dos estilos de sedução com as próprias palavras, além de identificar uma colega que exemplificava a técnica.

Stephanie foi a primeira. "Escolho o sedutor nem aí. Essas pessoas têm uma essência pueril, porque não são conscienciosas nem se preocupam com o que os outros pensam, elas estão se divertindo. Acho que a pessoa do grupo que internaliza essa ideia é a Deshawn."

"Escolho o barril", disse Pricilla. "Essas pessoas iluminam todos os lugares em que estão e se sentem à vontade sendo o centro das atenções. Mas o que torna essas pessoas mais sedutoras é quando usam essa atenção para o bem, fazendo com que os outros se sintam valorizados e confortáveis em sua presença. Acho que é Courtney para um *T.* Ela é nossa heroína."

Todas concordaram entusiasmadas, e Courtney apertou suas bochechas como se fossem explodir de alegria. "Bem, obrigada, pessoal! Escolho Maya como andrógena porque ela flerta com o masculino e com o feminino, e sustenta tanto o estilo quanto sua personalidade com muita facilidade."

"Escolho a cheia de elã. Entendo como sendo alguém que seduz, e as pessoas consigam explicar por que se sentem atraídas", disse Deshawn. "Acho que essa pessoa é Cherise, porque, quando ela entra em algum lugar, todo mundo olha para ela. Sinto que ela tem um certo mistério que instiga os outros."

"Engraçado", acrescentou Maya. "Eu ia escolher Cherise para a mela-cueca, porque é alguém que conquista você com a aparência e o jeito."

"Posso adicionar mais uma mela-cueca?", interpôs Stephanie. "Acho que Pricilla é assim. Para mim, ela é matadora. Se eu tivesse que escolher alguém pra deixar qualquer um babando, definitivamente seria Pricilla!"

Todas explodiram em gargalhadas.

"O que é engraçado é que as pessoas me veem e acham que sou uma loba", disse Pricilla, corando. "Mas, quando me conhecem, ficam meio que: *Ownt, você é tão fofinha!* Uma parte de mim diz não, não quero ser a loba sedutora!"

"Bem, você pode ser a loba sedutora também", falei, levantando a voz acima das risadas.

Expliquei ao grupo o conceito mágico dos contrastes. Quando bem aplicado, ele é um sedutor inegável, como a técnica de sedução do elevador exemplifica. Por exemplo, Pricilla ser supersexy *e* super-humilde ao mesmo tempo é um contraste muito eficaz, que a deixa muito mais interessante. Acredito que todos devemos ter um equilíbrio, mas não há nada de errado em usar extremos para instigar as pessoas — desde que você tenha cuidado para não ser contraditório (dizendo uma coisa e fazendo outra), porque isso não é nada sedutor.

"Alguém percebe que tem esse tipo de contraste?", perguntei.

"Olha, com a minha aparência, acho que as pessoas ficam chocadas quando descobrem que sou legal", disse Cherise. "Elas ficam esperando que eu seja metida. Isso sempre foi assim, mas sou o completo oposto. Amo as pessoas e adoro fazê-las se sentir confortáveis."

Eu queria dizer a ela que nunca conheci uma pessoa legal que tivesse tanta necessidade de afirmar isso, e sabia também que o momento para termos essa discussão chegaria em breve.

"Mas se você sabe que é um contraste notável", falei, "por que não contorna essa primeira impressão ruim?"

"Costumo fazer isso", disse ela.

"Tipo, você entra em uma sala, então logo sorri e diz algo gentil às pessoas?"

"Costumo fazer isso", repetiu.

Não me aguentei: "Sendo honesta, Cherise, não vejo você agindo assim."

"Bem, nós não saímos muito juntas, não é?" As meninas riram, e ela continuou. "Enfim, escolhi o elevador, alguém que dominou a arte de ser evasivo e deixar as pessoas intrigadas e se questionando. Penso que a... ah, meu Deus, esqueci seu nome!"

"Stephanie?", ofereceu Deshawn.

"Stephanie, sim." Cherise continuou. "A Stephanie aqui é assim porque você nunca sabe no que ela está pensando, e também entendo isso como uma defesa."

Para quem se lembra, esse comentário foi um exemplo clássico de neg: uma observação que é elogiosa e ofensiva.

"Não acho que a provocação decorra de uma necessidade de segurança", acrescentei. "Acho que ela faz isso porque se sente no controle e gosta de deixar as pessoas alertas. Por exemplo, Steph, quando nos conhecemos, lembra que eu lhe disse que você estava flertando comigo? Fiquei pensando: *Cacete, será que essa garota sabe que está me seduzindo totalmente?*"

EM SEGUIDA, LISTAMOS AS NOVE CARACTERÍSTICAS DA ANTISSEDUÇÃO. FIZ questão de falar delas porque as usaria nas sessões individuais que estavam por vir. Essas características também são inspiradas em *A Arte da Sedução*, de Robert Greene, e adicionei três autorais no começo.

Se você já ficou curiosa, sem entender por que alguém com quem você achou que teve uma boa conexão nunca entrou em contato, é provável que se enquadre em uma das seguintes categorias:

Como Ser Ignorado

1. **Os espinhos.** Essas pessoas afastam as outras, achando que aqueles que foram feitos para elas lutarão para destruir suas barreiras.

   Por que estraga tudo: Inventei esse termo [no original, *cactus*; ou cacto, em português] em meu serviço de aconselhamento após encontrar várias pessoas que achavam que os parceiros em potencial tinham de lutar para merecer seu lado mais gentil/carinhoso. Mas, em um mercado de oferta global, não há motivo para aturar a indelicadeza de ninguém, ainda mais considerando que não há garantia de recompensa. Há muitos exemplos triunfando nos filmes, mas lembre-se de que a vida não é um filme e nossos amantes não são atores pagos para aguentar!

2. **O Peter Pan.** Essa pessoa não quer ou simplesmente não cresceu.

   Por que estraga tudo: Embora uma essência despreocupada, quase infantil, seduza, porque nos lembra de tempos mais simples, não é nada sedutor se comportar de maneira imatura. O Peter Pan afasta as pessoas que querem viver relacionamentos adultos, já que ele não parece agir de forma adulta em outras áreas de sua vida.

3. A enciclopédia. Esse aqui vive para corrigir os outros, não importa quão inócuo seja o "erro". Se existisse fiscal de moda, gramática e educação, essas pessoas seriam seus representantes máximos.

Por que estraga tudo: Desnecessário dizer, mas é uma merda viver se preocupando com cada vírgula para evitar um julgamento constante. Os erros possibilitaram muitas grandes invenções; a enciclopédia castra todas as suas possibilidades.

4. O trator. Eles chegam, observam… e assumem o controle. O trator quer tudo do seu jeito e nem se preocupa em disfarçar.

Por que estraga tudo: A frase "segue o fluxo" não é algo que o trator entende — e ele não está disposto a assumir compromissos com ninguém. Estar perto de um trator é desgastante, porque raramente sua opinião conta em relação à dele.

5. O carente. Os carentes amam a ideia de estarem apaixonados e, portanto, são incapazes de deixar alguém ir após depositarem suas esperanças nessa pessoa. Eles criam laços baseados no desespero, então não conseguem formar laços saudáveis até tratarem esse vazio.

Por que estraga tudo: Embora pareça que o carente gosta de alguém, ele só gosta da ideia de ser amado e mantém essa esperança mesmo quando ela é irracional. No começo, alguém pode ficar lisonjeado com a atenção que recebe, mas, assim que perceber as motivações adjacentes, tenderá a se afastar.

6. A sombra. Como o carente, esse tipo precisa de aprovação e busca conquistá-la, repetindo as ideias, crenças e valores do parceiro.

Por que estraga tudo: Relacionamentos saudáveis são construídos com base na troca e na reciprocidade, mas a sombra renunciará às próprias crenças para validar as do outro. Poucos são atraídos por esse acordo unilateral, porque não forma uma parceria autêntica, a menos que seja comum trator.

7. O sequestrador. O sequestrador acha que sabe mais que todo mundo e não descansa até que todos concordem com ele.

Por que estraga tudo: Não é útil nem agradável impor seus valores/ objetivos a outra pessoa. O sequestrador acha que você deveria ser vegano, não sabe por que não se inscreve no SoulCyle e te compra coisas que você já tem. Embora suas ações pareçam gentis, as pessoas acabam percebendo que suas intenções são narcisistas.

8. **Avarento e engana-trouxa.** Essas pessoas adéquam suas interações ao desejo de proteger suas finanças.

Por que estraga tudo: Eles economizam dinheiro gastando o seu e não são muito bons em esconder isso. Eles podem ser mais refinados ou vagabundos. De qualquer forma, deixam claro que o dinheiro é sempre o mais importante.

9. **Bicho do mato.** Essa pessoa é tão desajeitada e conscienciosa que é estranho conviver com ela.

Por que estraga tudo: A preocupação é contagiosa: Você é quem os está deixando desconfortável? Eles vão ter um colapso? Você está seguro com essa pessoa? Essas perguntas iniciam o modo de luta ou fuga das pessoas e dificultam o relaxamento em sua presença.

10. **A matraca.** Esse tipo parece que nem respira de tanto que fala e é incapaz de dar voz aos outros. A matraca não faz perguntas e fica desconfortável quando outra pessoa tem a palavra.

Por que estraga tudo: Ninguém consegue só escutar sem ficar irritado ou entediado. No livro *Words Can Change Your Brain* ["As Palavras Podem Mudar Seu Cérebro", em tradução livre], de Andrew Newberg, M.D., e Mark Robert Waldman, eles recomendam falar até 30 segundos por vez, porque o cérebro humano só absorve três novas informações ao mesmo tempo.[2] Então, mesmo que alguém fale por 5 ou 10 minutos defendendo suas opiniões, o ouvinte só se lembra de uma pequena porção.

11. **O cristal.** Essas pessoas têm um ego frágil e uma autoestima instável, que se abala por qualquer besteira.

> *Por que estraga tudo:* Quando está ao redor dessas pessoas, parece que tudo o que diz ou faz está à beira de ofendê-las. São propensas a choramingar, ficar amuadas e ter explosões emocionais do nada.

Da mesma forma que fiz com as qualidades sedutoras, pedi ao grupo que identificasse quem cada uma achava que estava nessas categorias antis-sedutoras. Mas, como ninguém quer ser chamado de carente em público, perguntei se poderiam anotar as respostas para que eu as compartilhasse mais tarde. Veja um resumo do que elas disseram:

Acho Cherise espinhosa porque ela passa uma vibe de, tipo, "não preciso de nada nem de ninguém, nem sei por que estou aqui". Mas, quando ela começa a falar, fica claro que ela tem problemas e precisa estar aqui. Eu não gosto, e nem entendo, por que ela zomba das pessoas por se aproximarem dela e depois reclama que as pessoas a acham inacessível.

— Pricilla

Acho que Deshawn é bicho do mato. Sinto essa energia desconfortável nela, a ponto de sentir que ela não está se divertindo. Também não consigo imaginá-la em um cenário romântico, em que ela se libertaria desse lado ansioso e desajeitado.

— Stephanie

Acho que Courtney é o trator. Na NASA, trabalhei no controle de missões, e planejávamos os dias dos astronautas durante cada missão. Além de darmos espaço para o trabalho deles, tivemos que acrescentar as contingências: dias em que eles estariam doentes, que eles não conseguiriam completar adequadamente tudo o que precisasse ser feito, dias em que o equipamento daria pau. Courtney parece não dar espaço para imprevistos ou o que quer que esteja fora de seus planos. Ela não confia, mas, se você a conhece, vê que ela também quer poder ser vulnerável.

— Deshawn

Acho que Steph é a sombra, porque é muito condescendente. Ela avalia o que é melhor para os outros e então se ajusta. É difícil conectar-se com ela porque você nunca sabe se ela está dizendo o que quer ou o que acha que outras pessoas querem que ela diga.

— Courtney

Acho que Maya é o cristal, porque ela parece muito melindrada. Ela me passa a sensação de ter que pisar em ovos. Ela tem uma expressão ansiosa na maior parte do tempo, o que faz você sentir como se estivesse sempre falando a coisa errada, como se uma outra pessoa fosse surgir dali.

— Cherise

Acho Pricilla espinhosa, só que ela não tem espinhos, apenas uma casca grossa. Então gostaria de propor um novo termo: a tartaruga. É como se ela não pudesse ou não quisesse se abrir. Sempre que Pricilla fala, gosto de ouvi-la, e, quando ela não quer falar, quero ouvi-la e também tenho vontade de tirá-la da zona de conforto. Então eu diria que, se ela faz isso em encontros, fica lá sem se entregar muito, é exaustivo. E, sim, sei que é irônico logo eu falar isso de outra pessoa.

— Maya

Dei meu melhor para finalizar a sessão com atividades, mas acabei assumindo a persona da matraca, o que é um tanto inevitável nessas situações. Quando terminei de falar, o grupo parecia cansado. Avisei a todas que, em breve, entraria em contato com as instruções sobre o trabalho, mas, por enquanto, não havia lição de casa. Com isso, Stephanie e Pricilla saíram, porque tinham planos para a noite, mas as outras ficaram sentadas me encarando.

"Vocês querem ficar e conversar? Acho que tenho vinho."

E foi o que fizemos. Aliás, elas. Fiquei admirada ouvindo e apoiando suas histórias, e, nesse processo, vi que me sentia mais segura também. Esse projeto não só aumentou as chances de essas mulheres criarem laços significativos; também reuniu seis pessoas distintas que acabaram criando um vínculo. Enquanto as observava compartilhar suas histórias e rir, me dei conta de que eu considerava essas mulheres minhas amigas, o que de alguma forma me fez sentir melhor, e, na mesma proporção, muito pior, sobre o que eu tinha de fazer a seguir.

Fase Dois: Mude

PARTE TRÊS

›—‹

Sua atitude. Você pode se tornar quem você escolher ser. Se um aspecto da sua realidade não serve à impressão do seu eu superior, não é mais você.

7

CRESCIMENTO X EGO

Nesta etapa final da fase dois, o grupo precisava abordar a questão mais difícil até então: o que é mais importante, seu crescimento ou seu ego? Venho prenunciando essa parte há um tempo porque é um passo crucial do programa. Para a conclusão da fase dois, não haveria questionários, especialistas e nem trabalhos em grupo; seríamos apenas elas, eu e minha impressão da situação. Planejei ter uma conversa cara a cara com cada uma delas para ajudá-las a responder à pergunta: "Por que sempre recebo migalhas no amor?"

Agora, prometi lhe apresentar no livro um formato replicável, e isso ainda está valendo. Você não precisa de mim para dar conta do recado. Como viu no capítulo anterior, as meninas reconheceram com precisão as qualidades antissedutoras umas das outras. Lembre-se de que essas mulheres não sabiam lidar bem com relacionamentos e tinham se conhecido havia poucos meses. Assim, não há dúvida de que há uma Shan em sua vida, que sabe quais são seus obstáculos, mas não lhe disse nada porque você nunca perguntou. Se fez o questionário e conversou com seu ex sobre suas falhas, já deve ter descoberto quais hábitos precisa ajustar. A vantagem de ter uma terceira pessoa de confiança para trabalhar em suas descobertas é que, juntas, vocês podem ir um pouco mais fundo e criar caminhos para evitar a rota antiga e ineficaz. Claro que a pessoa ideal para este passo é um terapeuta, se tiver acesso a um ou se estiver precisando daquele empurrãozinho para ir a um. Este capítulo foi elaborado para lhe dar a coragem para procurar o melhor mentor para você. E, quando o fizer, espero que tudo dê tão certo, como aconteceu em cinco das minhas seis sessões.

No dia seguinte após nosso encontro, procurei as meninas. Abri meu e-mail e enviei seis mensagens diferentes com uma linha de assunto composta destas duas palavras infames:

Precisamos conversar.

Como mencionado, eu não revelava os passos do programa até a hora de executá-los, o que foi vital para esta etapa, já que as pessoas não se expõem se suspeitam que estão sendo observadas. Expliquei no e-mail que o objetivo era uma crítica construtiva, mas, ainda assim, continuava sendo uma crítica.

QUARENTA E OITO HORAS APÓS EU ENVIAR OS E-MAILS, SOMENTE COURTNEY tinha respondido, o que me fez ter um *déjà vu* daqueles dias do questionário. Mas, por outro lado, fazia sentido que a pessoa mais receptiva — e empolgada — com a conversa fosse um trator, pronta para escavar e resolver os problemas.

No dia seguinte, liguei para ela. Logo lembrei como Courtney era boa de papo. Falamos desde aumentos de aluguel em seu prédio até a história de sua família.

"Courtney, admiro que você saiba quem é e o que ama. Sua segurança não é algo em que eu ousaria mexer", falei. "Mas eu gostaria que você acrescentasse ao seu jeito uma dose de sutileza. Uma boa comunicação não se resume ao que você quer dizer, mas engloba o que quer realizar. E você quer se comunicar melhor, certo?"

"Sim", disse ela, parecendo desconfiada.

"O que quer que suas palavras e seu tom digam sobre você?", perguntei.

Courtney não hesitou: "Que sou uma mulher inteligente, forte e independente. Além disso, que sou muito atenciosa, compreensiva e flexível, desde que as pessoas não tentem tirar proveito disso."

"Você percebe que nem sempre se mostra muito gentil e compreensiva, certo?"

Desta vez, ela hesitou. "É, mas eu sou. Inclusive, foi por isso que meu ex me manipulou em um relacionamento abusivo por tanto tempo, porque eu sempre tentava entender o lado dele. Quando penso em encontrar meu parceiro de vida, quero alguém gentil, compreensivo e disposto a aprender a me amar. Mas, reforçando, que não tente se aproveitar de mim."

Pensei em como Courtney se vestia quando saíamos: roupas impecáveis, salto altíssimo, batom preto e braços cruzados. Eu lhe fiz a grande pergunta: "Sua estratégia para evitar outro relacionamento abusivo é ser rude e intimidadora?"

Ela ficou em silêncio por um bom tempo. "Prometi a mim mesma e a todos que me amam que nunca passaria por isso de novo."

"Mas, Courtney, você já considerou que se apresentar como um trator não é muito atraente para as pessoas compreensivas, flexíveis e razoáveis que você quer atrair? O que parece que você tem atraído com essa abordagem são homens que querem se submeter e estão procurando uma segunda mãe, ou que querem um desafio para superar, o tipo que gosta de competir, não de colaborar."

Concluímos a ligação concordando que era hora de Courtney afrouxar um pouco as rédeas e deixar o passado no passado. Ela não era a mesma pessoa de anos atrás, quando foi manipulada pelo ex, então não havia necessidade de correr o mundo carregando esse medo. É claro, baixar a guarda levaria um tempo. Courtney fora intimidada em todas as fases de sua vida, e a dor só acabou quando ela assumiu uma postura oposta à que tinha então, mas, infelizmente, a solidão permaneceu. O que ela precisava era encontrar um equilíbrio saudável, e fiquei feliz em ajudá-la a descobri-lo.

Depois que desligamos, vi que as outras ainda não tinham respondido. Então tive de bancar a professora durona e tirar no palitinho. Na manhã seguinte, enviei uma mensagem a Pricilla perguntando se ela havia recebido meu e-mail e se poderia me ligar. Ela disse que estava aproveitando o filho antes de suas aulas voltarem, então estava ocupada (daí, nenhuma resposta).

122 *O Jogo da Sedução*

Claro, isso era compreensível. Então apelei para Stephanie, e ela confirmou nossa conversa naquela noite, às sete.

Stephanie atendeu ao primeiro toque, depois tivemos uma conversa fascinante sobre o trabalho dela, já que eu não entendia muito bem o que ela fazia. Aliás, no nosso bate-papo, Steph reiterou como se sentia insatisfeita e deslocada; ela atribuía muito de sua insatisfação com a vida a não atuar com sua verdadeira vocação e a se sentir perdida quanto a seus objetivos.

No entanto, depois de ouvi-la descrever sua situação, não parecia tão sem esperança quanto ela achava — como tudo mais em sua vida. Concordei que seu trabalho atual não parecia adequado, mas ela adorava a área de sua pós-graduação, o que, a meu ver, já era um caminho para ela descobrir seu verdadeiro chamado. No entanto, eu estava enfeitando o pavão? Essa situação era recorrente com Stephanie; não importava como os outros olhavam para ela, porque ela se recusava a mudar a maneira como se via.

"Mudando da água pro vinho, Steph, posso ser honesta com você? Fiquei um pouco chocada quando ouvi o que você tirou da minha ligação para o Fred."

"Eu sei. Assim que terminei de falar, pensei, nem mencionei o principal."

"E o que era?"

"Ele disse que sou insegura."

"Sim, você é", confirmei.

"É, eu sei", repetiu ela.

Expliquei que sua insegurança sobre si mesma parecia tê-la tornado altamente suscetível a qualquer pessoa que demonstrasse altos níveis de confiança. Daí ela se encontrar nos braços de tratores alfa que a faziam se questionar ainda mais. Era um ciclo vicioso que só poderia terminar com ela ligando o *PARE*.

"Você diz que seu problema é a seleção de parceiros, e concordo, mas você precisa se responsabilizar por seus comportamentos, ainda que responsivos. Você precisa se achar, Steph, encontrar o seu porto."

Contei a ela sobre um jogo de infância que ainda gosto de fazer comigo mesma quando penso em algo ou alguém que está me incomodando, chamado "Bola Fora". Por exemplo, por ser especialista em intimidade, sou sempre contratada para novas equipes, produções, dar conselhos profissionais etc. Muitas vezes, quando começo um projeto, me deparo com uma pessoa que não vai comigo. Quando isso acontece, me pergunto: essa pessoa demonstra a mesma natureza problemática com os outros ou apenas comigo? Ela parece ser uma pessoa feliz? Já observei ela se sentir bem com as decisões tomadas ou agindo de modo críticos? Se, no fim, vejo um padrão comportamental, não levo minha experiência com a pessoa para o lado pessoal e me esforço para nem dar ideia, porque não tenho de consertar o que não é da minha alçada. Mas, se percebo que não há padrão, e o relacionamento da pessoa comigo é atípico, eu mudo. Soluciono a interação problemática mudando minha abordagem. Perguntei a Stephanie se, aplicando esse jogo à vida dela, o que estaria mais fora de lugar: sua insatisfação com algo em particular ou sua satisfação geral?

Concordamos que lhe faltava a coragem para dizer *Cacete, vai logo, Stephanie!* Também reforcei que ela precisava parar de esperar um homem, um livro de autoajuda ou um trabalho para fazer isso por ela.

"Com que tipo de homem você acha que seria feliz, Steph? Quem desperta o melhor de você?"

Ela parou por um momento. "Bem, para começar, preciso estar com alguém que priorize o relacionamento, por causa do meu estilo de apego."

Esse tipo de autoconhecimento poderoso é o exato motivo que torna o questionário de autoconhecimento crucial. Fiquei muito orgulhosa de ouvi-la dizer isso.

"Também temos que ser compatíveis sexualmente, ter uma visão de mundo parecida, e ele precisa ser um líder implacável. Não gosto de gente frouxa."

Pois é, essa declaração não me empolgou nada, ainda mais depois do que tínhamos acabado de discutir. Como um trator era seu ideal quando, durante todo esse tempo, esse tipo fora seu pesadelo? Estava claro que ela acreditava que precisava de um yang para equilibrar seu yin. Mas eu acreditava que ela precisava encontrar alguém no centro do diagrama de Venn, onde eu sabia que ela estava. "Você se considera seguidora, líder ou alguém confortável em qualquer posição?"

"Na verdade, fico muito confortável em qualquer posição", disse ela, confiante. "No trabalho, por exemplo, sou extrovertida e socializadora. Se sinto que as pessoas precisam de um líder, não tenho problemas em tomar a frente. Mas, se alguém quiser assumir esse papel, ou se um extrovertido entrar na sala, fico confortável em deixá-lo assumir o controle. Sei que é difícil de acreditar nisso."

Na verdade, não era difícil. Stephanie era um ponto fora da curva, que não seguia a multidão. Ela estudou relações industriais e trabalhistas porque era apaixonada por políticas voltadas a defender os interesses das pessoas, sem visar o lucro. Quando pedi que citasse quais diferenças políticas não tolera em um parceiro, ela disse: "Quem pensa que os pobres são preguiçosos não faz meu tipo." Atrás daquele ponto de interrogação gigante estava uma mulher que sabe muito bem o que quer. Era essa mulher que eu precisava fazer vir à tona.

Decidimos que, na lista de qualidades que Stephanie queria em um homem, "fortes habilidades de liderança" poderiam permanecer, mas "acatar instruções" precisava entrar. Notei que ela e Maya tinham um problema muito semelhante em relação à aversão à liderança, embora se manifestassem de formas diferentes: enquanto Maya tinha medo de falar, por ficar desconfortável, Stephanie tinha medo de se apropriar dela mesma, por medo de pisar em outra pessoa.

Mesmo que eu entendesse as origens, nenhuma delas tinha nada a temer: elas eram inteligentes, cativantes, engraçadas, perspicazes, compreensivas, expansivas e apaixonantes. Seu maior erro era acreditar que essas partes de si deveriam ser mantidas em segredo.

No dia seguinte, quando liguei para Maya, ela começou: "Não faço ideia do que esperar dessa ligação, e isso me deixa muito nervosa."

"Mesmo? Estou ansiosa para conversar porque, além de saber que você odeia o capitalismo, adora filmes para adolescentes e se considera muito ansiosa o tempo todo, tenho muitas lacunas para preencher."

Ela riu. "Sim, ok. O que mais você quer saber?"

"Tudo!"

Maya era filha única de pais que tinham um estúdio de tatuagem. O pai era coberto de tatuagens, e ele e a mãe eram responsáveis pelas 18 de Maya, dos ombros aos joelhos. Ela teve uma boa infância e frequentou, nos primeiros anos, uma escola focada em artes, mas se lembra de sua ansiedade ter começado quando os pais passaram a pressioná-la na adolescência, cobrando um desempenho acadêmico melhor. Ela só tinha permissão para dormir na casa de alguém uma vez por mês, e se lembra de ter ficado de castigo a maior parte do ensino médio, porque não tirava as notas que eles queriam ou os decepcionava em outras áreas. Quando fez 18 anos, seus pais a deixaram em paz, mas o estrago estava feito. Na faculdade, ela se isolou e desenvolveu insônia. Depois disso, sua ansiedade tornou-se tão generalizada, que ela não conseguia cumprir os afazeres básicos diários. Ela passava horas a fio sozinha em seu quarto e, apesar de ter muitos crushes, não criava laços com as pessoas.

Parecia que a ansiedade de Maya fora formada em resposta a uma imensa pressão para ser excepcional em todos os momentos. Essa pressão era tão severa, que ela acreditava que era mais seguro não tentar fazer algo do que se arriscar e falhar (por exemplo, com relacionamentos). Porém, mais uma vez, a ansiedade nem sempre tem uma causa óbvia, mas tem ramificações muito claras. Nosso sistema nervoso tem duas "plataformas" operacionais distintas — o sistema simpático e o parassimpático —, e, como os computadores Mac e PC, elas não são executadas ao mesmo tempo. O sistema simpático é responsável pela nossa resposta de luta ou fuga, e o parassimpático, pela resposta de paz e conexão. Na resposta de luta ou fuga, seu cérebro a prepara para responder à crise jogando adrenalina em seu sistema, aumentando sua frequência cardíaca, induzindo a uma leve hiperventilação e tensionando seus músculos, o que torna quase impossível se concentrar nos outros — e mais ainda se conectar com eles. Na resposta de paz e conexão, você fica relaxado, sua frequência cardíaca se normaliza, e toda sua energia se concentra em outra pessoa ou em algum afazer.

"Em qual modo você acha que passa a maior parte do tempo?"

"Depende. Cercada pelos meus amigos, sou até bem extrovertida, engraçada e me sinto relaxada. Mas, se eu estiver em um ambiente estranho ou estressante, entro logo no modo de pânico. E acabei acatando isso como se fizesse parte da minha vida, o que é uma merda."

Por mais estranho que este conselho seja, sugeri que ela parasse de detestar sua ansiedade e passasse a apreciá-la. A resposta de luta ou fuga é a maneira natural de nosso corpo nos proteger de danos. Mas, assim como alguns pais superprotetores, alguns corpos exageram. O truque está na medicação para alguns e nos exercícios para outros, mas conversar com sua ansiedade, como se tivesse vida própria, também faz maravilhas: *Ei, corpo, entendo que você está com medo porque me ama e acha que estou em perigo — boa análise! Mas dê uma boa olhada ao redor, não há nada a temer, e, além disso, esse medo está me impedindo de me encontrar e me amar. Bem. Vou dar um tempinho para você ficar confortável, mas precisamos enfrentar e ser incríveis juntos.*

Por outro lado, observei que a forma como Maya externalizava seus sentimentos *não* funcionava para ela. Em todos nossos encontros, ela reconhecia e falava de sua ansiedade como se fosse uma irmãzinha irritante, que precisava levar sempre que saísse de casa.

"Você tem que parar de hipervalorizar sua ansiedade", falei. "Sei que, para você, ela é uma presença constante, porque pesa muito, mas, como ouviu as meninas comentarem várias vezes, elas não saberiam que você estava nervosa se não tivesse dito. Sua inteligência, opiniões firmes e sagacidade são o que as pessoas veem quando interagem com você, não se esqueça disso."

Como você deve lembrar, o maior problema do bicho do mato é que sua energia contamina e, portanto, torna-se repulsiva. Então Maya e eu formulamos uma solução: se ela sentisse que estava começando a ficar agitada, em vez de avisar, precisava dar um tempo. Ela poderia beber um gole de água, fazer uma pergunta a alguém para sair do foco — cara, começar a dançar, que seja —, fazer qualquer coisa, exceto dar atenção à ansiedade.

Agora que falamos sobre sua persona medrosa, eu queria abordar aspectos dos quais não sabia se ela estava ciente. "Não fiz isso com mais ninguém, mas gostaria de ler palavra por palavra algo que escrevi sobre você com base no que percebi de seu questionário. Tudo bem?"

"Sim, isso seria ótimo."

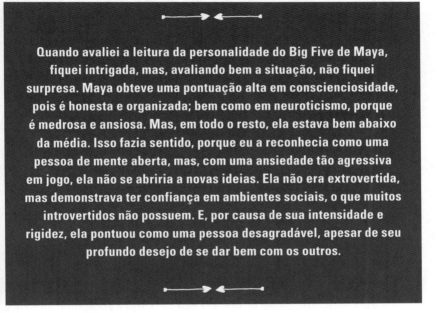

Quando avaliei a leitura da personalidade do Big Five de Maya, fiquei intrigada, mas, avaliando bem a situação, não fiquei surpresa. Maya obteve uma pontuação alta em conscienciosidade, pois é honesta e organizada; bem como em neuroticismo, porque é medrosa e ansiosa. Mas, em todo o resto, ela estava bem abaixo da média. Isso fazia sentido, porque eu a reconhecia como uma pessoa de mente aberta, mas, com uma ansiedade tão agressiva em jogo, ela não se abriria a novas ideias. Ela não era extrovertida, mas demonstrava ter confiança em ambientes sociais, o que muitos introvertidos não possuem. E, por causa de sua intensidade e rigidez, ela pontuou como uma pessoa desagradável, apesar de seu profundo desejo de se dar bem com os outros.

"Acho que entendo de onde isso tudo vem", disse Maya, devagar.

"Como você quer que as pessoas a vejam?"

Ela ficou quieta por um tempo, então declarou com confiança: "Como alguém inteligente, apaixonante e engraçada."

Assenti. Eu via tudo isso nela porque nos tornamos amigas, mas não via esses traços mágicos em ação em contextos sociais. Outro dia, Maya e eu estávamos sozinhas esperando um Uber, quando passou um homem que parecia poeta. Maya disse: "Um adendo: sair com um poeta é impensável para mim. Creia-me, fiz escrita criativa e conheci tantas pessoas que mascaravam reclamações sobre suas vidas chatas em métrica e gramática perfeitas, que tenho aversão. Eu não estou nem aí se a forma de comer croissants faz alguém se lembrar do ex."

Eu ri e pensei comigo mesma: *Queria que todo o grupo a ouvisse e visse agora.*

"Falando das outras pessoas, sabe, fico muito frustrada por não ter me aproximado de ninguém do grupo", disse Maya.

Essa cruz eu não a deixaria carregar sozinha. Nenhuma das meninas tinha desenvolvido um relacionamento com outra fora do contexto dos nossos encontros, mais um motivo para nos lembrar de nosso propósito: todas deveriam se esforçar para criar laços. E, por isso, instruí Maya a passar a abordar meu experimento como se fosse dela. "Use nossos encontros como laboratório para a Maya inteligente, apaixonante e engraçada! Pratique a versão de si mesma que você quer que os outros vejam."

"Está bem", disse ela. "Está bem."

Terminamos nossa ligação com um ar muito mais leve do que havia começado, e isso foi uma vitória derradeira. Um bicho do mato solucionado, outro a caminho.

Alguns dias depois, liguei para Deshawn. Como esperado, exposta, ela parecia muito apreensiva, então abaixei as armas e comecei com gratidão.

"Deshawn, quero agradecer por seu acolhimento e receptividade; você é a personificação de uma refeição caseira. Você tem sido uma luz em todo esse processo, e sei que todo mundo está torcendo por você. Mas qual é sua impressão de tudo isso?"

"Tem sido...", Deshawn suspirou e refletiu um pouco, "... pesado".

"Pesado?"

"Olha, não me interprete mal, mas houve momentos em que senti vontade de desistir. Nunca tive que me olhar assim, e isso é desconfortável e trouxe muitas coisas que eu não sabia que estavam aqui. Até acabei brigando com minha avó, porque ela me criticava muito. Tem sido bem pesado. Mas dormi pensando nisso e, quando acordei, me senti tipo: 'Beleza, pelo menos, agora consigo ver o que está errado, e isso é um começo.'"

Falei para Deshawn o que aprendi com os telefonemas anteriores: todas quiseram desistir em algum momento. Não levei isso para o lado pessoal, já que o programa incluiu muitas críticas difíceis em um curto período.

"Claro, a pressão faz diamantes", continuei. "Mas também provoca colapsos, então é compreensível o que você passou, e prometo que daqui para frente será muito mais fácil e divertido. Mas você está pronta para um pouquinho mais de incômodo?"

"Oh, Senhor", ela riu. "Não, mas vamos lá. Por que não? Vamos fazer isso."

Revelei a Deshawn o que eu havia observado nela desde o primeiro dia: ela era uma mulher inteligente e fascinante, que se apresentava como uma adolescente excêntrica que estava tentando encontrar sua sala de aula. Eu sabia que Deshawn tinha muito conhecimento para oferecer e muito valor para agregar a qualquer lugar que fosse, mas não a vi deixar essa marca em nenhuma das vezes que nos encontramos.

"Ok, mas o que faço para mudar isso?"

"Quero que fale mais sobre sua especialização. Sei que acha seu trabalho chato para as pessoas em geral, mas talvez você só precise encontrar o gancho para torná-lo interessante. Cara, todo mundo bebe água, não pode ser tão difícil! Encontre essas brechas nas quais mostrar a Deshawn inteligente, segura e adulta. Não estou dizendo para se livrar do seu brilho juvenil, amo isso em você. Mas, agora, você está perdida em algum lugar entre uma sedutora nem aí e uma antissedutora Peter Pan que ainda vive com a mãe; quero que se incline mais para o primeiro. Você pode ser divertida sem ser infantil."

"Sim", ela disse lentamente. "Faz muito sentido. Como disse, eu era sempre colocada na friendzone. Vou me aproximar de alguém de forma que ele não me veja dessa maneira, então, sim, eu entendo. Já faz muito tempo que não transo, e gostaria de dar uma trepada — bem dada — o quanto antes. Então, é claro que embarco na empreitada de ficar um pouco mais sexy."

O desfecho me surpreendeu um pouco. Deshawn era a garota da igreja do grupo, e, mesmo sabendo que ela não era virgem, eu não sabia que ela não era abstinente por escolha. Pensei em seu questionário e em sua descrição detalhada de seu gatilho do desejo. Percebi que o que a impedia de se apresentar como uma mulher sensual era que ela não encontrava oportunidades para transbordar seu lado sexual. Adicionei isso à lista das características que precisavam mudar.

"Falando de homens do seu passado, quero falar sobre o que seus ex disseram sobre você não ouvir. Você entendeu o que eles disseram?"

"Na verdade, não."

É, eu sei. Depois de observá-la nos momentos informais de nossos encontros, entendi as críticas deles. Então expliquei a ela que falar um pouco menos e ouvir muito mais era apenas uma extensão do que já estávamos discutindo: maturidade. Como crianças, não nos interessamos pelos outros; interagir conosco é trabalho das outras pessoas. Mas, se quisermos criar laços recíprocos, em algum momento, isso *tem de* mudar. Esse é um problema endêmico na nossa cultura do "tudo eu", e aposto uma grana que você conhece pelo menos um adulto que ainda não se tocou de que o mundo não gira ao redor dele.

Mas, em defesa de Deshawn, ela não falava muito; ela apenas não deixava as pessoas desenvolverem suas ideias. Assim que alguém contava uma história pessoal, em vez de fazer uma pergunta complementar, ela relatava uma experiência paralela pessoal. E embora, sim, seja ótimo criar essas relações, se não deixarmos as pessoas se aprofundarem em suas histórias, parece que estamos competindo ou esperando uma pausa na conversa para voltarmos a falar de nós mesmos.

Eu não achava que nada disso era a motivação de Deshawn; eu achava que esse mau hábito tinha se formado com boas intenções em reação ao seu passado. Deshawn cresceu em uma família que não se relacionava com ela, então acredito que se tornou excessivamente focada em aproveitar todas as oportunidades para mostrar o que tinha em comum com os outros.

"Então, faça o seguinte: quando alguém compartilhar algo com que você se identifique, faça pelo menos uma pergunta complementar antes de adicionar uma experiência pessoal à discussão. Acha viável?"

"Ok, então, ficar mais à vontade para falar do meu trabalho, explorar mais meu lado sensual e perguntar mais sobre as experiências das pessoas antes de falar das minhas?"

"Exato. Chamo isso de proporção dois para um: para cada pergunta que alguém lhe fizer, faça duas de volta. Confie em mim, isso faz maravilhas. Se eu desse um conselho para tornar um primeiro encontro incrível, seria esse."

Liguei para Pricilla poucos dias depois, ao meio-dia. Pela primeira vez, falamos bastante sobre o filho dela, e, depois de mais de um mês, descobri seu nome.

Aproveitando o gancho, disse a Pricilla que eu gostava que ela não se definia como mãe, já que ser mãe é uma parte maravilhosa da identidade de alguém, mas não uma substituição. Mas também mostrei que ela tendia a evitar tocar no assunto. Expliquei que ser a única mãe no grupo lhe dava um tipo único de poder e conhecimento de que ela deveria se orgulhar. E, falando em orgulho, ela teve uma sacada pessoal excepcional, exemplificada em seu questionário e no feedback dos ex, mas, em ambos os casos, ela esperou para compartilhar por último, como se não tivesse muito a acrescentar à conversa.

Tudo sobre Pricilla, desde que começamos o programa, gerou a seguinte pergunta: "Por que você tem tanto medo de chamar a atenção?"

"Acho que é porque, quando eu era criança, ser o centro das atenções nunca foi uma experiência positiva. Chamar muita atenção era um problema, e se eu recebesse muita atenção era porque tinha feito algo ruim. Então prefiro ficar fora dos holofotes."

"Você não se mostra porque acha que não tem nada a oferecer ou porque tem medo de que as pessoas pensem assim?"

"Um pouco dos dois, acho. Tenho medo de que as pessoas me julguem ou que eu diga algo estúpido ou errado. Por exemplo, muitas vezes, no grupo, quero dizer alguma coisa, mas demoro tanto para decidir, que, quando me sinto pronta para participar, o assunto já mudou. Como você para de se criticar?"

"Você não para", falei.

Fiz as pazes com as críticas há um tempo: os seres humanos são progressistas por natureza, não satisfeitos. Esse motivo, que faz existir um novo smartphone, um novo prédio mais alto e uma nova cura de alguma doença a cada dois dias, é o mesmo que sempre fará com que haja algo de que não gostamos em nós mesmos. Pense nisto: quando os outros mamíferos, como cães e gatos, têm todas as suas necessidades atendidas — estão protegidos contra predadores, têm abrigo, comida e água —, o que eles fazem? Eles encontram um lugar ao sol para tirar uma soneca, relaxar e esperar que o dono brinque com eles. Se os seres humanos fossem animais de estimação, estariam tentando encontrar maneiras de transformar suas camas em canhões. Por natureza, sempre nos perguntamos: *Como isso pode ser melhor?* O lado bom é que essa questão nos desafia a melhorar nossa vida. Por exemplo, se alguém não tivesse pensado "Que merda é essa?", não teríamos hoje o luxo do papel higiênico. O lado ruim é que ficamos insatisfeitos até com nós mesmos. Sua voz crítica e sua voz inovadora são a mesma — é ela que nos torna sonhadores, criadores e, às vezes, miseráveis pra cacete.

"Você só precisa aprender quando essa voz é útil e quando se torna um obstáculo. Quando estou fazendo algo, silencio minha voz crítica, e aumento seu volume de novo quando estou pronta e sozinha. Então não acho que o problema seja *sua* voz, Pricilla. Acho que a voz de sua mãe está presa aí dentro."

"Sim, talvez", respondeu ela.

"E, não me entenda mal, é bom ter o olho crítico dos outros, se isso nos torna melhores, como fizemos com o exercício do ex. Mas, se a voz crítica nunca se cala, você precisa encontrar o botão do *mudo*, para manter seu desenvolvimento e sua sanidade. Em geral, ouço as pessoas, mas, quando se trata de tomar decisões, só levo em consideração o que as pessoas felizes têm a dizer. Você tem de se perguntar se sua mãe ou qualquer outra pessoa que tenha colocado essas dúvidas em você é feliz consigo mesma."

Pricilla suspirou. "Sei que você odeia quando as pessoas só concordam, porque essa é a marca da sombra, mas não sei mais o que dizer, porque eu concordo de verdade. Então saiba que estou ouvindo."

"Ok, muito bom."

Tive de aceitar que Pricilla me ouvir era o máximo que eu conseguiria. Como Maya havia apontado, ela sempre me deixava querendo saber mais dela, mas eu era grata pela honestidade e vulnerabilidade que ela compartilhava. Além disso, embora a mudança seja a única constante no mundo, isso não significa que as transformações são instantâneas. Quando se trata de mudar sua persona, é mais realista esperar que o processo aconteça na mesma velocidade em que as rochas se transformam em areia. Claro, eu esperava que o programa acelerasse essa erosão, mas não há nada a fazer além de ter esperança quando se trata da jornada pessoal de alguém.

Durante o restante de nossa conversa, Pricilla manteve a convicção de que estava melhor em segundo plano, como sistema de apoio, não como líder. Em um relacionamento amoroso, ela queria alguém que buscasse uma líder de torcida, e talvez um treinador, não um jogador.

Fiz a pergunta que fiz a Stephanie. "Você se considera seguidora, líder ou alguém confortável em qualquer posição?"

Ela disse: "Sou mais feliz dando apoio."

"Tudo bem", falei, entendendo a mensagem. "Acho que você poderia intensificar seu papel de apoiadora. As pessoas vão até você buscando aprovação, fique atenta."

"Posso fazer isso", respondeu ela.

Você pode fazer qualquer coisa se você se permitir, pensei.

POR ÚLTIMO, MAS NÃO MENOS IMPORTANTE, CHERISE E EU CONSEGUIMOS combinar de conversar. Dado que nosso relacionamento era o menos fluido do grupo, essa foi a conversa que mais me deixou tensa. Mas, seguindo meu próprio conselho para Maya, não mencionei que estava nervosa e, em vez disso, lidei com esse elefante branco de um jeito diferente, explicando que nosso relacionamento instável, por um lado, foi bom, porque me permitiu ter uma ideia mais clara do que a atrapalhava nos relacionamentos.

"Só quero que você saiba que, embora eu fale sobre nossa experiência pessoal, não levei nada para o lado pessoal. Meu propósito em sua vida é ajudá-la. Agradeço que tenha aparecido e que esteja disposta a, pelo menos, tentar tudo, mas não sei se você gostou ou viu algo válido nesse processo. Você nunca me disse nada gentil. Você parece fechada para demonstrar gratidão, e percebi um certo conforto em fazer críticas."

Cherise pigarreou. "Olha, eu era legal e receptiva com todo mundo, mas me dei mal muitas vezes. Tive relacionamentos abusivos e amigos me atacaram. Também cresci vendo minha mãe ser tão gentil com meu pai e ele se virar e abusar dela e de todos nós verbalmente."

Essa resposta me deixou atônita, mas segui o baile. Afirmei a importância de se proteger de pessoas perturbadas e manipuladoras, mas perguntei o que ela achava de usar a mesma abordagem para todos, inclusive com quem queria ajudá-la, como eu.

"Olha, talvez, mas, quanto a eu não lhe agradecer, é porque você está fazendo essas coisas para o projeto, e são coisas que você definiu desde o começo. Nunca achei que nada disso fosse pessoal. Tipo, não penso: *Nossa, ela fez isso por mim!*"

Expliquei-lhe algo que já havia dito algumas vezes ao grupo: bons hábitos valem muito mais do que contingências perfeitas. Ou seja, se alguém faz algo por você, de que você gostou, é melhor se você agradecer do que desprezar. Do contrário, você corre o risco de que a pessoa desista, com medo de que você não esteja satisfeita com o que ela está fazendo. Se você me perguntasse do que Cherise não gosta, eu poderia lhe contar, mas o que ela diria? Eu não fazia ideia, por isso perguntei de novo.

"É difícil dizer. Olha, tudo acontece muito rápido e é como se sempre seguíssemos em frente, sem ter tempo para absorver o que fizemos", continuou ela. "Tipo, como vamos colocar essas coisas em prática, se mal tivermos tempo de entendê-las?" Expliquei que, como acontece em qualquer programa, o ritmo funciona muito bem para alguns e não tão bem para os outros. Em nosso grupo, senti que havia duas pessoas que mantiveram o ritmo e se destacaram, duas que estavam no meio do caminho, e uma outra que também estava se sentindo um pouco sobrecarregada.

"Podemos sempre voltar ou diminuir a velocidade, dependendo das suas necessidades. Estou disponível também entre as reuniões de grupo. Podemos até trabalhar nisso agora. Quais são as coisas com as quais você está lutando?"

"Como falar com as pessoas, acho. Mas, cara, às vezes eu não quero conversar. Não tem um jeito bom de dizer isso, mas, como uma mulher bonita, as pessoas vêm e conversam comigo o tempo todo. É difícil para mim, porque as pessoas sempre me notam e se sentem compelidas a puxar papo, mesmo quando não há nada a dizer. Às vezes só quero ficar na minha, apenas observando. Nem sempre quero muita atenção."

Mais uma vez, falei que ela estava se concentrando nos aspectos negativos. Notei que, apesar de suas respostas ao questionário, o mais vulnerável que a vi, muitas vezes em suas queixas faltava uma solução positiva ou mesmo prática. É ótimo saber o que você não quer, mas é importante expressar isso dizendo o que você quer. Esta é a abordagem eca versus hum. Por exemplo, se o cara não dá aquele beijo matador, você pode dizer: *Eca, dá pra parar de abrir tanto a boca e me babar inteira?* Ou dizer: *Hum, amo quando você me beija com os lábios entreabertos, porque isso me instiga e me deixa querendo mais.*

"Não sei como não ser honesta e demorei para conseguir isso. Se as pessoas fazem alguma merda, falo logo com elas. Eu costumava deixar arder, mas agora falo logo quando alguém vacila."

"Confie em mim", afirmei. "Não sou uma daquelas pessoas com pensamentos positivos. Não estou dizendo para você ignorar seus sentimentos ou manipular sua verdade, só estou dizendo que há muitas coisas boas por aí, e, assim como você teve que se esforçar muito para se impor sobre o que a incomoda, você pode se esforçar para ser mais positiva."

136 O Jogo da Sedução

Em uma virada inesperada, ela não se apressou para defender seu argumento. Em vez disso, apenas disse: "Tudo bem, gostei disso. Posso lidar com isso."

Conversamos mais um pouco: sobre o que ela achava das outras mulheres do grupo, sobre suas amizades e sobre sua carreira. Cerca de duas horas depois, encerramos, e eu lhe disse que ela poderia me ligar a qualquer momento se precisasse de mais orientações.

Antes de desligar, ela ergueu a bandeira branca: "Só quero agradecer e dizer que valorizo seu tempo. Conversamos por algumas horas. E, sabe, estou grata por fazer parte disso, estou muito feliz de ter ligado o foda-se e me inscrito. Estou mesmo."

"Obrigada por me dizer isso. Isso significa muito vindo de você. E também agradeço que você faça parte disso. Acho que você traz algo único para o grupo."

E, naquele momento, cada palavra minha era absolutamente sincera.

Naquela noite, Cherise enviou algumas tarefas que ainda não tinha concluído e respondeu a uma série de e-mails que eu percebi que ela andara ocupada demais para ler. Com essa última ligação, a fase dois estava oficialmente encerrada. Mas, como Cherise havia apontado, nossa programação não deixava muito tempo para atrasos. O próximo passo envolvia muito aprendizado, o que incluía reunir uma série de especialistas em relacionamentos de uma variedade de áreas, para garantir que elas tivessem acesso às melhores informações e colocássemos a nata da nata em pauta. Em suma, minha bunda precisava voltar para minha mesa, e eu, para o trabalho!

Enquanto voltava a me concentrar no trabalho que tínhamos pela frente, recebi um bilhete maravilhoso indicando que, pelo menos para uma pessoa, tínhamos percorrido um longo caminho:

Ok, agora você já pode cobrar pelos seus serviços, viu? Porque nossa ligação me deu uma confiança que eu não teria conquistado sozinha. Eu me sinto interessante e atraente agora. Você levantou esse peso enorme e dissipou essa nuvem sombria com que eu andava por aí. Ok, vou parar por aqui, porque estou chorando e tendo uma grande catarse emocional. Sua presença é renovadora e inspiradora, e você diz coisas simples, mas que criam massivas ondas positivas de transformações profundas. Você é quase um chá gelado com cafeína! Obrigada!! Muito obrigada, Shannon.

— Courtney

E, por mais que fosse maravilhoso terminar o capítulo assim, a história não para por aí. Dois dias depois, Cherise me enviou um e-mail com o assunto *Isso não é para mim*. Ela deu vários motivos para sua saída, mas o principal foi que ela viu que o programa estava cheio de críticas, das quais ela não gostava nem precisava.

Enviei uma resposta chamando-a para conversar. Eu a incentivei a continuar com o processo porque ela chegou muito longe, e, mesmo que as coisas estivessem confusas, no final, elas se ajustariam. Infelizmente, ela nunca respondeu. Embora doesse perdê-la nessa jornada, seu e-mail me mostrou a ironia: todas as outras passaram por um pesado processo de análise, por que eu não deveria ter o meu? A perspectiva de Cherise, de que ninguém deveria ter de mudar, era popular e, quem sabe, talvez a correta para ela. Ninguém pode prever o futuro, e eu esperava que ela se encontrasse e se sentisse bem.

Quando dei a notícia às meninas, Deshawn, cujo amadurecimento era notável, colocou a cereja no bolo. "Esse tempo todo você tem nos encorajado a encontrar nosso poder e nos concentrar nele. É uma pena que, assim que Cherise encontrou o dela, tenha desistido."

Fase Três: Aprenda

PARTE UM

→ ←

*A definir, encontrar e se conectar
com seu parceiro ideal.*

8

NOIVO, PAU AMIGO OU PATROCINADOR?

As cinco mulheres originais, e agora restantes, se reuniram em minha casa alguns dias depois para começarmos a fase três. Avisei que faríamos uma mudança de 180 graus em nossa abordagem, depois as levei ao meu escritório, onde eu tinha preparado algo que me deixou muito animada.

"Agora que vocês se conhecem um pouco mais, é um bom momento para pensar em seu futuro parceiro. Então é nisso que vamos trabalhar hoje." Indiquei meu grande quadro branco, que estava coberto com o seguinte:

Descrição da função: Quem você está procurando? Um parceiro de longo prazo? Um pau amigo? Um patrocinador financeiro? Liste todos os títulos aqui e faça uma lista de funções para cada um deles.

Localização e expediente: Quão perto os candidatos precisam morar? Você está procurando alguém com contrato temporário, de meio período ou integral?

Nível de experiência requerido/idade:

Os cinco inegociáveis: Um candidato não pode ser considerado para a vaga se não conseguir cumprir estes requisitos.

Diferenciais: Qualquer aspecto que não esteja nos cinco inegociáveis, mas que é importante para você, coloque aqui.

Margem de flexibilidade: Quais os defeitos/hábitos dos candidatos que você aceita, mesmo que outros os entendam como um divisor de águas?

Candidatos incompatíveis: Quais são os atributos/valores morais que você sabe que não despertam o melhor de você? Liste seus fatores decisivos.

Benefícios: O que torna essa vaga incrível? Liste todas as coisas que você tem a oferecer que tornam a vaga uma oportunidade única.

Descrição da vaga: Usando suas respostas anteriores, resuma a vaga que você está oferecendo e o candidato ideal que espera que a ocupe.

Distribuí papel e canetas enquanto Stephanie olhava cabreira para mim e para a mesa. "Espera aí! Isso é coisa de trabalho?", perguntou ela.

"Aaaaaaah, não, peguei o espírito da coisa!", Courtney bateu palmas animada. Ela enfiou a mão na bolsa e tirou um estojinho de canetas de gel e canetinhas. "Alguém quer um desses?"

Continuei. "Esta atividade servirá de base para tudo o que faremos, e a usaremos para atrair seu parceiro dos sonhos. Isso deveria ser divertido!"

"Colocar um anúncio nos classificados?", questionou Deshawn.

"Espera aí", disse Pricilla, como se tivesse tido um estalo. "Não vamos anunciar isso, né?!"

Inventei o método da vaga de empregos no início de 2015, quando ingressei no mundo da paquera online. Classificar vários perfis era árduo e pouco inspirador, particularmente porque eu não tinha 100% de certeza do que estava procurando. Então me sentei uma noite e desenvolvi uma lista simples de meus critérios: paixões, gostos e aspectos inaceitáveis. Então acrescentei outras coisas, como até onde eu estaria disposta a ir para ver alguém e que faixa etária seria interessante. Quando terminei, avaliei o que tinha feito e pensei: *Bem, parece que estou procurando um funcionário.* E foi aí que tive a epifania: *Namorar é exatamente isso.*

Pense em você como uma corporação multibilionária. Você, claro, é o CEO. Claro, você pode ter alguns familiares e amigos no conselho administrativo, mas esta é a sua empresa. Você trabalhou muito para construí-la do zero e transformá-la nessa corporação bem-sucedida, altamente respeitada e, acima de tudo, preciosa. Então, você contratará um otário aleatório para sua sala presidencial só porque ele fez uma selfie com um tigre?

Ao criar a proposta para a vaga, fica claro quem se qualifica, quem não chega lá e quem parece adequado para trabalhar na manutenção ou até mesmo como estagiário. A qualquer momento, você pode procurar pessoas para preencher várias posições e, se for o caso, preencher os requisitos para cada uma delas. Talvez você esteja procurando uma amizade colorida, um parceiro de treino, um mentor, um patrocinador financeiro e/ou um parceiro vitalício. Quanto mais clara você for sobre quais qualidades os candidatos devem ter, menos tempo você desperdiçará. Acredito piamente que você pode ter um relacionamento com alguém, mas também acredito que é preciso ser realista sobre o tipo de relacionamento que a pessoa é capaz de desenvolver com você. No departamento amoroso, a maioria das pessoas procura um parceiro de longo prazo, e, se você for novata, comece daí. Não ceda a posições mais complexas, como amizade colorida, a menos que você seja disciplinada o suficiente para enxergar além da paixão biologicamente induzida, que não se baseia em suas necessidades lógicas. Relacionamentos alicerçados em proximidade, disponibilidade ou solidão mútua não são o objetivo deste livro. Na verdade, eles são inimigos.

Infelizmente, trabalhei com muitas pessoas que cometeram o erro de promover o bombeiro para a sala presidencial só porque ele sabia usar a mangueira. Então, se você tende a cometer esse erro, revise sua lista para a vaga de amante de longo prazo e lembre-se de que sua lealdade precisa ser reservada para o sucesso de sua empresa, não para aquela em que trabalha.

"Não, você não vai postar isso em nenhum lugar", respondi a Pricilla. "Isso é para uso interno e nos ajudará muito, principalmente durante nossa tarefa final, quando você terá de sair com alguém de alto interesse. Um parceiro de alto interesse tem de passar no seu teste dos cinco inegociáveis."

"Esta tarefa vai ser rápida", disse Pricilla. "Vou descrever Matt Barnes."

Esta não foi a primeira vez que Pricilla falou de Matt Barnes, um ex-campeão da NBA que se tornou filantropo e empresário. Em nosso primeiro encontro pessoalmente, ela o identificou como seu tipo ideal e, quando perguntei por que, ela explicou que ele incorporava tudo de sua lista de desejos: bonito, alto, bem-sucedido, caridoso, tatuado e, acima de tudo, era um pai amoroso. Eu não tinha me lembrado disso até então, mas conheci Matt uns anos antes, quando fomos convidados no show de Keke Palmer, *Just Keke*. Eu me perguntei se ele se lembraria de mim, mas, de qualquer forma, valia a pena descobrir...

"Mas, espere, como vamos preencher isso?", perguntou Stephanie. "É na linha do seu padrão negro, alto, bonito?"

"Excelente pergunta." Sorri e indiquei outro quadro branco, que tinha uma lista com 28 características cruciais que integram um relacionamento. Esta é minha atividade favorita absoluta, que desenvolvi após ler *The Science of Happily Ever After*, do Dr. Ty Tashiro. Instruí o grupo a examinar essa lista e a ordenar as características conforme a importância. "As cinco primeiras serão suas cinco inegociáveis, e a ordem das restantes guiará o formulário de proposta de vaga."

Sugiro que todos que estiverem lendo este livro participem desta atividade. Então, vá em frente e organize esta lista conforme o que é mais importante para você em um relacionamento amoroso:

Agradável (fácil de se conviver)

Emocionalmente estável

Apego seguro

Alta procura por novidades (gosta de fazer coisas novas)

Apoiador/feliz por mim

Inteligente

Fisicamente atraente

É responsável por si mesmo

É improvável que fuja das situações (sem apego evitativo)

Tem interesses semelhantes

Tem valores semelhantes

Fala minha linguagem do amor

Tem boas habilidades práticas (cozinhar, limpar, orçamentar, construir etc.)

Quer ter filhos

Sexualmente compatível

Financeiramente bem-sucedido

Charmoso

Engraçado

Confiável

Fiel

Tem fortes habilidades de liderança

Aceita regras/permite que os outros assumam a liderança

Altamente ambicioso

Intelectual/pensador crítico

Se dá bem com meus amigos e familiares

Tem excelentes habilidades de resolução de conflitos

Tem boas relações com os outros

Fala minha linguagem do perdão

Após terminar a classificação, analise seus cinco inegociáveis. Então olhe os cinco últimos. Você vê algum padrão? Além disso, compare seus parceiros anteriores com essa classificação — eles se qualificariam com base no que você sabe agora? Se precisar de um exemplo do produto final deste exercício da vaga de emprego, Deshawn concordou em compartilhar o dela com você.

Descrição da função: *Uma relação de longo prazo*

Localização e expediente: *Tempo integral, máximo de 80km de distância*

Nível de experiência requerido/idade: *25–35, que tenha tido pelo menos um relacionamento longo*

Requisitos básicos (os cinco inegociáveis)

1. Inteligente. *Ele precisa ser bom no que faz.*

2. Tem boas relações com os outros. *Ele precisa ter laços familiares/de amizade profundos.*

3. Sexualmente compatível. *Amo quando alguém me faz sentir sexy. Perceber e sentir que ele me deseja é importante. Quero me sentir vista e valorizada.*

4. Tem valores semelhantes. *É importante que ele saiba lidar com as diferenças. Tenho compaixão pelos outros, e essa é minha visão de mundo.*

146 *O Jogo da Sedução*

5. Financeiramente bem-sucedido. *Ele precisa conseguir arcar com as contas e ainda ficar com uma renda disponível.*

Diferenciais: *Falar minha linguagem do perdão, ter apego seguro, ser fisicamente atraente, falar minha linguagem do amor, ter interesses semelhantes, querer ter filhos, ser confiável, fiel, parceiro, líder, aceitar regras, ser aberto a novidades, bem informado sobre cultura negra/relações de raça, especificamente nos EUA.*

Margem de flexibilidade: *O estilo, beber, fumar, viver com os pais, cuidado pessoal, experiência sexual, religião, raça.*

Candidatos incompatíveis: *Apoiadores do Trump, narcisistas, misóginos, pessoas que são seletivamente respeitosas, que são obcecadas por academia ou por dietas, pessimistas, pessoas que me pressionam para "manter as aparências".*

Benefícios: *Ao trabalhar com Deshawn, você leva: uma pessoa honesta, muito amorosa (eu me adéquo à linguagem do amor das pessoas), religiosa (cristã não denominacional), ambiciosa, solidária, inteligente, que faz excelentes ovos mexidos com queijo, um boquete incrível, aberta a novas experiências, sagaz, beija bem, flexível, fácil de lidar, carismática.*

Descrição da vaga: *Uma mulher independente e aventureira, inteligente no trabalho e devassa no assoalho procura um namorado de tempo integral. Para conseguir a vaga, o candidato precisa ser inteligente, "família" e antenado com o que acontece no mundo. O cargo tem horários flexíveis, muita diversão, caminhadas e um empurrãozinho para você chamar ainda mais o Uber Eats — a menos que queira comer ovos. Ah, deve amar cachorros, e não ser um.*

Se, como Deshawn, você completou este exercício, deve ter uma ideia mais clara do tipo de ocupação da pessoa e do que ela faz em seu tempo livre.

Veja o que conseguimos determinar depois de examinar os requisitos para a vaga de emprego das meninas:

Deshawn queria sair com ela mesma: uma pessoa inteligente, preocupada com questões sociais, voltada para a família e sexualmente versada, que se importava mais com as experiências do que com a estética.

Pricilla estava de fato procurando alguém que fosse vagamente como Matt Barnes.

Stephanie procurava alguém dedicado ao aperfeiçoamento dos outros — como um professor ou personal trainer.

Courtney queria alguém corajoso e forte, com habilidades práticas excepcionais e um orçamento estável. Um bombeiro seria perfeito.

Maya também queria sair com ela mesma, porém queria a versão que ela ainda não vestia: extrovertida, engraçada e corajosa em sua busca por seus ideais.

Embora eu ache que todos devem completar esta atividade (e facilitei seu lado, dando-lhe um template em branco em https://www.thegameofdesire.com/joblisting, conteúdo em inglês), há uma ressalva para quem vive em uma cidade grande e/ou quem planeja se aventurar online. As mulheres do projeto estavam nos dois grupos. Então, para que elas estivessem mais bem preparadas, chamei duas profissionais que admiro: a diretora de marketing da OkCupid, Melissa Hobley, e Meredith Davis, chefe de comunicações do seleto aplicativo de namoro The League.

Meredith entrou em contato por meio do Hangouts, da sede e local de nascimento do The League, em São Francisco. Ela foi a segunda funcionária a ingressar na empresa e disse que logo viu que a vaga era dela quando conheceu o slogan: "Seja sagaz em encontros."

"Então, como fazemos isso?", perguntei após as apresentações. "Como encontrar parceiros online sem que o resultado seja só histórias ridículas para contar aos nossos amigos?"

"The League ganhou a reputação de ser um Tinder gourmet; mas, na verdade, só achamos um mercado para serviços de encontros cujo requisito não é simplesmente ter um smartphone. Então não é só um aplicativo, mas, honestamente, é o melhor em termos de controle de qualidade. E não é só isso: há um monte de recursos para seu perfil, para que você aproveite sua experiência ao máximo. Deveria listá-los, né?!"

"Com certeza!"

Em seguida, conversamos com a CMO Melissa Hobley para discutir como fazer seus aplicativos de namoro trabalharem para você, e não o contrário.

"Em primeiro lugar, as pessoas não podem ter medo de se esforçar", disse Melissa, da sede da OkCupid, em Nova York. "Na OkCupid, na verdade, acabamos de inventar o termo *storking*, que é quando alguém deseja profundamente um relacionamento sério e romântico, mas não faz esforço nenhum." Em vez disso, eles só esperam que o parceiro dos seus sonhos apareça na sua porta.

Como já disse várias vezes, você não obtém grandes resultados em nada sem se esforçar, MAS há uma diferença entre trabalhar pesado e trabalhar de forma inteligente. Melissa nos deu seis dicas profissionais da última opção:

Como Fazer Seu Perfil Trabalhar para Você, por Melissa Hobley

1. **Prepare bem seu perfil.** Passe mais tempo preenchendo seu perfil e você terá menos usuários para eliminar, o que lhe dará maiores possibilidades de ter encontros interessantes. O OkCupid tem mais de mil questões relevantes. Você não precisa responder a todas; mas, para ativar seu perfil, precisa de pelo menos quinze. Meu conselho é responder a todas as perguntas que você puder, preencher todos os campos, mesmo que não sejam obrigatórios, e adicionar pelo menos quatro fotos. Quanto mais preencher, mais certeiros serão seus matches e mais destaque da multidão você terá.

2. **Atualize seu perfil com frequência.** Regra geral de como tirar o máximo proveito de aplicativos de namoro? Escreva bem, edite com frequência. Só porque você fez um currículo uma vez não significa que não precisa ajustá-lo até conseguir o emprego que procura, certo? Então adote a rotina de adicionar uma nova foto pelo menos uma vez por semana e responda a novas perguntas ou aprimore seu perfil a cada cinco dias.

3. **Manipule o algoritmo.** Quanto mais você usar e atualizar o aplicativo, mais o algoritmo lhe mostrará pessoas diferentes; isso porque o objetivo dos aplicativos é conectar as pessoas. Se você não participar muito do aplicativo, será como lhe dizer para parar de priorizar você. Você provavelmente já ouviu falar da pontuação Elo, a classificação interna que os aplicativos de namoro fazem dos usuários. A maioria das pessoas acha que ela se baseia apenas nos likes — não é verdade. A maioria dos aplicativos também considera os likes e rejeições que você dá e a rapidez com que responde aos outros.

4. **Aborde os caras.** As mulheres que enviam mensagens para os caras têm duas vezes e meia mais chances de obter uma resposta. Os estudos da OkCupid mostram que, quando as mulheres começam a conversa, as chances de uma interação de longo prazo são muito maiores.

5. **Saia do transe.** Em geral, o motivo de as pessoas se sentirem esgotadas nesses aplicativos é a desconexão, o que é estranho, já que, mais uma vez, o objetivo deles é conectar as pessoas. Você otimiza a pesquisa — e mantém a sanidade — evitando usar o aplicativo em uma espécie de transe, selecionando ou rejeitando parceiros sem pensar. Então, se você conseguir um ou dois matches, ótimo; mude para a aba de mensagens e dê um descanso do aplicativo.

6. **Esteja aberta a candidatos fora do seu tipo físico.** Houve um aumento sem precedentes dos casamentos inter-raciais, e isso está relacionado ao lançamento do Tinder. Os apps de namoro o ajudam a pensar de forma diferente em relação às pessoas com quem saía, por isso não escolha seu tipo e vá atrás dele. Lembre-se, a prática leva à perfeição. Nem todo mundo será o cara; você só precisa se conectar com pessoas interessantes, o que o ajuda a descobrir o que você quer.

O conselho de Melissa, em particular o último, foi o que me fez adorar minha experiência de buscar parceiros online. Conheci pessoas incríveis, de todas as origens e etnias, que melhoraram muito minha qualidade de vida em Los Angeles e minha impressão dos relacionamentos como um todo.

Como Melhorar Seu Perfil de Namoro, por Meredith Davis

Fotos

Visual: Vista branco ou cores sólidas vivas.

Expressão: Sorria. Deixe o bico para o Instagram.

Comunicação: Não basta suas fotos serem incríveis. Elas precisam contar sua história.

Foto 1: Um close de rosto com contato visual (pense nas capas de revistas).

Foto 2: Foto de viagem/você está saindo do lugar-comum (corpo inteiro, se possível).

Foto 3: Você fazendo algo normal, que ama (comendo, conversando com amigos, pintando, lendo etc.).

Foto 4: Uma foto em grupo, porque comunica muito de você, incluindo sua altura.

Foto 5: Aleatória (você com um animal, em um casamento, uma foto profissional etc.).

Foto 6: Sua foto decisiva. Se há algo peculiar sobre você, que seria um fator decisivo para os outros, coloque aqui para economizar tempo. (Você fuma? Você é extremista em termos políticos?)

Depois de ter selecionado suas seis fotos, pergunte a si mesma: alguém pode me fazer três perguntas referentes a cada foto? Se sim, passe para a seção "sobre mim".

Seção sobre mim

Este é um espaço para dar um gostinho de você. Esta não é sua biografia, portanto resuma (use até 200 palavras), mas não tanto, porque isso demonstra desleixo. Seu "sobre mim" deve ser como uma conversa inicial. Algumas regras básicas:

O que fazer

- Escreva frases que sejam ganchos de conversa (*Nasci em Cali e sei onde comer a melhor carnita*).
- Convide as pessoas a interagir (*Pergunte sobre minha segunda foto...*).
- Mostre o que mais gosta em sua personalidade.

O que não fazer

- Listar requisitos (*Deve ser alto, graduado e amar animais*).
- Listar critérios de eliminação (*Procurando uma trepada? Desiste!*). Primeiro, pessoas assim *nem leem* em apps, então é inútil, e, segundo, quando dizemos o que não queremos, parecemos frustrados e amargos.
- Colocar um link para seu Instagram, em vez de escrever. Se você tem preguiça de escrever, por que acha que as pessoas não terão de abrir outro aplicativo só para conhecê-la?

Elaborando a abordagem

Torne-a relevante

Comente algo específico de que gostou no perfil ou faça uma pergunta. Dizer "ei" é como não dizer nada — na verdade, a maioria dessas mensagens nem recebe resposta.

Que seja curta, mas não evasiva

As mensagens com maiores chances de resposta têm entre 40 e 100 caracteres (novamente, dizer "ei" 20 vezes não dá conta do recado). Algo como "Olá, tudo bom? Vi que foi a Paris. De qual café mais gostou?" basta.

Conheci advogados, artistas, atores, palestrantes motivacionais, todo tipo de pessoa, o que me deu mais clareza do que eu queria! Sei que isso é típico das pessoas que reclamam dos encontros digitais, e é tudo de que você não precisa. Se leu até aqui, você não é mais uma pessoa comum e, definitivamente, não tem uma abordagem típica, então por que não esperar um sucesso atípico?

"Encontros são neutros", eu disse ao grupo depois de nossas conversas com Meredith e Melissa. "Não são bons nem ruins, em essência. Você que atribui, porque — lembre-se — você está no controle da sua realidade."

"Entendo isso, mas eles também não estão totalmente sob seu controle, uma vez que há uma variável, separada de você, envolvida", rebateu Maya.

Usei essa oportunidade para lembrá-las do que elas escreveram em suas fichas de inscrição: Deshawn disse que namorar era estranho, Pricilla descreveu como estressante, Courtney referia como uma oportunidade de ver o pior lado das pessoas e Maya escreveu que ainda estava tentando se convencer de que era digna disso.

"Se vocês conhecessem mulheres que achavam relacionamentos negativos e elas lhes dissessem que estavam decepcionadas com suas vidas românticas, vocês ficariam surpresas?"

"Não", respondeu Courtney. "E, sabe de uma coisa, acho que é hora de começarmos a nos surpreender."

Sorri, muito grata por alguém ter dito isso, porque eu estava cansada de ficar cortando o ceticismo de todas como se estivesse cortando frutas no jogo Fruit Ninja. Eu poderia continuar oferecendo estratégias e soluções, mas elas precisavam mudar sua mentalidade, e a essa altura elas já estavam sem desculpas para fugir. Antes de nos separarmos, motivei as meninas a criar perfis de namoro online usando as fotos que fizemos. Adiantando, fico feliz em dizer que conseguimos uma foto de Maya que ela adorou e já começou a usar "em todo canto".

O importante a observar neste capítulo sobre namoro online é que você não pode adotar uma postura passiva. Você pode se esforçar ou *não* ir para casa (talvez ir para a Apple Store, porque acho um ótimo lugar para encontrar solteiros na vida real, porque é bem iluminado, atrai várias pessoas e proporciona uma atmosfera propícia para se começar uma conversa orgânica). Há apps, como o The League, que prometem fazer parte do trabalho pesado por meio do extenso processo de verificação e da remoção de quem foi acusado de ser problemático, mas nem todos podem pagar ou entrar em plataformas exclusivas. Assim, é melhor adquirir o hábito de fazer isso sozinho, sendo claro sobre o que você está procurando, escolhendo um aplicativo em que seu tipo provavelmente esteja, cuidando de seu perfil e desenvolvendo um sistema eficiente para maximizar sua segurança e otimizar sua experiência.

Este foi o sistema de namoro online que criei e do qual falo para todos meus amigos e clientes:

1. Se der match, tome a iniciativa de puxar papo e faça uma pergunta relacionada ao perfil da pessoa, o que lhe dará a oportunidade de mostrar sua personalidade.

2. Se ele responder de forma favorável, continue o papo fazendo perguntas, de forma sutil, para saber se atende aos seus cinco inegociáveis.

3. Se ele atender a pelo menos dois de seus padrões, ligue para que vocês ouçam a voz um do outro. Não se preocupe, você não precisa dar seu número, o Google Voice dá essa ajudinha!

4. Se a ligação não fluir, tire o match e continue a pesquisa. Se fluir, marque um encontro em um local que esteja a cerca de 10km de seu trabalho ou casa; em parte por segurança, mas também para evitar que você se queime.

5. Antes da data, estime a duração do encontro: *Estou muito empolgada para encontrá-lo hoje às 19h. Tenho um compromisso depois, então vamos evitar atrasos.*

   Nos meus livros, é obrigatório definir um limite de tempo para o primeiro encontro. Primeiro, se quiser eliminar os caras que só querem uma trepada, essa técnica já faz o trabalho. Segundo, não importa o quanto investigue a pessoa antes de conhecê-la, é quase impossível avaliar se terão química até conversarem pessoalmente. A paquera online é como testar uma nova receita:

você precisa conferir se tem todos os ingredientes de antemão, mas, ainda assim, não dá para saber se vai dar caldo, ou química, até estar cara a cara. Mais uma vez, se fizer uma boa triagem, ainda que não dê caldo, você não ficará na mão; você ainda pode adaptar a receita, ou seja, se divertir um pouco com uma pessoa legal. Mas, se você tiver todos os ingredientes certos e também der caldo — está no papo, baby!

6. Ligue para um amigo. Avise a alguém aonde você está indo, com quem e a que horas ele deve ligar-lhe para saber se está tudo bem. Segurança em primeiro lugar, claro. Mas não é só isso: se você precisar de uma ligação para resgatá-la de um encontro ruim, pode usar essa, que já foi combinada!

Você pode estar se perguntando "e daí?". Como você flerta quando sente a química? Como garante um segundo encontro? E, se não quiser ficar caçando no mundo virtual, como chegar à fase de preparar a receita? Essas são excelentes perguntas. Eu sabia que tinha de ir mais fundo do que o Google para dar respostas substanciais para ajudar as mulheres, de todas as classes sociais, a se tornarem mestres de relacionamentos. E, como todos sabemos, o caminho mais rápido para se tornar o melhor é aprendendo com os melhores.

Então, com isso em mente, tenho um enigma para você: o que uma lésbica andrógena, um membro da comunidade da sedução (PUA),* uma atendente de telessexo, uma stripper e uma tricampeã faixa preta têm em comum?

---

* PUA, sigla do inglês *pickup artistry*, é um grupo/método de sedução de mulheres, bastante similar ao que a autora apresenta, para seduzir homens, neste livro. Embora seja bem difundido em certos grupos, alguns o consideram manipulador e controverso. [N. da T.]

Fase Três: Aprenda

PARTE DOIS

——➤ ◄——

*Com uma série de especialistas a
se tornar a mestre da aproximação, da atração,
do flerte e da influência.*

9

FLERTE DE ALTO ESCALÃO

Um pequeno milagre sobre o grupo de mulheres deste programa é que todas têm empregos estáveis e horários previsíveis. Dependendo de onde você mora, isso parece estranho, mas, em LA, os horários das pessoas em geral são tão compatíveis quanto suco de laranja e pasta de dente. Então perguntei a todas se poderiam separar um fim de semana para mim, e, como mágica, lá estávamos (com exceção de Pricilla, que tinha obrigações de mãe) naquela manhã de sábado. Stephanie, Deshawn, Court e Maya sentaram-se no sofá, enquanto olhavam, maravilhadas, para nossa especialista em flerte, Ari Fitz.

Ari não é só uma grande amiga, é também a rainha do flerte e a pessoa mais sedutora que conheço. Ela é uma modelo, criadora de conteúdo digital e cineasta que abraça sua identidade de mulher negra, queer e andrógena, e que compartilha histórias únicas sobre gênero e identidade por meio da moda e da vulnerabilidade. Sabendo que o grupo a amaria tanto quanto a amo, pedi a ela que fosse nos ensinar todos seus métodos de flerte.

"Primeiro de tudo, estou honrada por estar aqui com um grupo tão incrível de mulheres." Ari sentou-se, inclinou-se e uniu as mãos. "Ok, então, antes de dar minha opinião, estou curiosa: o que vocês acham que é o flerte?"

Todas ficaram retesadas e soltaram uma risada nervosa e unânime.

"Ok, posso escolher alguém. Stephanie, parece que você está imersa em seus pensamentos."

"Não, não estou. Não faço a menor ideia, mas chuto que são formas de fazer as pessoas saberem que você tem interesse sexual ou romântico nelas."

"Não tenho ideia de como definir um flerte", acrescentou Deshawn. "Acho que reconheço quando outras pessoas estão fazendo isso, mas como isso sempre foi difícil para mim, não tenho uma definição pessoal."

"Nenhuma dessas respostas está errada, mas vocês estão complicando muito", disse Ari. "Para mim, flertar é uma comunicação com faíscas."

Houve um coro de aprovação. Courtney procurou na bolsa sua fiel coleção de canetas e bloquinhos e anotou essas palavras.

"A primeira coisa que quero ensinar a vocês sobre o flerte é que a intenção é tudo. É muito fácil ser seduzido pela beleza ou carisma de alguém, mas aí você acaba demonstrando sua intenção de fazer com que pessoa incrível goste de você. Quando se aproxima de alguém assim, com suas necessidades expostas, você se coloca em uma enorme desvantagem, porque o flerte precisa de duas coisas para funcionar: confiança e mistério."

Ari disse que, para ser boa no flerte, é preciso primeiro reconhecer que você é uma pessoa foderosa que os outros, por mais atraentes ou legais que sejam, têm a sorte de ter por perto. O pensamento já não é *Fulano gosta de mim?*, mas *Fulano é interessante o suficiente para valer uma conversa?*

"Quando mudei minha filosofia e me livrei da necessidade de ser amada, o jogo mudou. Agora eu não flerto com expectativas, mas é uma rotina, porque isso é bom tanto para mim quanto para os outros", disse Ari. "Flerto quando entro em um Uber, porque a viagem fica mais interessante; flerto no bar, porque só ficar lá sentada é chato; flerto em reuniões de trabalho, porque isso relaxa as pessoas e propicia que as ideias surjam; flerto enquanto espero na fila do banheiro, porque saltitar segurando o xixi não é nada sexy."

"Ok, você flerta o tempo todo, mas o que exatamente você faz?", perguntou Courtney, com a caneta de gel de neon pressionada na página, pronta para riscar.

Ari começou dizendo que a primeira regra do flerte é nunca parecer forçada — e nada denuncia mais artificialidade do que seguir um passo a passo. Mas, diante das circunstâncias, ela chutaria essa regra.

Como Flertar, por Ari Fitz

1. **Postura.** As pessoas reagem de formas diferentes conforme sua postura. Em um encontro, perceba a direção do seu olhar. Você olha para cima, para baixo ou no olho da pessoa? Cada direção comunica coisas muito diferentes no flerte. Como uma mulher queer, confortável com minha masculinidade, se quero dar uma trepada com alguém — sou machão, ou seja, dominante. Se quero ser acessível, me nivelo com a pessoa. Se quero parecer inocente e tímida, demonstro admiração.

   Comentário de Shan: A altura é importante, assim como a forma. Um corpo ereto comunica poder e domínio; um corpo curvado, falta de confiança; e um corpo em estilo S demonstra sensualidade. Sentar-se em S significa tirar proveito das curvas contrastantes, então sua cabeça pode estar inclinada para a esquerda e seus quadris, para a direita; ou o peito, para a esquerda e as pernas, cruzadas para a direita. Como as curvas seduzem de forma inconsciente, crie-as sempre que possível.

2. **Toque.** Depois de perceber que as faíscas de sua comunicação foram bem aceitas, é essencial partir para uma abordagem física. Comece tocando em pontos neutros, como punho, ombro, braços e, se o cara der abertura e tocá-la de volta, toque tronco e coxas. Um toque de alguém que a atrai aumenta a química e as apostas.

3. **Espelhamento.** Não é à toa que dizem que a imitação é a principal forma de bajulação. Quando alguém o copia, está lhe dizendo que você está no caminho certo. Então, agora que sabe disso, se quiser sugerir que está interessado em alguém, espelhe seus movimentos e seu tom.

160   O Jogo da Sedução

4. **Ouse.** Se fazer de difícil instiga, mas também é um desperdício. É muito mais interessante ser a pessoa direta, que fala e age. Claro, se cruzar o limiar sendo afoito e muito acessível, você perde as duas vantagens que discutimos: confiança e mistério. Você precisa ter certeza de que o flerte é recíproco. Então, depois de se entregar um pouco, recue para ver se o cara lhe dá um retorno, antes de entregar mais.

5. **Vá sem pressa.** Desacelere o ritmo de seu discurso e de seus movimentos. Falar e gesticular de forma rápida e errática demonstra nervosismo. E, embora seja até cativante, não é nada sedutor. Quando se trata de flertar, confie nas pausas; você não precisa responder depressa às perguntas. Olhar nos olhos de alguém e encará-lo em silêncio, enquanto você pensa no que dizer, é matador.

"Deixa eu mostrar como isso funciona. Vem cá, Deshawn, me faz uma pergunta!", disse Ari, virando-se toda para ela.

Deshawn gesticulou rápido e juntou as mãos. "Ahn, qual é sua comida favorita?"

Ari sorriu, triangulou seus olhos, depois sustentou o olhar de Deshawn, em silêncio, pelo que pareceu um minuto. "Se você quer uma resposta resumida", disse lentamente, sem desviar o olhar, "acho que..."

Deshawn desatou a rir e escondeu o rosto. "Não sei se consigo falar tão devagar!"

"Sério?", perguntou Ari. "Definir seu ritmo é muito poderoso e — ah, querida, você parece muito estressada."

O riso nervoso de Deshawn de repente se transformou em lágrimas de frustração. "Desculpe", disse ela, fechando os olhos.

"Não, tudo bem, eu quero mesmo entender essa reação. Essa interação está deixando você ansiosa?"

"Não tenho ideia do motivo. Só sei que, assim que começou a falar comigo, fiquei pensando: *Não consigo fazer isso, isso não está ajudando, estou confusa!*"

Ari, profissional que é, deslizou na cadeira e colocou a mão no joelho de Deshawn. "Não fique confusa nem ansiosa, está bem? Não tenho nenhuma intenção ou expectativa oculta com você, então, seja qual for a pressão que você colocou nessa interação, tire-a. Olha, todas estamos aqui tentando encontrar o amor, criar um propósito, fazer uns amigos e dar umas gozadas. E agora somos apenas duas pessoas conversando, não há nada além disso."

Depois que Ari foi embora, fiquei um pouco frustrada. Fizemos um trabalhão maravilhoso e inovador, e, ainda assim, as meninas pareciam escolher manter os maus hábitos, em vez de tentar adotar os novos. É verdade que todas levaram mais de 20 anos para se tornar quem eram, então mereciam algumas semanas para se apossar de quem deveriam ser. Mas, ainda assim, eu esperava ver um pouco mais de progresso.

NO ENCONTRO SEGUINTE, FIQUEI MUITO GRATA POR TODO O GRUPO ESTAR presente, pois seria um encontro crucial. A pickup artistry (PUA) é algo de que falo muito, porque, de muitas maneiras, eu a estudo. Antes de começar meu programa, *Shan Boody Is Your Perfect Date* ["Shan Boody É a Namorada Perfeita", em tradução livre], li todos os livros possíveis sobre o tema, incluindo os principais textos recomendados. Vasculhei fóruns online e assisti a muitos vídeos no YouTube. Eu queria dar ao grupo a mesma oportunidade de aprender com a comunidade PUA, então procurei JT Tran, o "Asian Playboy" e criador do campo de treinamento ABC da atração, para nos ajudar.

Mesmo que pareça estranho pedir ajuda a um coach de relacionamentos homem, senti que havia uma semelhança impressionante entre os homens treinados por JT e as mulheres com quem eu estava trabalhando. As mulheres de meu grupo sentiam que não recebiam o mesmo amor que todos os outros, e, de acordo com um estudo de 2014 da OkCupid,[1] os homens asiáticos são considerados o grupo étnico/gênero menos desejável. Sim, seria ótimo se o caminho da intimidade significativa fosse igualitário, mas a verdade é que, para alguns, a escalada tende a ser mais íngreme, e é por isso que programas como o meu, assim como aulas como as de JT, precisam existir.

Como JT explicou: "Há uma grande diferença na forma como um homem branco hétero, que tem privilégios e uma preferência condicionada no mundo dos relacionamentos, abordaria alguém em relação às minorias. Há diferentes obstáculos, diferentes normas culturais usadas para abordar, diferentes pontos fortes para destacar — em suma, é bem diferente."

Mas, apesar dos obstáculos, JT deixou claro que precisávamos nos sentir mais, não menos, motivados e merecedores de sucesso. "Esta é sua vida. Você pode estar no banco do carona, esperando que algo aconteça. Ou pode dirigir seu destino, o que significa ir atrás do que você deseja ou se colocar em uma posição que atraia isso. De qualquer forma, você não pode simplesmente esperar e torcer pelo melhor destino, ou não estaria aqui."

JT ministrou um workshop centrado em se tornar acessível e em abordar as pessoas. Ele deixou bem claro que atrair as pessoas é uma habilidade que se aprende e, apesar do que sua avó pensa, pode ser adquirida por mulheres.

"Se alguém se aproxima de você, é porque está confiante com essa habilidade; é como andar de bicicleta. Mas só saber andar de bicicleta não garante que a pessoa será um ótimo namorado. Então, se você não está acessível e a pessoa por quem se interessa não se aproxima, talvez não seja porque ele não está interessado, mas com medo da rejeição, assim como você."

A solução? As mulheres precisam facilitar a aproximação de estranhos — independentemente do gênero desejado.

Como Se Tornar Acessível, por JT Tran

1. Fique em uma área de baixa circulação.

2. Posicione seu corpo em direção ao seu alvo, independentemente da distância entre vocês; direcione sua pélvis para a dele.

3. Faça contato visual, sustente e repita. As pessoas fazem contato visual com quem acham atraente três vezes, com um intervalo de três segundos entre cada uma delas.

4. Adote uma linguagem corporal aberta. Isso significa sorrir, descruzar os braços, inclinar-se, inclinar a cabeça e, se estiver de bolsa, deixá-la abaixada, para não parecer que você está saindo.

5. Quando estiver em grupo, sempre posicione-se do lado de fora ou de trás, para facilitar a conversa. Se estiver em um grupo que inclua uma pessoa masculina ou dominante, não a deixe cobrir você.

Dica: divirta-se e seja brincalhão, porque as pessoas são atraídas por pessoas felizes!

Como Se Aproximar das Pessoas, por JT Tran

1. **Peça opinião.** As pessoas adoram dar suas opiniões, então tire vantagem disso. Trate-as como autoridade em um determinado tópico. Se estiver em um bar, pergunte qual é a melhor bebida; se estiver na academia, pergunte qual aparelho usar para atingir determinado objetivo. Esse tipo de pergunta também pode ficar mais complexo e interessante. Há várias direções que você pode tomar seguindo esta linha: "Você parece sensato. Será que consegue resolver um debate que estou tendo com minha amiga?"

2. **Faça uma leitura a frio.** Uma leitura a frio é uma declaração que você faz sobre uma pessoa para parecer que você a conhece mais do que realmente conhece. Como as pessoas anseiam por ser compreendidas,

> uma boa leitura a frio pode esquentá-las no ato. Se ele for um cara que se destaca da multidão, tente: "Você não parece ser de L.A., você é muito autêntico." Se ele for muito introspectivo, tente: "Desculpa dizer, mas você parece muito observador e perspicaz. Gosto muito disso."
>
> 3. **Elogie.** Uma palavra amável vale mais do que mil! Seja o que for que a tenha atraído para a pessoa, qual é o problema em chegar e falar? O pior que pode acontecer é ele dizer obrigado. E se ele for rude, pense como um grande favor a si mesma por não ter perdido uma noite, que poderia ser boa, cobiçando a pessoa errada.

"Alguém quer praticar? O Dan aqui vai encenar com vocês", disse JT, dando um passo para o lado.

O copiloto de JT, "Capitão" Dan Hyun Kim, deu um passo à frente e sorriu calorosamente. Ele usava um blazer azul, uma camisa rosa e calças creme. Se o termo "sensação asiática" foi criado para alguém, foi para Dan!

Pricilla se posicionou na frente dele, sorriu e disse: "Você sabe se esse lugar lota mais tarde?"

Dan enfiou as mãos nos bolsos e sorriu de volta. "Bem, depende. De que tipo de música você gosta?"

"Dancehall", disse Pricilla. "Não sei dançar, mas amo assistir."

"Você sabe o que é louco? Também não sei dançar, mas fiz uma aula de salsa ontem."

"Nossa, você é muito corajoso", disse ela, tocando seu ombro. "Não sei se eu faria algo do tipo."

"Bem, que tal esta ideia", disse Dan, ajeitando-se com Pricilla. "Sou iniciante, você é iniciante, então por que não fazemos uma aula de dança juntos um dia?"

"É...", disse Pricilla, com timidez, enquanto inclinava o corpo na direção de Dan. "Fazemos essa aula, e você ri de mim, e eu, de você? É um bom acordo."

"Perfeito", interrompeu JT. "A quantidade certa de autodepreciação, mas ainda confiante. Você brincou, tocou, estava convidativa e continuou a conversa, o que lhe permitiu encontrar um jeito natural de levar as coisas adiante. Você é profissional nisso!"

Pricilla fez uma pausa e parecia estar prestes a adotar o comportamento habitual: negar o elogio e manter sua lealdade à introversão. Mas, em vez disso, deu um sorriso travesso e disse: "É, talvez eu seja."

Amei a aula com JT e, mais ainda, como foi uma oportunidade para Pricilla ver como chegara longe, mas eu sabia que ainda havia algo faltando. Nós tínhamos aprendido muitas habilidades, mas havia um elemento de TI que ainda não estava em jogo. Algo que tornaria suas técnicas perfeitas, sem esforço e... bem, mais sexy.

Estranho, não é? Eu me sustento falando sobre sexo, e mesmo em um livro sobre sedução, há poucas referências a isso. Na verdade, é apenas por uma questão logística; você não precisa saber como converter alguém só com o poder da sua língua para viver uma vida amorosa plena. Talvez em um próximo livro eu pense nisso, mas o tipo de sexo que percebi que precisávamos aprender nesse estágio não tinha nada a ver com mãos, genitais, boca, pés, bochechas, coxas, períneo, ponto G, ponto A, ponto C, ponto U ou axilas — sim, axilas, mas, como eu disse... outro livro. O que o grupo precisava dominar agora era a sutil arte da sedução mental.

Para nos ajudar na empreitada, queria alguém que ganhasse a vida com conversas e sexo, então procurei Nicole Thompson, uma atendente de telessexo (conhecida na área como atriz de telefones), para pegar algumas dicas rápidas. Nicole me familiarizou com seu método, o que incluía um resumo sobre fetiches, um workshop sobre uma boa narrativa e, é claro, um intensivo sobre como encontrar o tom certo para sua voz.

"Quando você quer começar a fazer sexo com a voz, o segredo não são as palavras que usa, você tem que aprender a diminuir bastante a velocidade e suavizar o tom", disse Nicole, enquanto demonstrava. "Se tiver uma voz rouca, use-a; se sua voz é de ninfeta, explore-a, porque alguns dos meus clientes ficam malucos com isso."

166 *O Jogo da Sedução*

Fui a vários fonoaudiólogos para trabalhar meu tom de autoridade, mas nunca tinha pensado em procurar um treinador para falar com sensualidade! Nicole me fisgou, mas o que aconteceu depois acabou comigo.

"Mas, o principal, é que precisa se sentir sexy para falar de forma sexy. Claro, sou multitarefas, mas acho difícil entrar no personagem e falar: *Aaaah, adoro quando você chupa os dedos dos meus pés...* se estou dobrando a roupa lavada com um gorro na cabeça. Então, se você estiver falando com sua paixão por telefone, por que não se sentar à luz de velas e passar o dedo na borda de uma taça de vinho enquanto conversa? Como atriz de telefones, meu trabalho é fingir que estou cheia de tesão, mas, se você já gosta de alguém, tudo o que precisa fazer é estimular seus instintos."

Nicole disse que o maior erro que as pessoas cometem quando se trata da voz é não prestar atenção nela, então parecem mais zangadas do que brincalhonas ou receosas, em vez de parecerem interessantes e convidativas. Então perguntei a Nicole qual era a melhor maneira de inserir sutilmente o sexo em uma conversa muito fria. Achei a resposta dela um pouco fora da realidade, mas, quem sabe, ela estava certa.

"Quando não estou trabalhando e quero ter uma conversa excitante, pergunto: *Então... quando foi a última vez que você trepou?* Vocês ficariam surpresas como isso funciona quase sempre."

As outras meninas não puderam participar dessa ligação porque a rotina de Nicole era invertida à delas: ficava em casa durante o dia e trabalhava à noite e madrugada adentro. Então anotei suas recomendações e gravei a conversa para as meninas. Como foi muito louco, mandei no nosso bate-papo em grupo um clipe de Nicole atuando enquanto chupava os dedos.

Minutos depois, Deshawn mandou uma mensagem: *Quando o áudio do seu smartphone está alto no meio de uma biblioteca silenciosa* ☹

Oops.

Em seguida, eu queria dar um passo além, mostrando a elas como ser uma pessoa que transborda sexo. Fiz uma postagem em minhas redes sociais procurando alguém que trabalhasse com entretenimento adulto, mas acabei encontrando alguém ainda melhor: uma stripper chamada Nina Ross, que ensinava a outras strippers como levar seu ofício ao próximo nível, ganhando mais dinheiro e conquistando mais negócios com sua personalidade. Bingo. Marquei com Nina e reuni minha tropa.

NINA, QUE É UMA STRIPPER DE ALTO ESCALÃO, ENTROU TODA SE QUERENDO NO meu apartamento, fazendo jus a seu apelido. Usava uma camisa preta, tutu preto e saltos de plataforma cor-de-rosa que pareciam mais altos que Wiz Khalifa. As meninas olharam para ela com os olhos arregalados, algo com que ela brincou, claro. Ela sentou-se na melhor iluminação que minha sala de estar tinha a oferecer, depois começou a brincar com o rabo de cavalo e se inclinou para a frente, de modo que suas duas características mais proeminentes, olhos e seios, ficassem no centro do palco. Maya parecia fascinada; Stephanie, curiosa; Pricilla, impressionada; Deshawn estava com uma expressão indecifrável; e Courtney parecia confusa. O melhor de tudo, Nina não julgou ninguém; ela parecia deliciar-se com a própria companhia, o que a tornava uma delícia de assistir.

"O principal objetivo de uma stripper é capturar, fisgar e manter um cliente no clima pelo maior tempo possível. Na minha opinião, essa mentalidade não é útil só no clube; toda mulher deve saber como criar conexões das quais ela está no controle", disse Nina.

"Como você assume o controle das conexões sem muito esforço?", perguntei.

"Fácil. Você faz o primeiro movimento, escolhe o tópico e controla para onde a conversa vai. Se alguém disser algo estúpido, mas você perceber que não significa nada, não se ofenda. Em vez disso, recupere o controle, abordando o comentário e redirecionando a conversa para onde você deseja. Direção e direcionamento. Essa é a fórmula da lábia."

"E se você não estiver acostumada a liderar conversas?", perguntou Stephanie.

"Você começa a praticar", respondeu Nina, clara como água.

Nina saiu, e todas ficaram para trás por um tempo, para digerir sua presença. Se as pessoas a amavam ou a odiavam (correção: ninguém a odiava, mas odiavam sua autoconfiança), ficou nítido que nenhuma de nós jamais esqueceria a stripper de alto escalão. Rezei em silêncio para que elas não se esquecessem de suas lições, também. Nina era uma sedutora experiente, que não usava suas táticas só no clube. Da mesma forma que Ari comentara sobre flertes, essas técnicas eram cartas na manga que ela levava o tempo todo.

Nina era um grande exemplo de alguém que entendeu o poder de sua presença e o usava. Mas com os grandes poderes vêm as grandes responsabilidades, já dizia o Tio Ben, do *Homem-aranha*. Honrar e respeitar a maravilha de seu corpo inclui saber como protegê-lo.

EU ESTAVA EXTREMAMENTE EMPOLGADA E, AO MESMO TEMPO, TRISTE PELA próxima aula. Nós cinco — um grupo cuja única intenção era encontrar conexões significativas com pessoas legais — fomos juntas para Foxy and Fierce, o centro de treinamento de defesa pessoal para mulheres, fazer umas aulas, porque, infelizmente, é crucial saber como proteger mais do que o coração no atual cenário dos relacionamentos.

O movimento #MeToo, contra assédio e agressão sexual, cuja necessidade é algo desolador, deixou claro que, como sociedade, lidamos com duas definições muito diferentes de consentimento. A maioria de nós entende que o consentimento é um simples sim empolgado! Mas há muitos que acreditam que estar presentes e consentir é equivalente. Ciente dessa realidade, eu não poderia mandar essas mulheres para o mundo sem terem noção e preparo para o pior.

De acordo com a RAINN, a maior organização relativa à violência sexual do país, a cada um minuto e meio uma pessoa é agredida sexualmente nos Estados Unidos.[2] E um estudo realizado pela http://www.stopstreetharassment.org/ indicou que 81% das mulheres entrevistadas haviam sido vítimas de agressão sexual.[3] Preciso que você releia este parágrafo sem ver números. Preciso que veja o rosto das pessoas a que esses números se referem: suas irmãs, melhores amigas, assistentes, médicas e heroínas. Fazer aulas de defesa pessoal, principalmente para mulheres de até 34 anos, o grupo-alvo, não é só uma boa ideia. Em face dessas estatísticas, é um requisito. Claro, fazer algumas aulas, ou ler sobre as manobras, não é um impedimento real à agressão, mas é melhor do que nada em uma emergência.

Há poucas pessoas que entendem isso melhor do que Crystal Greene, proprietária e criadora das aulas básicas de defesa pessoal do Foxy e Fierce. Crystal é faixa preta de terceiro grau na Organização Mundial de Karatê Seido. Ela é instrutora de Kickboxing certificada e tem formação em Muay Thai e Krav Maga.

Após assinarmos os termos de responsabilidade e pegarmos nosso lugar no chão, Cristal e o marido nos cumprimentaram e começaram os trabalhos.

"Esta aula não vai fazer de você uma mestre em defesa pessoal, mas pode lhe dar a confiança que salvará sua vida", começou, com os braços cruzados, igual à Mulher-maravilha. "Os agressores só atacam as pessoas que eles acham que são incapazes de revidar, e que, depois de hoje, não será mais você."

Crystal nos ensinou movimentos desde o martelo até o de arrancar os olhos (meu favorito e o melhor que um lutador inexperiente pode utilizar contra um agressor muito maior). Ela e o marido continuaram explicando usando almofadas, e cada uma de nós praticou o movimento até dominá-lo. Courtney não se fez rogada, derrubando o marido de Crystal algumas vezes no chão, mas o resto do grupo ainda parecia hesitante.

"Você tem de se comprometer com o movimento", alertou Crystal. "Lembre-se, na vida real tudo isso acontece em questão de segundos. Em um momento, você está conversando com seu paquera, e no outro, ele a atacou. Você não terá tempo pra pensar, apenas aja. Então, enquanto pratica, *realmente AJA!*"

O marido de Crystal fez um movimento de "vem cá" para Maya. "Vamos lá! Coloque as mãos em posição de martelo sobre sua cabeça e use a força de suas pernas para trazer os punhos com tudo!"

Maya deu um passo à frente, decidida, e bateu com tanta força, que senti nos meus tímpanos. Depois disso, era como se todas as outras tivessem tido permissão para deixar tudo sair. Chutamos, escapamos, martelamos e

Guia da Conversa Matadora da Stripper, por Nina Ross

Avalie o clima. Nunca seja surpreendida ou vítima do mau humor de alguém. Sempre observe antes de tomar uma iniciativa. Ele está com pressa/parece frustrado? Ou está relaxado e se mostrando amigável com os outros?

Invada seu espaço. Se quiser entrar na cabeça de alguém, invada sua bolha. Posicione-se perto da pessoa, caminhe e chame sua atenção.

Contato não verbal. Há três coisas que você deve fazer antes de sua abordagem, e cada passo precisa de reciprocidade: 1) contato visual; 2) sorriso; 3) um gesto. Seu gesto pode ser uma onda, você pode apontar, esticar a língua ou esconder seu rosto timidamente. O que importa é que você estabeleceu um relacionamento antes mesmo de ter dito uma palavra.

Aproximação. Se seguiu os primeiros passos, sua presença já foi anunciada, então preste atenção em como ele responde à sua aproximação. Pense o seguinte: quando você está em um restaurante e vê sua comida chegando, fica mais ereta e abre espaço; é uma ação inconsciente, além da nossa alçada. Então, você percebe que ele abriu espaço para você?

Comece com uma pergunta. Quando se aproximar, faça uma pergunta. Se ele não fizer outra de volta, saia educadamente. Isso mostra que ele é egoísta ou inseguro. De qualquer forma, você terá de fazer mais esforço do que vale a pena para obter algo significativo em troca. Se ele fizer uma pergunta de volta, pergunte se pode conversar ou se juntar a ele. Quando você respeita alguém, ele o respeita (exemplo: Você: "Você está esperando o happy hour começar, como eu?" Ele: "Não, a vida é muito curta para esperar. O que você está bebendo?" Você: "Um mojito. Posso ficar com você?").

Fuja do convencional. Depois de se juntar a ele, evite o papo-furado. As pessoas querem alguém que assuma o controle e lidere as conversas. Então seja esse líder. Faça perguntas sobre um tópico que lhe interesse, porque as pessoas adoram dar opiniões. Como bônus, faça alguém se sentir especial dizendo que você escolheu falar com ele por causa de uma qualidade que tenha: "Você é um amor. Posso te fazer uma pergunta que só faço para pessoas assim?"

Puxe assuntos de strippers. Fale sobre as tentações da vida: comida, sexo, fantasias, álcool, humor ousado e extravagâncias financeiras. As strippers não têm medo de falar sobre o lado mais ousado do ser humano, porque isso dá à outra pessoa a oportunidade de relaxar e se divertir. Se você quer ser memorável, certifique-se de levantar tópicos incomuns ou sexy (por exemplo: Você: "Estou pensando em pedir algo. Já pediu alguma coisa em um bar comparável a uma boa gozada?" Ele: "Não sei, nunca comparei meu orgasmo com um cardápio, e agora estou pensando nisso." Você: "Bem, talvez você não tenha visto o cardápio certo ou faz coisas muito selvagens no quarto. De qualquer forma, você não respondeu à minha pergunta. Qual foi a melhor comida de bar que já comeu?"). O truque é ser brincalhona, espirituosa e leve. Você não precisa exagerar com conversas sobre sexo, mas lembre-se também de que falar sobre algo não é um acordo verbal — se fosse, todos seríamos milionários.

Quebre a barreira física. Sempre, a toda hora, em todo lugar — faça dessa sua meta. Mas certifique-se de avançar com consentimento. Tudo fica muito mais sexy quando você olha alguém nos olhos e diz: "Você se importa se eu tocar sua camisa? Ela parece tão macia!" As strippers sempre tocam o pescoço, porque é uma área muito sensível e neutra, e você deveria tocá-lo também.

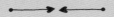

cercamos até que a aula de uma hora derretesse junto com nossos complexos de donzelas.

As técnicas de defesa pessoal a seguir são potencialmente perigosas e fornecidas apenas para fins informativos. Elas nunca devem ser substitutas das instruções reais de profissionais qualificados, como Crystal. Também não há garantia de que o uso dessas técnicas será bem-sucedido na prevenção de lesões em qualquer situação. Tenha em mente que a imposição de dano corporal às pessoas é crime, a menos que haja uma justificativa legal, que varia de acordo com a jurisdição.

Golpes em Áreas Vulneráveis

As áreas vulneráveis do corpo devem ser seu foco imediato no caso de um ataque. Os contra-ataques focados nesses pontos atordoarão ou debilitarão seu agressor, dando-lhe tempo para fugir. Embora a área da virilha seja um alvo popular, é também uma que a maioria dos atacantes prevê que você tentará atacar. Então, tente estas:

Nota: Os olhos, o nariz, a garganta e a virilha são os alvos mais vulneráveis.

Nota: Para formar a empunhadura, enrole os dedos firmemente, com o polegar para fora (nunca para dentro) dos dedos, perto da primeira junta.

1. **Os olhos:** Existem três técnicas altamente eficazes: um chicote de dedo leve, um ataque de empurrar/cutucar ou uma flexão de seu polegar no canal lacrimal, porque isso esmaga, ou desaloja, o globo ocular.

   Quando usar. Se alguém nos aperta o corpo contra o chão, com as mãos em volta de nosso pescoço, nosso instinto é tentar remover suas mãos. Em vez disso, agarre o rosto da pessoa com as duas mãos e enterre seus polegares nos canais lacrimais, empurrando o rosto do atacante para longe, enquanto move os polegares para baixo, até atordoá-lo por tempo suficiente para que você consiga fugir.

2. **Têmporas:** Essa é a área logo acima das maçãs do rosto e sob a linha do cabelo. Um golpe de martelo aqui atordoa o atacante. Para acertá-lo, empunhe sua mão como se fosse dar um soco e, em seguida, acerte o alvo lateralmente, com o interior do punho.

Quando usar. Se alguém agarrá-la de frente, golpeie sua têmpora. Se ele não a soltar, dobre os joelhos, pule e martele os rins. Continue golpeando para atordoá-lo e conseguir fugir.

3. **Base do crânio:** Bem onde a parte de trás do pescoço e da cabeça se conectam é uma área vulnerável, porque o tronco cerebral se localiza ali. Se um agressor estiver em cima de você, martele com o punho nessa área. Para isso, empunhe a mão como se fosse dar um soco, levante-a acima da cabeça e soque para baixo, diretamente no alvo, usando todo seu peso corporal.

Quando usar. Se alguém tentar levantá-la ou jogar o corpo contra você, faça um punho de martelo com a mão solta e direcione toda sua força até a base do crânio. Isso também pode ser usado como um movimento secundário. Por exemplo, se der um soco em alguém ou atacar sua virilha e ele se debruçar, acerte a parte de trás do crânio para ter mais tempo para fugir.

4. **O nariz:** O nariz é uma parte do corpo extremamente frágil. Como é muito vulnerável, pode ser atacado com socos, punho de martelo, mão de cumeeira (o lado da mão onde fica o mindinho), calcanhar de palma (o interior do punho), cotovelos e cabeçadas.

Quando usar. Se alguém agarrá-la pela frente, flexione o pulso para trás, abra a mão e enrole os dedos, expondo o calcanhar da palma da mão. Dirija o calcanhar da palma sob o nariz do atacante, causando dor extrema, inchaço e rasgando os olhos. Continue a golpear o nariz e a virilha para fugir.

174 O Jogo da Sedução

5. **As orelhas:** Golpes nos ouvidos, especialmente com a palma da mão aberta, atordoam o agressor, acabando com o equilíbrio interno das orelhas. Esse movimento é mais bem usado quando é seguido de um ataque secundário, para lhe dar tempo suficiente para fugir.

   Quando usar. Se alguém agarrá-la pelo punho, abra sua mão livre e coloque-a sobre o ouvido. Ou faça um punho com a mão solta e bata no ouvido, seguido de vários golpes nas têmporas, rosto e virilha, para fugir.

6. **O queixo e a mandíbula:** No boxe, há um motivo para os competidores protegerem o queixo: uma pancada na área resulta em um nocaute imediato, sacudindo o cérebro contra o crânio. Socar alguém no queixo é chamado de "botão de desligar". Mas tenha cuidado para evitar a boca, porque bater em dentes afiados danificará suas mãos.

   Quando usar. Se alguém agarrá-la por trás, dobre os joelhos e vire o corpo em sua direção. Ao mesmo tempo, balance o cotovelo sob o queixo, usando toda a força das pernas. Continue a lançar cotoveladas e golpes de martelo na mandíbula, pescoço e rosto para fugir.

7. **Laterais e parte de trás do pescoço:** Para sufocar alguém, o movimento óbvio é atacar a traqueia, agarrando-a e apertando, mas isso requer muita força. Outra forma de estrangulamento ocorre com a compressão das artérias carótidas (nas laterais do pescoço), que fornecem oxigênio ao cérebro. Agarre as laterais do pescoço e empurre-as para dentro até que o atacante perca a consciência.

   Quando usar. Você pode atacar as artérias carótidas se imobilizar o agressor. Mas se alguém agarrar seu pescoço por trás, levante o braço esquerdo, girando bruscamente em direção a ele e empurrando o cotovelo para baixo, para quebrar o braço. Em seguida, faça um punho e soque a lateral do pescoço; adicione uma joelhada na virilha para fugir.

8. **Cabelo:** Quando você segura o cabelo de alguém, controla sua cabeça, então agarre-o e faça um ataque secundário para debilitá-lo.

> *Quando usar.* Se alguém agarrá-la pela frente, com os braços ao redor da cintura e o rosto perto do peito, estique a mão até a parte de trás do pescoço, até o topo da linha do cabelo. Com os dedos bem abertos, feche o punho, puxando para baixo e expondo o pescoço. Faça um punho com a mão solta e soque para cima, no nariz ou na garganta, para fugir.
>
> 9. **Clavículas:** A clavícula é um osso longo entre os ombros e pescoço. Ele se destaca como um guidão, que você pode usar em um ataque, cravando as unhas nele e puxando-o para baixo.
>
> *Quando usar.* Se alguém segurá-la peito contra peito, insira os dedos no vão entre o pescoço e a clavícula e use todo o peso de seu corpo para puxá-lo com força para baixo.

Mesmo abordando muitos pontos, Crystal nos garantiu que havia muito mais a aprender. Ela nos informou sobre uma série de cursos que ministrava na Foxy and Fierce, todos destinados à segurança das mulheres. Antes de sairmos do estúdio, praticamos nossos movimentos favoritos e fomos em direção ao estacionamento, então percebemos que Maya não estava mais conosco. Nós nos viramos e a vimos na porta da frente, com uma das mãos cobrindo a boca e a outra contra o peito. Voltamos para ver o que acontecera.

"Vocês não viram quem está aqui?", perguntou ela.

Todas trocamos olhares vazios. Claro, quando Crystal estava encerrando a aula, entrou uma mulher com cabelo loiro curto, mas não a reconheci, então mal reparei.

"Vocês estão de sacanagem?", disse Maya e colocou a mão na testa. "*Crepúsculo, American Ultra, Branca de Neve?*"

"Ah, nossa! Era Kristen Stewart?", soltou Stephanie.

Maya se abanou, como fazia quando ficava fora de si, e assentiu ferozmente com a cabeça. "Sabe quando Ari perguntou quem são nossos crushes? Bem, é ela, não tem pra ninguém. Mal estou conseguindo pensar!"

"Vá lá dar um oi, Maya. Ela está sozinha", cutuquei.

"Não. Não consigo."

"Por que não? Finja que quer um cartão de visita dela e puxe um papo casual. Você não precisa dizer nem fazer nada elaborado."

"Não consigo", repetiu ela.

O grupo começou a incentivá-la. Ela me olhou como se pedisse para sairmos, mas me recusei a deixar sua desagradabilidade e ansiedade vencerem a batalha. "Tudo bem. Você se importa de voltar lá e trazer uma lista de aulas pra mim, por favor? Eu me esqueci de pegar e quero muito voltar."

Maya exalou bruscamente. Ela me olhou, eu a encarei. Então ela se virou, marchou de volta para a porta e desapareceu dentro do estúdio. Depois disso, nunca mais vi a versão frágil de Maya.

Voltamos ao meu apartamento para o último curso, liderado por *moi*. Como mencionei, a melhor coisa que fiz em minha pesquisa sobre PUA foi ler os textos recomendados, o que me ajudou a aprimorar minhas táticas de sedução e a identificar quando pessoas mal-intencionadas tentavam me desafiar. Dos livros recomendados, meus favoritos foram *Methods of Persuasion*, de Nick Kolenda, e *Influência*, de Robert Cialdini. A arte da comunicação é vista como algo abstrato, mas essas obras me ensinaram que ela é uma lapidação. Você precisa definir seus objetivos, e de material de qualidade e muita paciência para chegar lá.

Se usar o poder da influência em relacionamentos para formar conexões genuínas com alguém incrível, ele será um catalisador útil. Por outro lado, se seu objetivo é manipular as pessoas para passar o tempo, também funciona. Então, antes de mergulharmos em minhas técnicas favoritas, que, posso dizer sem demagogia, me deram o marido dos meus sonhos, preciso fazer um alerta: a influência é uma faca. Ela pode ser usada para esculpir algo maravilhoso, mas também para destruir algo vulnerável. Por esse motivo, tenha muito cuidado com suas intenções antes de utilizar qualquer uma das técnicas a seguir. Incluí meu alerta sobre os usos irresponsáveis destas mesmas técnicas para que você identifique idiotas e lhes dê logo um pé na bunda.

Como Influenciar as Pessoas e Fazê-las Voltar

Demonstre valor. Assim que começar a interagir com alguém desconhecido, procure oportunidades para mostrar por que sua presença é crucial.

Como usar em encontros: Quando você aborda potenciais parceiros (o que recomendo muito que faça), demonstrar valor justifica sua aproximação, porque deixa claro que você está ali para tornar a vida dele melhor. Você pode conseguir isso ensinando-lhes algo novo, realizando um ato de serviço, dando-lhe um presente, aumentando sua confiança ou fazendo-o rir.

Como pessoas com más intenções fazem: Culpa. *Posso pagar uma bebida pra você, querida?* vira sinônimo de *Posso ficar por aqui uma meia hora?* Quando a demonstração de valor é bem feita, é menos óbvia e não tem expectativas embutidas. Os meios devem justificar o fim para todas as partes envolvidas.

Demonstre vulnerabilidade. Embora nos digam para esconder nossas fraquezas, revelá-las de maneira construtiva é muito poderoso, porque 1) dá às pessoas uma pista de como agregar valor para você; e 2) as pessoas valorizam a autenticidade, e nada demonstra isso melhor do que a vulnerabilidade.

Como usar em encontros: Em uma conversa pertinente, fale de algum problema que está tendo e peça conselhos ao seu parceiro. As pessoas adoram dar suas opiniões e se sentir necessárias, portanto aproveite e ainda ganhe umas dicas válidas por tabela! A pergunta "Ei, me dá sua opinião sobre um problema?" é um ótimo catalisador de intimidade.

Como pessoas com más intenções fazem: Simpatia exagerada. Exagerar, fingir ou se aproveitar das pessoas, para fazê-las se sentirem mal a ponto de satisfazê-la de alguma forma, só resulta em conexões breves e falsas. Se alguém precisa de muito apoio emocional mas não tenta retribui-lo, é um aproveitador da boa vontade alheia.

Favores. Parece lógico que fazer um favor a alguém seja uma forma de aproximá-lo, mas os psicólogos também acham que levar alguém a lhe fazer um favor é uma maneira eficaz de fazê-lo gostar de você.

Como usar em encontros: Use esta técnica para iniciar uma conversa com um parceiro pedindo-lhe algo neutro (segurar seu casaco enquanto você vai ao banheiro, passar um guardanapo, resolver um enigma para você etc.). Depois de concluírem a tarefa, procure uma maneira de pagar a dívida, a fim de consolidar a conexão.

Como pessoas com más intenções fazem: Fingimento. As pessoas gostam de parecer coerentes. Assim, se ela lhe disse "sim" uma vez, é provável que diga de novo. Alguém fingido lhe pede um pequeno favor, o retribui e, depois, pede o grande favor que tinha em mente o tempo todo.

Crie intimidade. A fim de construir um relacionamento com alguém, você precisa compartilhar histórias, mas como fazer isso com alguém que acabou de conhecer? Você encontra algo em comum o mais rápido possível e relaciona suas experiências às dele. Outra ferramenta eficaz para criar intimidade é compartilhar um segredo ou criar piadas internas.

Como usar em encontros: Assim que encontrar um parceiro, descubra o que vocês têm em comum e explore esse tópico. Descobrir semelhanças é uma maneira fácil para criar brincadeiras, acabar com a falta de jeito e começar uma conexão genuína. Aconselho as pessoas a criar apelidos e piadas internas de forma natural, mas o mais rápido possível, porque isso cria um histórico único e compartilhado.

Como pessoas com más intenções fazem: Manipulação. Criar intimidade com alguém é uma ferramenta usada para diminuir suas defesas em caso de ataque. Cuidado com as pessoas que apontam semelhanças entre vocês de formas forçadas ou falsas.

Escassez. Há um motivo para as lojas online informarem que há apenas X quantidade de um produto — porque, quanto menos estiver disponível, mais valorizamos e queremos garantir a aquisição.

Como usar em encontros: Não é que você deva se esforçar muito; é que, como solteira, sua disponibilidade é *limitada*: tem família, amigos, hobbies, carreira e projetos que defende. Então, honre sua agenda. Não desmarque com os amigos, falte à aula de spin ou adie uma viagem para visitar a família por causa de um encontro. Deixe claro que você não está disponível 24 horas por dia, 7 dias por semana, porque, na verdade, você não está mesmo. Não se preocupe, ele não encontrará a alma gêmea e desistirá de você porque você não pôde ir a um almoço. E, se acontecer, bom para ele!

Como pessoas com más intenções fazem: Amor excessivo. Isso acontece quando alguém lhe dá atenção e elogios, e, de repente, tira tudo. Isso pode funcionar, porque, se você quer que alguém se vicie em você, nada funciona melhor do que recompensas inconsistentes. Mas isso cria uma dinâmica tóxica. Na verdade, se quer que alguém o valorize, apareça quando ele precisar de você e seja honesto sobre o que você precisa. O amor excessivo não funciona nessa dinâmica.

O poder do não. Quando me formei, como a maioria, eu dizia sim para tudo. Por isso, no começo fiz figuração em *Meninas Malvadas* e uns bicos como crítica de música, mesmo que isso não tivesse nada a ver comigo. Isso aconteceu porque eu estava desesperada, e pessoas desesperadas acham que não podem dizer não, e é por isso que, se você pode, você deve. Dizer não comunica que você tem padrões e, mais importante, outras opções.

Como usar em encontros: Se alguém lhe pedir para fazer algo com que não se sinta confortável, não faça. Isso se aplica dez vezes ao sexo. Não há nada de errado em usar o sexo para se sentir bem, mas, como moeda de barganha, é ouro de tolo. Quando se tratam dos primeiros estágios do namoro, você não precisa de nada da pessoa, por isso não há necessidade de fazer grandes sacrifícios para mantê-lo por perto. Lembre-se disso. Sempre.

Como pessoas com más intenções fazem: Blefe. É quando alguém diz não a algo que quer, na esperança de que você ceda e ofereça mais. Nessas circunstâncias, esse poder pode ser cedido por alguém recusando um compromisso, a fim de levá-lo a consentir com uma situação assimétrica.

Desafie. Claro, todos amamos elogios e afirmações positivas, mas isso não significa que a contraparte, o desafio, não tenha lá seu poder. Por natureza, os seres humanos querem melhorar as coisas (veja seu smartphone de alta tecnologia, que estará desatualizado ao final desta frase, se precisar de provas), e isso inclui melhorar a si mesmos.

Como usar em encontros: Para influenciar alguém a mudar um comportamento de que você não gosta, é preciso encontrar uma maneira de não despertar suas defesas. É por isso que valorizo a dupla bondade/ elogio. Comece com algo positivo, siga com as críticas e termine com uma afirmação positiva. Isso é eficaz e mantém as coisas interessantes, sem ser ofensivo nem negativo.

Como pessoas com más intenções fazem: Gaslighting. Essa é uma estratégia mal-intencionada, que objetiva manipular as pessoas, desafiando agressivamente suas percepções ou comportamentos, acompanhando com afirmações positivas para confundi-las.

Fale mais sobre sua especialização. Essa foi uma frase que repeti várias vezes para o grupo, principalmente para Deshawn. Significa procurar oportunidades para demonstrar valor falando e agindo sobre aquilo de que mais entende.

Como usar em encontros: As pessoas respeitam as autoridades, portanto, se existe uma oportunidade para tomar esse lugar, agarre-a! Ser a pessoa dominante é uma ferramenta forte, que tem muito valor, pois faz as pessoas identificarem o que você pode agregar.

> *Como pessoas com más intenções fazem:* Menosprezo. Quando alguém discute com você sem se concentrar em suas opiniões, mas nas suas credenciais, idade ou educação, está menosprezando-a. Os verdadeiros especialistas estão sempre abertos para aprender coisas novas de fontes inesperadas. Então não deixe esse coitado chegar a você.

O grupo saiu de meu apartamento, não sem antes arrumar tudo. Courtney até levou o lixo para fora. Além disso, elas passaram a me mandar memes engraçados e textos motivacionais durante o dia.

Essas mulheres estavam virando o jogo para mim?

Comecei com seis garotas tímidas e insossas, e agora tinha um quinteto de mulheres brilhantes, que estavam preparadas, carregadas e prontas para ir à caça. Ou, pelo menos, eu esperava que estivessem, porque — como um bônus — era o que eu tinha planejado para elas.

Fase Quatro: Pratique

PARTE UM

O que aprendeu até agora em ambientes de baixo risco, inclusive no trabalho, entre amigos e em encontros casuais. Além disso, teste novas hipóteses para criar a própria caixa de ferramentas exclusiva para fazer conexões à vontade.

— → *10* ←

OVOS MEXIDOS E BOQUETES INCRÍVEIS

Eu me lembro do clássico cult de 1995 *Mentes Perigosas* como se lhe tivesse assistido ontem (se você não está cantando "Gangster's Paradise", do Coolio, na sua cabeça, não sei se podemos ser amigas). Uma parte de que nunca me esqueço foi o dia em que a personagem de Michelle Pfeiffer levou a turma a um parque temático para aprender física com montanhas-russas, em vez de ler livros didáticos. A fase quatro funciona da mesma forma: aprender no mundo real, sem o estresse dos riscos da vida real.

A pesquisa de campo que estávamos prestes a começar objetivava praticarmos o que aprendemos até agora, mas adicionei um toque especial. Também testaríamos quatro teorias psicológicas da sedução. Esse bônus tinha dois objetivos: primeiro, aprender novos truques, e, segundo, transformar uma atividade tensa, abordar potenciais parceiros, em um jogo de baixo risco, afinal, as meninas não tinham nada a perder. Se, por exemplo, tentassem uma técnica de sedução e ela não funcionasse, elas não teriam sido rejeitadas, mas, sim, a teoria! Uma missão secreta que a convoca a atuar um pouco anestesia os nervos, porque, de repente, uma atividade fortemente ligada ao ego se torna impessoal.

Depois de escrever minhas hipóteses, procurei as meninas e lhes expliquei os quatro experimentos que testaríamos juntas:

Verdade ou Desafio

As mulheres precisam dar o primeiro passo?

Poção Vaginal do Amor

Seus fluidos vaginais são uma isca para atrair parceiros?

Quer um Pouco de Mim?

Qual perfume ou cheiro natural é mais eficaz para seduzir estranhos?

Menos É Mais?

Você obtém resultados melhores se vestindo de forma sexy e agindo de maneira introvertida ou com roupas informais e extroversão?

Expliquei às meninas que elas não precisavam testar as quatro técnicas, mas tinham de se dedicar a, pelo menos, uma. Deshawn tinha uma viagem para Londres, para o Carnaval de Nottingham, e Maya também tinha planos de viajar, então me avisaram que seu desempenho não seria grande coisa. Stephanie e Pricilla também manifestaram alguns conflitos e admitiram que achavam esses experimentos excessivos, então queriam fazer uma pausa. Courtney, que se mostrava mais aberta a cada dia, ofereceu-se para testar todos.

EXPERIMENTO UM

Verdade ou Desafio

PROBLEMA

As mulheres precisam dar o primeiro passo?

HIPÓTESE

Se um grupo de mulheres sair e durante metade da noite ficar acessível, e na outra metade abordar os caras, poderemos avaliar qual método é mais eficaz.

ARCABOUÇO TEÓRICO

De acordo com o OkCupid, as mulheres são duas vezes e meia mais propensas do que os homens a obter resposta se iniciarem o contato.[1] Um em cada três casais heterossexuais do The League começou com uma mensagem da mulher.[2] Porém a maioria das mulheres não toma a iniciativa.

METODOLOGIA

Cinco mulheres, em dois locais distintos, escolherão quatro alvos cada uma: duas pessoas que abordarão e duas pessoas a que se mostrarão acessíveis. Elas então compararão qual técnica foi mais bem-sucedida.

AVALIAÇÃO DO SUCESSO

Avaliar a qualidade das conexões quando nos aproximamos, em comparação a quando parecemos acessíveis.

Esse experimento, embora fosse o mais tranquilo, foi o que me deixou mais hesitante. Defendi por muito tempo a regra de que as mulheres nunca deveriam dar o primeiro passo. Mas há pouco tempo comecei a questionar o quanto eu *cumpri* isso. Claro, nunca pedi o número de alguém de cara, mas fazia minha parte e nunca me intimidei em puxar papo com um cara gostoso.

188   O Jogo da Sedução

Às 20h40, Courtney, Stephanie, Pricilla, Deshawn e eu nos amontoamos na sala de espera de um restaurante mexicano prontas para encontrar umas respostas. Maya não foi, e, depois de algumas bebidas, fiquei sabendo que as outras meninas estavam querendo fugir com ela.

"Eu estou apavorada com isso", disse Stephanie, olhando para baixo.

"Sim, esse é, tipo, meu pior pesadelo", endossou Pricilla, cujos jeans apertados ostentavam seus amplos atributos de uma forma que ela não fazia, ou que eu não tinha notado.

"Claro que vocês sentiriam o mesmo", disse Courtney, "sendo gêmeas de personalidade e tudo mais".

Isso foi algo que descobrimos com os questionários. Stephanie e Pricilla eram INFP no Myers-Briggs Type. Embora no começo fosse difícil ver suas semelhanças, já que nenhuma delas se mostrava muito, com o tempo foram ficando gritantes.

"Bem, não sou INFP, mas também estou assustada", disse Deshawn.

"Hoje vai ser fácil. Quanto mais cedo você superar seus medos e encarar esses tipos de situações, mais fáceis ficarão", falei. "O objetivo é responder à pergunta: as mulheres precisam se aproximar, ou se tornar acessível é igualmente eficaz? Isso não é pessoal, é uma avaliação do experimento."

"O que você quer dizer com 'acessível'?", perguntou Pricilla.

"Fazer contato visual três vezes e direcionar a pélvis para o cara", respondeu Stephanie.

"Sorrindo, andando lentamente, mostrando distanciamento de um grupo — ah, e pensando em coisas que deixem você com tesão", acrescentou Courtney.

Ergui as sobrancelhas e assenti, surpresa e orgulhosa por elas terem retido essas informações.

"E a abordagem? O que devemos dizer?", perguntou Deshawn, ainda receosa.

Parei, esperando que elas se voluntariassem para responder, mas ninguém se manifestou, então emendei: "Lembrem-se do conselho da Nina: seja irreverente ou sensual. Mas como esta é nossa primeira prática, basta perguntar qualquer coisa que lhe vier à mente. Vamos a uma loja de discos, então haverá vários ganchos. Não pense demais, a pior coisa que pode acontecer é você ser ignorada."

Todas ergueram as sobrancelhas.

"Tudo bem", continuei. "Como Ari disse, a maneira mais fácil de superar seu medo de se aproximar das pessoas é acreditar que você tem algo incrível a oferecer. Então me diga duas de suas qualidades do nosso exercício da vaga de emprego que você pode repetir em sua mente ao abordar alguém."

Pricilla e Stephanie voltaram para as cadeiras. Deshawn olhou para baixo, pensando. Até mesmo Courtney, de repente, ficou fascinada com o cardápio.

"Ninguém se lembra delas?", perguntei.

"Mais ou menos", começou Deshawn.

"Ótimo, posso ajudá-la", interrompi. "O que você faz de incrível?"

Ela permaneceu em silêncio.

"Ovos, certo? Ovos mexidos, para ser específica."

Ela riu. "Com queijo."

"E sua chupada", acrescentei.

"Boquete", corrigiu ela.

"Agora repita isso."

"Ahn, faço ótimos ovos mexidos com queijo e um boquete incrível?"

"Exato! Quero que repita isso em sua mente sempre que estiver se sentindo intimidada ou insegura. Você também é inteligente, aventureira e espiritualizada — use dois desses. Courtney, e você?"

"Vamos ver, quais se destacaram pra você?", rebateu.

Saquei seu jogo, mas, para motivar sua tentativa, embarquei. "Que você sabe que os amigos e familiares do cara vão te adorar. Sua vez. Qual privilégio sexy você pode adicionar à lista?"

"Minha massagem é deliciosa. Sei fazer as pessoas derreterem nas minhas mãos."

Para Stephanie, propusemos: *Sou ótima ouvinte e pareço uma atendente de telessexo*. E para Pricilla, escolhemos: *Sou muito empática, e meus peitões são de verdade.*

Quando chegamos à loja de discos, nos separamos. Durante os primeiros minutos, tudo o que fizemos foi andar pelos corredores e acenar, desajeitadas, umas para as outras. Sentindo que elas precisavam de um tempo para pegar o ritmo, fui para a parte de trás, onde vi um cara bonitinho vestindo uma camiseta e uma calça cáqui e mexendo nos discos. Como nos filmes, me posicionei na frente dele e comecei a mexer nos discos também. Ele olhou para cima: um. Eu me coloquei na diagonal dele e cantarolei uma música. Ele inclinou a cabeça por um nanossegundo: dois. Fui para o corredor em que ele estava e virei meus pés em sua direção. Ele olhou para mim e ficou lá, sorrindo por um tempo, antes de acenar com o queixo e caminhar para o outro lado. Acessível: 0.

Voltei para a área em que as meninas estavam e convoquei Deshawn, Stephanie e Pricilla em um corredor entre o funk e o house.

"Todos estão focados em comprar algo ou no celular. Ser acessível é inútil!", exclamou Pricilla.

"Tem um gostoso ouvindo música lá em cima. Estávamos circulando como falcões, e ele não olhou nem uma vez", acrescentou Stephanie.

"Alguém tentou se aproximar?", perguntei.

"Eu me aproximei de um cara e perguntei sobre filmes de terror", disse Stephanie. "Mas acabou que ele trabalha aqui, então tive que segui-lo até a seção e fingir que ia comprar algo." Ela mostrou os DVDs como prova.

Então dois caras atraentes passaram por nós. Perguntei o óbvio. "Quem vai?"

Stephanie olhou para Pricilla e jogou as mãos para cima. "Eu já abordei alguém!"

"Você acabou de admitir que ele trabalha aqui!", disse Pricilla.

"Eu vou", ofereceu-se Deshawn.

Nem me ocorreu perguntar a ela. Todas paramos e assistimos com espanto quando ela dava um pequeno passo para flertar e um grande salto para si mesma.

Alguns minutos depois, Courtney se juntou a nós. "E aí? Acabei de ser rejeitada por aquele coroa de camiseta mais justa que Deus. Algumas pessoas são tão rudes!"

"Deshawn está ali, conversando com aqueles dois caras gostosos", disse Pricilla.

Fiel à observação de Pricilla, a mulher que uma vez disse que tinha medo de flertar agora tinha a atenção de dois parceiros de alto interesse. Deshawn riu, sorriu e gesticulou — eu até a vi tocar na camisa de um deles! Nós recuamos e nos empolgamos com seu flerte bem-sucedido.

A segunda localização era um bar no final da rua, e, quando chegamos, não havia previsão para que alguma vaga fosse liberada no terraço. Como havia muitas pessoas no primeiro piso, ficamos por lá mesmo.

"Viu aquele cara no bar?", perguntei, apontando quando ele se virou para o outro lado. "Já vi ele me olhando duas vezes. Vou andar devagar e encará-lo. Se ele não entender isso como uma sugestão para se aproximar, desisto dessa ideia de ficar acessível!"

Caminhei perto dele, nos encaramos um pouco e... nada. Decidi fazer uma limonada com esses limões, encontrei uma mesa de canto vaga e chamei as meninas.

"Ele não disse nada, né?", confirmou Courtney. "Tudo bem, vou falar com ele."

Ela caminhou até o cara, que nos olhava sem ação, e puxou papo. Dois espectadores duvidosos notaram que estávamos no canto e se aproximaram.

O primeiro se apresentou e puxou uma cadeira para nossa mesa sem pedir, o segundo recuou e ficou observando Pricilla.

"O que você está bebendo?", perguntou a ela, lambendo os lábios e massageando as mãos como se nunca tivesse visto peitos.

"Estou de boa, valeu", disse Pricilla, desviando o olhar.

Enquanto o camarada encarava os atributos de Pricilla, conversamos com o amigo dele, que era aceitável, até legal. Alguns minutos depois, Courtney se juntou a nós e os cumprimentou com educação.

"Cara legal, mas uma matraca", sussurrou para mim. "Acho que os caras ficam mesmo animados quando são abordados. Enfim, quem são esses?"

Uma garçonete se aproximou e trouxe cinco bebidas. Todos nos olhamos sem entender, mas percebemos do que se tratava quando vimos o esquisitão com um sorrisinho maldoso.

"Já estamos indo, né?", perguntei.

"Sim!", disse Pricilla em voz alta.

Assim que saímos, Stephanie encerrou a noite com a piada perfeita. "Aproximar-se das pessoas é assustador, mas se esses são os únicos tipos de homens que se aproximam, posso enfrentar meus medos. É legal escolher com quem você interage."

Quando cheguei em casa, Jared já estava na cama. "Como foi?", perguntou jogando o braço pesado sobre mim.

"Foi divertido, mas ainda não tenho uma resposta. Ninguém fez nenhuma conexão real, então é difícil dizer se a abordagem é mais eficaz a longo prazo."

"Você já fez esse experimento. Nós não estaríamos aqui se você não tivesse se aproximado de mim."

Tirei o braço dele. "Quê?! Você deu o primeiro passo me mandando um direct, pelo Instagram!"

"É, mas depois de você ter me seguido, dado like nas minhas fotos por semanas e ter deixado aquele comentário gigante de aniversário."

Talvez ele tivesse razão...

No dia seguinte, acordei com a mensagem de Pricilla em nosso grupo:

Meninas, preciso compartilhar uma coisa. Ontem à noite, acabei procurando um cara de quem gostei por um tempo. Normalmente, meus nervos levariam a melhor, eu perderia a cabeça e ficaria fora de mim... Mas vocês são tão doces comigo desde que nos conhecemos, que eu as repeti para mim mesma antes de entrar na casa dele. Até repeti que sou compreensiva e meus peitões são de verdade, várias vezes. Lol. Pra minha surpresa, meus nervos se acalmaram absurdamente, e consegui conversar relaxada, ser meu eu à vontade e, engraçado, me sentir confortável na minha pele.

Conclusão

É hora de as mulheres começarem a dar o primeiro passo. Se as mulheres querem escolher com quem interagir, precisam se manifestar. Se você namora pessoas da comunidade queer, sabe que não há regras rígidas sobre essa questão, o que é uma desculpa ainda melhor para criar algumas que a beneficiem. Melissa Hobley, do OkCupid, Meredith Davis, do The League, Ari Fitz, nossa especialista em flerte, Nina, "a stripper de alto escalão" e o coach de relacionamentos JT Tran nos deram esse conselho — e agora, à luz dessa experiência, eu o endosso.

EXPERIMENTO DOIS

Poção Vaginal do Amor

PROBLEMA

Se você exalar o aroma de seus fluidos vaginais, aplicando-o em pontos estratégicos, ficará mais atraente para as pessoas ao redor?

HIPÓTESE

Se a copulina, um hormônio secretado no período pré-ovulatório (cio) e que compõe o feromônio, for usada como perfume, você atrairá qualquer um que goste de vulva.

ARCABOUÇO TEÓRICO

O termo "feromônio" deriva do grego, da palavra *pherein*, que significa "transferir", e da *hormona*, que significa "excitar".[3] Assim, os feromônios transferem a excitação. As feromonas são moléculas químicas liberadas para provocar mudanças hormonais e respostas comportamentais em outras pessoas. Essas moléculas sinalizadoras estão nos fluidos corporais, como as secreções genitais.

METODOLOGIA

Quatro mulheres vão a um bar lotado, sem perfume ou qualquer produto perfumado. Na primeira metade da noite, puxam papo casualmente. Então, após se conectar com sucesso a dois estranhos, aplicaram seus fluidos vaginais em seus pescoços, peitos e punhos. Elas circulam pelo bar mais uma vez e puxam conversa com outras pessoas, observando se haverá alguma diferença notável nessas interações.

AVALIAÇÃO DO SUCESSO

Avaliar se a aplicação de fluidos vaginais fez as pessoas se aproximarem de forma inconsciente.

O Soho House West Hollywood é um clube privado com uma vista indevassável de Los Angeles. É um espetáculo ao estilo *Zoolander* todo final de semana, e naquele sábado não foi exceção. Stephanie, Deshawn, Courtney e eu estávamos no alto da escada, observando as multidões que chamavam atenção por falar alto e, mais ainda, com seu modo de se vestir. Maya ainda estava de fora, e Pricilla, que ficou desconcertada com a ideia, não quis participar.

"Então, qual é o plano?", perguntou Stephanie, ajeitando as mangas da camisa.

"Estamos testando se nossos fluidos vaginais atraem as pessoas. Então, para fazer isso, temos que conversar com elas sem esses fluidos e depois com, para conseguirmos comparar."

"Ok, como abordamos as pessoas?", perguntou Stephanie, hipnotizada pelo bar movimentado.

"Lembra-se da dica da Nina? É um bar, então fale sobre tentações." Dei um passo à frente, entrando na muvuca, e cutuquei o ombro de um belo rapaz. "Com licença, posso ver seu relógio? Isso é tão louco! Vi numa vitrine e fiquei pensando em comprar um para o meu pai. Foi um presente ou um mimo que fez para si mesmo?"

Conversamos por um tempo, e depois ele seguiu seu caminho. Voltei para o grupo e fiz um gesto de *sua vez*. As três se dispersaram na multidão, e eu fui para o lado oposto, para não pressioná-las. Por sorte, vi alguns amigos no bar e me juntei a eles. Dez minutos depois, pedi licença para verificar o grupo e logo me deparei com Stephanie.

"Conseguiu?"

"Não", disse ela. "Não sei por que, mas não posso fazer isso."

"Stephanie, sim, você pode. Não estou pedindo para você pegar os dados do cartão de crédito de um cara, só para puxar papo. Veja aquele cara em pé sozinho, no telefone. Pergunte a ele qual é a melhor bebida do bar. Pergunte a ele o que é tão fascinante no telefone dele…"

"Ok, tudo bem", disse ela, e caminhou na direção do cara

Fui para a área dos fumantes e vi Courtney. "Conseguiu?"

"Garota, conseguir é apelido! Falei com três caras." Ela me fez um sinal de positivo, então apontou para Deshawn, atrás de mim, rodeada por dois caras bonitos. Sorri ao perceber que ela estava de chinelo, como se fosse para a praia, não para um bar.

Os saltos deixam a pessoa diferente, mais ereta e firme, então gosto de pensar neles como parte do uniforme para caçar parceiros. Mas, que cacete, talvez eles não fossem tão importantes quanto eu pensava! Deshawn havia se pavoneado e cativado dois estranhos enquanto estava em pé sobre dois pedaços de borracha gourmet.

Stephanie se juntou a nós, e ficamos na linha de visão de Deshawn até que ela terminasse. Quando se aproximou, nós a aplaudimos.

"Prontas para a segunda rodada?", perguntei.

Ninguém disse nada, o que interpretei como um silêncio decorrente do burburinho do bar. Fiz sinal para que elas me seguissem para a parte de baixo, e suponho que os chinelos de Deshawn tenham lhe dado uma potência extra, porque ela deu um puta esbarrão em um sujeito desavisado. Suas mãos gesticularam com constrangimento, ela pediu desculpas e passou apressada por mim, liderando pelo resto do caminho.

Nós quatro nos sentamos lado a lado em um banco que era feito para dois, ao pé da famosa escadaria de mármore branco do clube. As portas do elevador à nossa esquerda se abriram, e um mar de belos e requintados tipos de Hollywood se espalhou em nossa direção.

"Todo mundo parece maravilhoso", disse Stephanie de uma forma que soava como uma comparação, não elogio.

"Era Kofi Siriboe no andar de cima, o cara que dei aquele vexame?", disse Deshawn com olhos tristes e ombros caídos.

"Quem?", perguntou Stephanie, ainda olhando para o elevador.

"*Queen Sugar*, o filme *Viagem das Garotas*?", questionou Deshawn.

Stephanie olhou para ela com uma expressão vazia.

"Ah, tá. Sei quem é", disse Courtney enquanto ajeitava os óculos, que estavam escorregando no rosto.

"Shan", disse Deshawn de uma forma que deixou muito claro que ela estava prestes a perguntar algo. "Tudo bem se eu não fizer essa parte?"

"Já estamos aqui, já estamos na metade do caminho, já estamos todas fazendo isso. Além disso, você está indo muito bem, Deshawn. Você manteve uma longa conversa com dois caras de uma vez e quase ficou com Kofi."

"Eu quase dei uma cabeçada nele", corrigiu ela.

Sorri e pisquei. "Vai ser divertido. Não entenda isso como se você tivesse que fazer alguma coisa, mas como uma coisa boa que você tem a oferecer."

"Meus fluidos vaginais?", perguntou Deshawn.

"Sim e não. Os fluidos são sua arma secreta. Estou falando da experiência de conhecer você. Isso é o que você está dando. Esse é o seu presente." Bati palmas. "Bem, voltemos às nossas vagas de emprego — botem pra fora! O que vocês têm para oferecer?"

Stephanie e Deshawn, no ato, olharam para Courtney com as letras *SOS* nos rostos. Courtney assentiu, endireitou-se e ajeitou os óculos mais uma vez. "Tudo bem, todos, incluindo seus pais, me amam, sei fazer você se derreter nas minhas mãos, sei como fazer as pessoas se sentirem especiais na minha presença. E qual era a última?"

"As pessoas querem sentir o gosto dos seus lábios, certo?", sugeriu Stephanie.

"Sim!", exclamou Courtney com um sorriso.

"Ok, então", disse Stephanie, sentindo que era a próxima. "Sou uma excelente ouvinte, pareço uma atendente de telessexo, sou ótima cozinheira, tenho um corpo incrível e luto pelas causas em que acredito."

Courtney e eu fizemos um "toca aqui" para Stephanie e encaramos Deshawn.

"Você faz bons ovos mexidos, lembra?", disse Courtney.

"Sim, certo", começou Deshawn. "Então, faço excelentes ovos mexidos com queijo, minha fé em Deus é inabalável, sou muito boa em dar presentes, hum, sou carismática e, ah, faço um boquete incrível. Ou, pelo menos, fazia, antes de colocar aparelho."

Ela sorriu com a boca cheia de metal e alegria, e todas rimos até o banco balançar. As portas do elevador se abriram novamente, e um novo lote de 20 e 30 anos entrou no clube.

"Tudo bem, estamos prontas para fazer isso?", falei enquanto me levantava.

Quando chegamos ao banheiro, Courtney puxou meu ombro, para encará-la. "Espera aí. Como vamos fazer isso?"

Ensinei o processo às meninas. Elas lavariam as mãos, entrariam em uma cabine e passariam o dedo na abertura vaginal. O objetivo era estimular as glândulas de Bartholin, que são do tamanho de uma ervilha, mas desempenham um papel crucial na lubrificação vaginal. Uma vez que tenham uma boa quantidade de umidade, devem esfregá-la no pescoço, na clavícula e nos punhos.

"Por que nos punhos?", perguntou Courtney.

Gesticulei como se estivesse falando e avancei para abraçá-la com meus braços estendidos. Ela assentiu e desapareceu em uma cabine. Fiquei lá sorrindo e motivando as outras duas. Então entrei na última cabine e abaixei as calças. *Uma por todas, e todas por uma.*

Saímos do banheiro em silêncio e voltamos para as escadas. Pouco antes de embarcarmos em nossa experiência, me virei para elas. "Como nos sentimos?"

"Pegajosas", disse Deshawn.

Olhei para ela, sem graça. "Você deveria dizer interessante e confiante."

"Ok, estou confiante de que estou pegajosa", implicou.

Eu me virei e fui subindo as escadas. Fiz uma pausa quando chegamos ao topo para as últimas orientações, mas Deshawn, Courtney e Stephanie passaram por mim e desapareceram na sala lotada, com as costas arqueadas

Ovos Mexidos e Boquetes Incríveis 199

e os braços balançando. Voltei para o bar para ver se meus amigos ainda estavam lá — e estavam, só que, agora, bêbados.

"Precisamos sair mais", disse uma delas, inclinando-se para o meu pescoço. No começo, achei que estava se ajeitando, mas ela demorou, e me perguntei se havia algo mais. "Eu estava pensando nos meus amigos que sempre me apoiam, e é você. Você e Jared, também o amo..."

Ela enterrou o rosto no meu pescoço e continuou a confessar sua gratidão daquele jeito que só uma pessoa bêbada faria. Depois de um tempão, vi que essa conversa não terminaria sozinha, então a empurrei para trás, para dar espaço entre nós. "Volto mais tarde, tenho que achar minhas meninas."

Ela se aproximou, cutucou meu rosto com o queixo e voltou para o canto do meu pescoço. "Elas estão bem aqui."

Eu me virei para ver Deshawn, Stephanie e Courtney nos encarando com a boca aberta. Dez minutos depois, estávamos na mesa do manobrista esperando meu carro.

Courtney se virou para mim com o maior sorriso. "Se eu não tivesse visto aquela garota quase chupando seu pescoço por, tipo, cinco minutos, não acreditaria no quanto essa coisa funciona."

"Como foi com vocês?", perguntei.

Courtney disse que elas chegaram à sacada e logo começaram a conversar. Ela notou que as pessoas pareciam se inclinar mais para elas, mas, como o lugar era barulhento, o motivo poderia ser esse. Expliquei também que a proximidade excessiva da minha amiga poderia ter sido culpa do álcool, mas, independentemente de termos uma resposta conclusiva ou não, fiquei orgulhosa de elas terem concluído esse desafio.

O carro parou, e nós entramos. Quando saímos do estacionamento e aumentamos a velocidade, Stephanie baixou a janela e afundou o rosto na noite. E não falou mais nada até chegarmos.

Olhei por cima do ombro para checar se Deshawn estava de boa com o experimento. "Tem lenços na minha bolsa, se vocês quiserem se limpar."

Deshawn estava olhando para os outdoors que cobriam a Sunset Boulevard. Ela balançou a cabeça e respondeu: "Estou bem, na verdade."

"Alguém quer?", perguntei.

"Eu não", disse Courtney. "Vou encontrar um cara."

"E qual é a desse cara?"

"Não sei ainda, vamos descobrir. E por que não ter uma ajudinha?" Ela deu um tapinha na pélvis, e eu ri até o vento me deixar sem fôlego.

No dia seguinte, mandei uma mensagem para Stephanie para saber como estavam as coisas depois da noite anterior. Eu queria ajudar todas as meninas de todas as maneiras, mas não sabia se os ensinamentos que tivéramos até então tinham sido válidos para ela, em particular. Courtney estava tendo vários encontros, Maya saíra da concha, Pricilla já estava saindo com um parceiro de alto interesse e Deshawn brilhou em todos os experimentos — todas tinham conseguido seus sucessos, exceto Steph. Mas, como descrito, Stephanie era uma daquelas pessoas que liam inúmeros livros de autoajuda, mas ainda não tinha conseguido encontrar e agarrar a si mesma.

Eu tô bem. Tô em um evento e tô me sentindo muito estranha. Queria fazer uma visitinha ao banheiro para encontrar meus fluidos vaginais Lol.

Mandei de volta o símbolo da gota de água.

Ela respondeu: Lol veremos.

Conclusão

Os fluidos vaginais, particularmente na época da ovulação, são a poção do amor sempre que você quiser um impulso extra de confiança. Eis o motivo: muitas vezes, me pedem para confirmar ou negar se comer abacaxi muda seu gosto no sexo oral. Minha resposta é: se você acha que isso faz você ter um gosto melhor, funciona. Da mesma forma, independentemente de os feromônios vaginais tornarem uma pessoa irresistível ou não, o fato de você achar que isso acontece fará com que aja de uma maneira mais ousada e confiante. Não há riscos para a saúde dos outros e, a menos que você suspeite que tenha vaginose bacteriana, isso não a fará cheirar mal. Usei essa técnica inúmeras vezes nos últimos dez anos e tive resultados inconsistentes: às vezes as pessoas se aproximavam mais; às vezes não parecia fazer diferença. Então, embora eu não saiba ao certo o quão eficaz é esse experimento, tenho certeza de que, toda vez que o adoto, me sinto uma deusa encantada com um delicioso segredo.

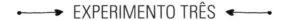

EXPERIMENTO TRÊS

Quer um Pouco de Mim?

PROBLEMA
Existe um perfume que é mais sedutor que os concorrentes?

HIPÓTESE
Se eu testar quatro aromas diferentes, que se dizem ser os mais poderosos sedutores, posso determinar qual é o maior chamariz.

ARCABOUÇO TEÓRICO
O cheiro de donuts e de alcaçuz aumentou a excitação em mais de 30% dos homens estudados pela Smell & Taste Treatment and Research Foundation.[4]

O Bupa revelou uma lista das coisas que fazem as pessoas se sentirem bem. O cheiro de bacon foi mais popular do que fazer exercícios ou receber uma massagem.[5]

O Dr. Alan Hirsch, da Smell & Taste Treatment and Research Foundation, realizou estudos que mostraram que roupas com cheiro fresco têm um efeito positivo na forma como os outros a percebem. "Isso pode ser devido à nostalgia evocada pelo olfato, que faz as pessoas se sentirem seguras e protegidas, e até mesmo atua em um nível mais primitivo, subliminar, uma vez que esses odores acarretam memórias primitivas", disse ele.[6]

METODOLOGIA

Quatro mulheres participarão de alguns eventos sociais, cada uma usando um perfume diferente: um perfume sofisticado, um spray de lavanderia, um de geleia de donut e um óleo de bacon. Elas selecionarão participantes aleatórios para cheirá-las e, no final, calcularão os resultados para determinar qual perfume foi o vencedor.

AVALIAÇÃO DO SUCESSO

Calcular qual perfume foi preferido pelos entrevistados.

Tem uma puta de uma lista de compras aleatórias? A Amazon é sua melhor amiga. Encomendei meu perfume favorito, Untold, de Elizabeth Arden, e encontrei três empresas que afirmavam ter capturado o aroma de roupas lavadas, donuts e bacon em uma garrafa. Adicionar ao carrinho.

Naquele final de semana, planejei o experimento dos cheiros, mas apenas Maya e Courtney estavam disponíveis. Deshawn estava em Londres, Stephanie estava com a irmã na cidade, e Pricilla, com o filho. Isso nos deixou com o cheiro do desfalque, o que não tinha condição. Vasculhei minha lista original de candidatas procurando o quarto elemento, para que pudéssemos fazer esse experimento no estilo Destiny's Child (por volta de 1998, não 2006).

Não demorei muito para encontrar Alana, uma produtora de 31 anos, lésbica, que confessou durante nossas entrevistas que tinha um problema em conversar com mulheres por quem estava interessada. Achei que hoje poderia ser uma prática excelente para ela, mas também para Maya, que se identificava como queer, mas nunca namorou nem flertou com uma mulher. Então planejei irmos a um evento de networking feminino no centro de Los Angeles, chamado Girl Boss, e depois ao DTLA Proud Festival.

Nós nos encontramos no meu apartamento às 17h, sem nenhum tipo de perfume, para que o cheiro de nossos produtos não afetasse os resultados. Apresentei todas a Alana e lancei a pergunta de um milhão de dólares: "Quem se oferece para cheirar a bacon?"

Courtney levantou a mão relutante. Sentia que tinha esse dever, porque Maya era vegana, e Alana, novata. Entreguei-lhe a pomada de bacon e um creme inodoro, já que os aromas se fixam melhor na pele hidratada. Em seguida, ela o espalhou nos pontos pulsantes, porque o calor do corpo ajuda a espalhá-lo: nos punhos, na parte interna dos cotovelos, debaixo do pescoço e na nuca. Ela também aplicou um pouco nos ombros, nas roupas e nos cabelos, para criar uma cúpula de cheiro. Quando ela terminou, apesar das minhas melhores intenções de permanecer neutra, tive de admitir que ela cheirava a lixo queimado. Correção: ela cheirava a uma lata de lixo queimada que estava cheia de bacon. Alana escolheu o donut de geleia; Maya, roupas lavadas, o que me deixou com meu perfume favorito.

Entramos em meu carro, e logo abaixei os vidros, porque nosso cheiro estava insuportável.

Assim que conseguimos respirar de novo, Maya gritou com o vento. "Bem, tive meu primeiro encontro de verdade ontem."

Courtney e eu explodimos em gracinhas, palmas e dancinhas. Alana ficou quieta em meio à algazarra.

"Eu o conheci no OkCupid. É um skatista muito fofo", começou ela.

"Fofo como?", perguntou Courtney.

Ela nos mostrou uma foto dele, e até Alana assentiu em aprovação.

"Sendo sincera, foi muito bom. Eu estava bem relaxada e fiz muitas piadas, e ele riu. No final, ele pediu para me ver de novo, mas ainda não sei se estou interessada ou pronta pra isso."

Não foi nada surpreendente para mim que o encontro tivesse corrido bem. Ultimamente Maya estava em chamas: ela contava piadas, disparava suas armas intelectuais, e, mesmo que ela ainda tivesse o mesmo estilo moderno, foram-se os dias de grampos de lagarto no cabelo.

Chegamos ao primeiro local, reaplicamos nossos perfumes e fomos até o terraço. Poucos minutos depois da nossa chegada, uma mulher que me reconheceu do YouTube pediu para eu me juntar ao grupo em que ela estava. No momento seguinte, eu estava cercada e envolvida em uma proposta de negócios dela e de seus amigos. Animei a conversa deles por uns minutos até que uma onda de pânico tomou conta de mim: *Onde estavam as meninas?!* A última vez que Maya esteve em uma festa comigo foi no desastroso lançamento do aplicativo Crown. Lembrei-me de suas expressões desconfortáveis daquela noite, então fui logo me desculpar. Procurei minha equipe nas reclusões de praxe: cantos, sofás e banheiro. Estava prestes a lhes mandar uma mensagem, quando vi Courtney conversando perto da piscina e, em seguida, Maya, a poucos metros dela, com um grupo totalmente diferente. Suspirei e fui até elas. Maya olhou por cima do ombro, sorriu e me apresentou às duas novas amigas. Fiquei admirada e assisti tensa a Maya manter uma conversa confiante com duas belas mulheres. No segundo seguinte, me lembrei de por que estávamos lá, então aproveitei a oportunidade para iniciar o experimento.

"Ei, vocês se importam se eu perguntar uma coisa? Fomos a uma loja de perfumes antes de vir e experimentamos várias marcas. Vocês podem nos cheirar e nos dizer de qual mais gostam?"

Essa foi a abordagem que usamos a noite toda. Nós nos revezamos em puxar o tópico, e, embora Maya estivesse relutante em fazer isso, logo entrou no ritmo. Conversamos com mais de 50 pessoas naquela noite, e nenhuma recusou nossa proposta, porque, como Nina e JT disseram, as pessoas adoram dar suas opiniões — nunca se esqueça disso.

Depois de andarmos por todo o terraço, fomos para o próximo local. Ficamos ao lado dos elevadores e discutimos sobre como ficamos chocadas com os resultados. De uma forma inexplicável, meu perfume foi o último colocado, e o bacon de Courtney empatou em segundo! Outro quarteto de mulheres se aproximou e esperou o elevador conosco.

Maya se inclinou para perto de mim. "Amei o terno azul dessa mulher."

Parecia ter saído do filme *Prazer sem Limites*, exatamente o tipo de roupa que Maya amaria. "Por que não diz a ela?"

Ela arregalou os olhos. Entramos no elevador e começamos nossa descida. Olhei para Maya e dei a ela o clássico olhar de *anda logo, merda* na direção do raio de luz azul.

"Eu absolutamente amei o seu terno", disse Maya lentamente, enquanto triangulava a mulher.

A mulher ergueu o olhar e sorriu. "Obrigada, também amei sua roupa."

"Ei", interveio Courtney. "Você se importaria de nos cheirar?"

Quando chegamos ao DTLA Proud Festival, me encolhi com a minha ignorância: o festival era 80% composto por homens gays. Eu não tinha ido a muitos desses eventos e pensei que haveria uma multidão lésbica maior. Alana me garantiu que isso era um erro quase inevitável, já que os homens gays dominavam a cena LGBQT+. Não havia bares lésbicos, apenas noites lésbicas, e até as paradas do orgulho tendiam a ser um festival de salsichas.

No entanto, aproveitamos ao máximo a noite e perguntamos a todos a uma boa distância para sentirem os cheiros. Além disso, encontrar mulheres não se mostrou tão difícil, mas nos desvencilhar delas, sim, o que, considerando a afirmação de Alana, fazia todo o sentido.

"Amo seu cabelo, rosto e roupas", disse uma mulher bêbada, de óculos adoráveis, que ficou em cima de Maya apesar de suas tentativas de se afastar. Sem surpresa, essa mulher escolheu "lavanderia" como perfume favorito.

Conclusão

O cheiro de roupa lavada era indiscutivelmente o vencedor: a maioria das pessoas adorava, e, se não o selecionavam, ainda gostavam. O donut de geleia e o perfume empataram em segundo, mas quem escolhia o donut ficava obcecado. Por fim, embora o bacon tenha ficado em último, seis pessoas ficaram loucamente atraídas por ele. Notamos que, quanto mais o homem fosse estereótipo de machão (segurança, homem musculoso e operários da construção civil), maior era a probabilidade de escolher o bacon. Maya levou um cheiro de lavanderia para casa, o que ela mais do que merecia, então voltei à Amazon e pedi um para mim. Se você está interessado, ele se chama CLEAN, Fresh Laundry. Considerando que não tenho um cheiro lá muito fresco, o CLEAN me equilibra muito bem. Bônus: recebi elogios de Steve Harvey e da realeza das novelas, Don Diamont.

EXPERIMENTO QUATRO

Menos É Mais?

PROBLEMA

O que é mais eficaz para atrair parceiros, um olhar sexy ou uma boa atitude?

HIPÓTESE

Se um grupo de mulheres se veste de forma sedutora, mas age de forma impassível na primeira metade da noite, depois se veste mais informalmente, mas é amistosa e extrovertida na segunda metade — podemos avaliar qual tática é mais atraente.

ARCABOUÇO TEÓRICO

Às vezes os estereótipos são ruins, mas para pessoas atraentes existe um estereótipo conhecido como o efeito "o que é bonito é bom"[7], que funciona a seu favor. Pessoas essencialmente atraentes têm uma certa vantagem em relação aos outros, pois assumem que possuem certas qualidades (por exemplo, são gentis, inteligentes, honestas, competentes, felizes) apenas por causa da aparência. Então, talvez, apenas se vestindo bem, você emita uma energia sedutora.

No entanto, de acordo com o pesquisador James McNulty, a atração física não tem nenhum efeito sobre a probabilidade de um relacionamento ser mais satisfatório em longo prazo.[8] E, de acordo com *The Science of Happily Ever After*, de Ty Tashiro, as qualidades que garantem a felicidade em relacionamentos de longo prazo são amabilidade, abertura à experiência e conscienciosidade — características que não têm nada a ver com a aparência.[9]

METODOLOGIA

Durante a primeira metade da noite, o grupo se vestirá com esmero: decotes, maquiagem e cabelos bem arrumados, *mas* não conversaremos com ninguém. Então, na segunda metade da noite, tiraremos toda a maquiagem e vestiremos roupas mais modestas, mas puxaremos conversa com potenciais parceiros. Vamos então comparar qual abordagem é mais eficaz para a caça de seu parceiro.

AVALIAÇÃO DO SUCESSO

Avaliar a qualidade das nossas conexões quando a ênfase recai sobre a aparência, e não sobre nossa personalidade. E, então, vice-versa.

Vestir-nos para este experimento foi uma boa mudança de ritmo. Durante nossas outras saídas, só me vesti com roupas sem sal. Mas desta vez, em nome da ciência, tomei gosto! Coloquei meu top favorito, uma saia preagueada, minhas lentes de contato verde, meu cinto Chanel, meus saltos "caça-macho" e todas as extensões de cabelo que encontrei. Quando me olhei no espelho, quis me dar uns pegas, e isso me avisou que eu estava pronta.

Pricilla, Deshawn, Courtney e eu chegamos em carros diferentes, o que tornou nosso preparo ainda mais emocionante. Como de costume, a maquiagem de Pricilla, seu cabelo e suas roupas estavam um tesão. Ela usava um top de alças finas, sem sutiã, o que, por algum motivo, fazia seus peitos parecerem ainda maiores. Courtney estava divina em uma camisa preta de um ombro só e uma saia preta justa. Mas o prêmio pela transformação mais drástica foi para Deshawn. Eu a ouvi antes de vê-la: ela usava saltos nude, com tiras, um top vermelho, batom vermelho e jeans de tamanho perfeito. E, o melhor, o cabelo dela estava com extensões negras.

"Nossa", todas dissemos em uníssono quando ela se aproximou.

"Obrigada, só uma combinaçãozinha", disse ela.

Fomos para a cervejaria Angel City parecendo uma massa em movimento de peitos, bundas e beleza. A música tocou, começamos a rebolar, o vento trabalhou a nosso favor, e, no entanto, ninguém largou a cerveja para nos cumprimentar. Implacáveis, procuramos uma mesa e esperamos para ver se morderiam a isca após pararmos em um lugar. Escolhemos uma mesa na parte da frente do bar, para que ficássemos à vista de todos, então nos sentamos. Notei que todas precisávamos ajustar nossas calças e saias para respirar. Achei engraçado.

Deshawn bateu palmas para chamar nossa atenção e disse: "Então, conheci um cara em Londres!"

Se não conseguíssemos captar a atenção das pessoas antes, nosso grito coletivo de alegria deu conta do recado. Na primeira noite em Londres, Deshawn saiu e encontrou um cara que chamaremos de Alex. Alex se aproximou dela, e eles logo travaram conversas fluidas e intensas, que abrangiam de religião a sexo, piadas grosseiras e todas as outras coisas que nos dizem para não discutir. Seguindo o conselho de Nina, ela foi irreverente e sexy. Ela falou mais devagar, sentou-se mais curvilínea, se valorizou, usou a tática de sedução do elevador, criou intimidade com ele, desafiou suas opiniões, e no final da noite eles se pegaram firme. Apesar de ela não o ter reencontrado antes de voltar, eles estavam conversando todos os dias desde então.

Pricilla também tinha notícias para compartilhar sobre o cara que estava vendo. Ficamos sabendo que ele era famoso, o que era muito empolgante por um lado, mas também muito difícil para ela, já que ele só ficava na cidade por menos de um dia a cada vez. Courtney, que estava usando aplicativos quase obsessivamente, não estava com muita sorte. Ela saíra muito e dera muitos matches, mas nada estava emplacando. Eu podia sentir sua decepção, mas isso não a impediu de ficar feliz com o sucesso das outras.

Durante os 45 minutos seguintes, conversamos e curtimos nossa companhia sexy. Quando se passou um tempo considerável, sugeri que déssemos uma volta. Trocamos muitos olhares, mas não houve nada de concreto.

Estávamos prestes a sair para ver se tínhamos mais sorte em outro local, quando um cidadão nos interpelou: "Ei, por que mulheres tão sexy estão indo embora tão cedo?"

Ele era o tipo de cara "estou de chapéu para esconder a careca", que eu temia que me abordasse, mas era meio que isso o que nós estávamos esperando, suponho. Agradeci e sorri. "Nós vamos voltar, só vamos dar uma volta."

Enquanto caminhávamos, algumas pessoas buzinavam e gritavam atrocidades. Também tivemos um momento ridículo com um cidadão vestindo uma camisa de jersey, em quem, felizmente, dei uma enquadrada.

"Moças, vocês são um tesão! Posso me juntar a vocês? Também sou uma delícia!", gritou ele, a três metros de distância.

Mas, em vez de espantar esse bosta, eu o chamei, para que pudesse entrevistá-lo.

"Nossa, todas vocês são muito delícia! Como pode? E você é um tesão, seu jeito tão…"

Eu o interpelei: "Só por curiosidade, quantas mulheres você aborda por dia?"

O homem sorriu e pensou um pouco. Seu grupo de amigos tinha atravessado a rua, mas alguns se afastaram, receosos com o que daria aquilo. "Não sei. Talvez 20. Estávamos em um jogo dos Raiders."

Nós nos entreolhamos espantadas. Continuei. "E, dessas 20 mulheres, qual é sua proporção de sucesso?"

"Cerca de 80%, 75%", respondeu ele.

Bom, éramos quatro, portanto, dentro dessas probabilidades, pelo menos uma deveria ter ficado até mesmo remotamente interessada. A ilusão é uma droga infernal, amigas, mas ninguém disse que drogas não deixam algumas pessoas felizes; então, bom para ele. Entramos no Barcade, que era o que se chamava: um bar que tinha arcade. Peguei cinco pratas, coloquei na máquina de moedas e dividi as fichas.

"Vamos nos separar, talvez tenhamos mais sorte sozinhas."

Mas não tivemos. Dez minutos depois, nos reunimos novamente, prontas para a segunda fase do experimento. Fomos para nossos carros, e Courtney falou de novo que Deshawn estava um arraso, principalmente o penteado.

"Obrigada! Sabe o que é engraçado?", começou Deshawn. "Quando eu estava no cabeleireiro, tinha uma garota lá à beira de um colapso, falando sobre o quanto gostava de um cara, mas que não tinha nem ideia de como flertar com ele. Ela era um doce, mas eu só pensava: *Socorro, eu era assim!*"

Nós nos trocamos em nossos carros e emergimos como pessoas diferentes, mas muito mais familiares. Courtney e eu estávamos de óculos; Pricilla, de cabelo preso; e os lábios vermelhos de Deshawn tinham voltado ao rosa. Usávamos blusas confortáveis e sapatos baixos, que tornaram a caminhada de volta à cervejaria sopa no mel. Quando chegamos lá, orientei todas a se aproximarem de alguém.

Olhei para a frente, para um grupo de amigos efusivos, e disse brincando: "Vocês já podem começar aí, se quiserem."

Não sei se Courtney percebeu que eu estava de sacanagem ou se tomou minhas palavras como um desafio, mas foi até eles, e, em segundos, eles abriram sua bolha e fizeram dela o novo núcleo. Cinco minutos depois, ela voltou e disse na maior cara de pau: "Feito."

Pricilla e Deshawn se separaram. Mais uma vez, segui a direção oposta e procurei algum jogo para matar o tempo. Vi um cara bonitinho jogando Jenga com um casal e aproveitei a deixa. "Vocês parecem as pessoas mais legais aqui. Posso ficar com vocês?"

Claro, eles toparam. Sentei-me ao lado da gracinha e fiquei jogando até o restante do grupo se aproximar de mim, e todas fizeram um gesto de positivo. Saímos de lá e voltamos para o Barcade, pois ainda tínhamos moedas para jogar. Dessa vez, ninguém buzinou nem tentou chamar nossa atenção, mas notamos que, como estávamos nos esforçando para conversar com as pessoas, estávamos nos divertindo mais. Lá dentro, tive de gritar para cobrir os sons das máquinas de pinball para informar às garotas de que, mais uma vez, tinham de encontrar alguém para conversar. Courtney e Deshawn desceram, e Pricilla ficou comigo.

"Ninguém aqui é nem de longe meu tipo", comentou ela.

Pricilla gostava de homens de alto nível, o que eu louvava nela. Em algum momento, Chanel teve de decidir que seria uma marca de luxo, e respeitei Pricilla por tomar essa decisão sobre si mesma. E se você, leitora, também quiser buscar candidatos de alto nível, não deixe ninguém julgá-la como se você fosse superficial. Nos primórdios, o objetivo principal dos casamentos era firmar alianças para que as famílias se tornassem mais poderosas e reunissem recursos (esse é um eufemismo, mas não precisamos entrar nos méritos da escravidão feminina nem da misoginia patriarcal aqui). Por outro lado, a união moderna se baseia nas emoções, o que não significa que seu propósito histórico não possa ser uma meta primordial para alguns. Há apenas uma palavra para descrever o vínculo que as pessoas compartilham quando se dedicam umas às outras: *amor*. E o amor tem mil conotações diferentes e bilhões de formas válidas. Não despreze a perspectiva das outras pessoas, se ela as deixa saudáveis, felizes e conectadas.

"Sei que aqui não é seu lugar, Pricilla. É por isso que você deve entendê-lo como laboratório." Apontei um cara interessante de chapéu fedora.

Ela se afastou, e fiquei me divertindo assistindo-lhe meio que observá-lo antes de se aproximar. Fui me sentar um pouco, e, logo depois, Pricilla se juntou a mim e encolheu os ombros. Fiz um "toca aqui" para ela por tentar. Um cara corpulento em uma roupa toda vermelha passou. Puxei assunto com ele, e, empolgado com a atenção, ele puxou uma cadeira. Ele falava sem parar; o cara parecia nem respirar entre as frases. Eu estava prestes a dizer que íamos procurar nossas amigas, mas, no exato momento, uma delas chegou. Deshawn e um cara bonito, também de vermelho, combinando, se aproximaram de nós.

Descobrimos que nosso novo amigo falante tinha ido ao Barcade com o gostosão de Deshawn, que se chamava Sean.

"Mas, Sean, de onde você conhece a amiga delas?", perguntou o tagarela, referindo-se a Deshawn.

"Bem, percebi que ela estava me cercando, então ela criou coragem de me cumprimentar." Ele riu e disse que estava brincando. Mas, à luz do nosso experimento, foi exatamente isso o que aconteceu.

Courtney foi dançar, e um tempo depois, ainda quebrando tudo, se juntou a nós. "Esse DJ é o cara!"

"Nossa, você dança muito!", disse o tagarela, espantado.

Courtney lhe deu uma amostra, e ele se levantou e se juntou a ela. Eles abriram espaço no bar para dançar separados e, depois, juntos. Outros frequentadores perceberam e formaram um pequeno círculo ao redor deles; parecia uma cena saída das melhores comédias românticas. Deshawn e Sean se afastaram um pouco para conversar em particular e trocar contato. Enquanto isso, Pricilla e eu ficamos quietas observando alegremente as duas mulheres que passamos a amar vivendo suas vidas incríveis.

Conclusão

A boa aparência não foi um substituto eficaz para uma personalidade boa e acolhedora. Embora a aparência sexy atraia atenção sem que precisemos buscá-la, também atrai a atenção do tipo de pessoas que pagaríamos para evitar. Estar bem-vestidas não atraiu nenhum voluntário interessante, mas conseguimos ótimos resultados com as pessoas que escolhemos. Eu diria que uma mistura saudável de ambos seria uma fórmula de vitória absoluta: vista-se da melhor forma possível, então vá em frente e seja encantadora para a pessoa que você escolher.

Ovos Mexidos e Boquetes Incríveis   213

Esse foi o fim de nossos experimentos em grupo. Refleti sobre os resultados de cada uma, e depois, mais detalhadamente, sobre os progressos do grupo até então. Que puta diferença! Maya tendo um encontro? Pricilla com um artista da *Billboard*? Deshawn flertando e transando com um estranho em Londres? Courtney se abrindo sem tentar assumir o controle? Fiquei espantada e determinada a ajudá-las a tornar essas vitórias constantes, o que significava que eu precisava abordar com maior ênfase seus pontos fracos. Fui até minha escrivaninha e anotei os pontos fracos que eu sabia que cada uma ainda tinha: Deshawn ainda precisava de um empurrãozinho para tomar a iniciativa; Pricilla ainda tinha medo de mostrar seu lado menos gentil; Stephanie ainda estava com muito medo no geral; Courtney se provou ser agradável, mas ainda não tinha uma pegada sexual; e Maya ainda tinha de superar seu medo de buscar alguém da comunidade queer. Para a próxima tarefa, eu tinha planejado deixá-las selecionar os experimentos, mas parecia que suas barreiras já haviam escolhido o caminho que cada uma delas seguiria.

Fase Quatro: Pratique

PARTE DOIS

❯—❮

*O que aprendeu até agora em encontros
com parceiros de baixo e médio interesse.
Além disso, teste novas teorias,
para que continue ampliando sua
caixa de ferramentas para criar as
conexões que desejar.*

11

LUTA E FUGA OU TESTÍCULOS DE FRUTAS

Após terminarmos os experimentos em grupo, eu sentia que a maioria das meninas tinha uma compreensão firme sobre o que aprendemos ao longo do programa. Isso me deixou animada para mandá-las a um primeiro encontro experimental. Mas logo descobri que só eu pensava assim.

"Estou um pouco estressada com isso", disse Pricilla. "Como vamos nos lembrar de praticar nossas habilidades de sedução e de fazer esse experimento ao mesmo tempo em um encontro?"

Expliquei a elas que, a essa altura, a prática não deveria ser reservada apenas para encontros; elas deveriam estar flertando, seduzindo e criando intimidade o tempo todo. Como Ari disse: "Flerto quando entro em um Uber, porque a viagem fica mais interessante; flerto no bar, porque só ficar lá sentada é chato; flerto em reuniões de trabalho, porque isso relaxa as pessoas e propicia que as ideias surjam; flerto enquanto espero na fila do banheiro."

Assim, o experimento seria apenas mais uma etapa, porque elas tinham de marcar um encontro com o tipo de pessoa que encontrariam em qualquer um dos locais aleatórios a que fomos. Se estiver solteira e quiser testar um novo jogo, é melhor começar com pessoas que você vê como pessoas, não como unicórnios do sexo. Ainda seguindo os ensinamentos de Ari, quando você fica bom mesmo, para de colocar as pessoas em um pedestal, apesar de sua aparência/status/reputação. Mas, sendo realista, é claro que demora um pouco para chegar a esse ponto.

É por isso que atletas profissionais de alto nível treinam muito mais do que jogam. Eles sabem que, se os treinos, as habilidades e o condicionamento não estão em seu desempenho máximo, as apostas são baixas e eles não têm nenhuma chance quando o jogo está empatado, e o cronômetro, chegando ao fim.

Da mesma forma, para ser um bom parceiro, conhecer os truques não basta. Você tem de entender completamente os princípios e praticá-los com tanta frequência que eles se tornarão uma segunda natureza.

Os cinco experimentos que realizaremos nos encontros de cada uma, e as meninas que os testarão, são:

Interrogatório Disfarçado: Deshawn

Você pode fazer perguntas ousadas e importantes no primeiro encontro e ainda garantir um segundo?

Amor com Adrenalina: Stephanie

Uma atividade que desencadeie adrenalina em um encontro resulta em um vínculo mais intenso e rápido?

Você Só Pensa Naquilo: Courtney

Você pode evitar a friendzone criando tensão sexual sem que a outra pessoa tenha plena consciência disso?

Você É Meu Agora: Maya

Há cinco palavras que os pesquisadores descobriram serem as mais influentes no marketing; mas elas funcionam para relacionamentos?

Nem Fodendo/Vem que Tem: Pricilla

Há um equilíbrio perfeito entre ser agradável e desagradável que enlouquece as pessoas?

Deshawn chegou ao grupo falando que ela era péssima em bater papo, então achei apropriado tirá-la da zona de conforto e dar um empurrãozinho para ela bombar trocando uma ideia (carioquês para ganhar na lábia).

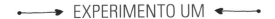

Interrogatório Disfarçado

PROBLEMA
Como criar laços com alguém com quem você ainda não tem intimidade?

HIPÓTESE
Se as pessoas iniciassem relacionamentos com honestidade total e recíproca, as conversas inconvenientes seriam extintas.

ARCABOUÇO TEÓRICO
A pesquisa do psicólogo Arthur Aron sobre formas de acelerar a intimidade descobriu que a vulnerabilidade mútua promove a proximidade: "Um padrão crítico associado ao desenvolvimento de uma relação próxima é a revelação de informações pessoais constante, aprofundada e recíproca."[1] Essa pesquisa criou o popular "36 Perguntas Para Se Apaixonar". Além disso, inspirou também a minha versão, chamada de 13 Perguntas para Ver Aonde Vai Dar.

METODOLOGIA
O pesquisador elenca perguntas que devem ser respondidas até o final do encontro. Entre elas:

Qual é sua religião?

Qual é sua posição política?

Você mora sozinho?

> Você fuma/bebe/usa drogas ilícitas?
>
> Como é seu relacionamento com seus pais?
>
> Como foi seu último relacionamento?
>
> Você tem contato com suas ex?
>
> Quais são seus pontos fracos, de acordo com seus amigos?
>
> Você tem antecedentes criminais?
>
> O que você pensa do sexo no primeiro encontro?
>
> Você quer ter filhos?
>
> Você tem dívidas?
>
> No que isso vai dar?

Deshawn e eu planejamos um jogo para o sucesso de seu encontro com um jovem atleta olímpico.

"E se ele perceber o que estou fazendo?", perguntou ela, nervosa.

"Ele não vai. Comece com as mais fáceis, sobre família e política, e fique atenta para trazer as outras de forma natural, sem parecer uma metralhadora."

Passamos o restante da ligação repassando o que aprendemos até agora. Depois de analisar seu perfil, concordamos que usar a técnica de sedução da Oprah, na qual você tenta inspirar o melhor de alguém, seria mais eficaz, dada sua dedicação a um esporte competitivo. Também concordamos que a única maneira de essa experiência ser bem-sucedida é se Deshawn conseguisse relaxar.

"Fale devagar, faça pausas quando precisar e imagine-o nu, se necessário. Dado que ele é um atleta olímpico, isso não deve ser muito desagradável."

Desligamos, e ela saiu. O encontro deveria durar uma hora, então, quando bateram duas horas e ela ainda não tinha respondido às minhas mensagens, comecei a me preocupar. Mantive a calma, lembrando-me de que sabia o perfil do Instagram e o telefone do cara. O sistema de amigos é algo em que confio e obedeço. Nos meus tempos de solteira, *nunca* fui a um encontro sem alguém próximo saber de todos os detalhes. Sim, alguns de meus encontros foram espontâneos, e, nesses casos, eu mandava um print do perfil do cara com seus contatos para algum amigo. Mas, antes que eu considerasse colocar cartazes de procurada, Deshawn me ligou.

"Me dei bem", disse ela assim que atendi. "Acho que consegui tudo."

"Conta todos os detalhes!" Eu sorri.

1. *Qual é sua religião?* Cresceu católico, mas só vai à igreja quando está na casa da mãe.

2. *Qual é sua posição política?* O bosta do Trump.

3. *Você mora sozinho?* Sim, ele tem um apartamento dele.

4. *Você fuma/bebe/usa drogas ilícitas?* Nunca ficou bêbado nem fumou.

5. *Como é seu relacionamento com seus pais?* Ele troca mensagens com a mãe todos os dias, mas não fala muito com o pai, porque não cresceu com ele.

6. *Como foi seu último relacionamento?* Relacionamento? Ele não tinha tempo para ela, então terminaram, porque ele é #vidadeatleta.

7. *Você tem contato com suas ex?* Pouco.

8. *Quais são seus pontos fracos, de acordo com seus amigos?* Não é muito sociável.

9. *Você tem antecedentes criminais?* Claro que não! Nunca faria isso com seus pais, e já os incomodou bastante escolhendo ser atleta, não médico.

10. *O que você pensa do sexo no primeiro encontro?* Como alguém que viaja muito, ele gostaria de ser mais sexualmente agressivo, mas não é a dele. Ele não se opõe à ideia, mas nunca aconteceu.

222 O Jogo da Sedução

11. *Você quer ter filhos?* Agora, não. Mas não sabe o que vai querer em dez anos. Ele usou isso como uma oportunidade para deixar claro que não tinha intenção de parar com ninguém pelos próximos dez anos, pelo menos.

12. *Você tem dívidas?* Não.

13. *No que isso vai dar?* Ele só teve dois relacionamentos na última década, porque prefere se concentrar nos esportes, e a maioria das mulheres o distrai. Então, em lugar nenhum, pelo menos não agora.

Imagine a maravilha que o mundo seria se soubéssemos tudo sobre alguém já no primeiro encontro!

Deshawn falou que ficou esperando que ele ficasse chateado ou percebesse que isso era um tipo de experimento, mas nada disso aconteceu. A cada pergunta que ele respondia, ela foi ficando mais confortável, até perguntar se ele tinha ficha criminal como se pedisse para ele passar o sal. Ela também comentou que estava orgulhosa de ter tido uma conversa que fluiu facilmente sem precisar beber. E admitiu que não ter de se preocupar com o que dizer em seguida, por ter uma lista, ajudou muito.

"Quero dizer, claro, ele me dava umas olhadas de 'Por que você está perguntando isso?', e eu sorria e disfarçava como se não houvesse nada por trás. Acho que meu tom fez uma puta diferença! Falei devagar e com um toque de simpatia. Agi de forma brincalhona e curiosa, não procurando respostas."

Conversamos um pouco mais sobre algumas outras coisas — O que ele vestia? Quanto falava sobre esportes? Ele pagou a conta? — antes de fazer as perguntas que realmente importavam: o experimento funcionou? Tirar as questões importantes do caminho resultou em maior intimidade?

"Não tenho certeza sobre a parte da conexão, embora ele tenha me convidado para um show na praia na próxima sexta. Então eu diria que funcionou, facilitou o encontro, e ele até me fez muitas perguntas de volta, então eu me diverti, independentemente de qualquer coisa. Na verdade, vou fazer esse experimento com o cara de Londres no FaceTime mais tarde..."

Conclusão

Você pode dizer quase tudo se disser com um sorriso, e isso inclui fazer perguntas invasivas — mesmo no primeiro encontro.

Amor com Adrenalina foi o experimento que me deixou mais empolgada, porque foi o único que nunca fiz. Enquanto eu pensava em quem seria a pessoa perfeita para ele, um nome me veio à mente: Stephanie. Ela era uma danada apaixonada por aventura e que demorou para conseguir libertar seu lado selvagem em encontros ou qualquer contexto social. E, se a queda livre não fosse o tratamento de choque final, nada mais seria.

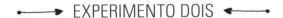

EXPERIMENTO DOIS

Amor com Adrenalina

PROBLEMA

Onde deve ser um primeiro encontro se você quiser criar um vínculo forte rapidamente?

HIPÓTESE

Se um casal faz uma atividade que aumenta a adrenalina em um encontro, isso resulta em um vínculo mais forte, mais rápido.

ARCABOUÇO TEÓRICO

Encontros que incluem comportamentos de risco mostraram criar laços mais fortes, em comparação aos encontros convencionais. Os psicólogos Donald Dutton e Arthur Aron descobriram que a atração sexual pode transpirar da excitação sob a forma de medo.[2]

METODOLOGIA

A pesquisadora vai a um primeiro encontro em um local de paraquedismo e observará como o parceiro flerta, toca e se abre para ela.

AVALIAÇÃO DO SUCESSO

Você sentiu que a atividade os aproximou? Houve mais contato físico do que nos primeiros encontros convencionais? Ele quis um segundo encontro?

"Acabei de perceber que essa vai ser a primeira vez que vou a um encontro em que não tem álcool", disse Stephanie, do seu carro, enquanto dirigia para o iFLY, na Universal CityWalk. "Mas estou animada, na verdade. Estou mesmo."

Revimos os princípios do flerte e como ser uma conversadora excepcional, mas, com toda a honestidade, havia só uma coisa de que Stephanie precisava se lembrar: não se subestimar. "As pessoas vão acreditar no que você disser, então escolha dizer coisas boas e promissoras de sua vida", falei. "Mesmo que você não ame seu trabalho agora, há aspectos de que você gosta, então foque esses na conversa."

Por volta das 23h, ela me ligou do carro. "Bem, essa foi uma experiência diferente. Não foi nada estranho, e ter uma atividade a fazer deixou tudo mais natural. Tenho que admitir que não detestei ter ficado com ele."

Stephanie revelou algo incrivelmente poderoso, mas, com base em seu comentário arrogante, eu não tinha certeza se ela percebera a magnitude de suas palavras.

"Senti que tinha mais poder no encontro. Esta foi a primeira vez que senti que o poder estava nas minhas mãos, e isso me fez perceber que preciso de um parceiro que aprecie o quanto eu sei. Também me fez perceber que fui superficial na seleção de parceiros. Preciso estar com um cara que me deixe à vontade para conversar e com quem eu me sinta bem!"

Perguntei a ela como a parte de skydiving indoor da noite foi, e ela contou que criou um clima "nós contra o mundo" que os aproximou. Eles se cumprimentaram, abraçaram-se, deram boas-vindas e fizeram muito contato visual, que o fazia parecer vulnerável — um lado que ela não estava acostumada a ver nos homens. Ela também admitiu que seu coração acelerado e a empolgação da nova experiência tornaram o encontro muito mais interessante do que era. Assim, quando foram jantar, a magia logo desapareceu. Naquele momento, ela começou a notar as falhas do cara e, em uma reviravolta chocante, percebeu que *ele* se menosprezava demais. Em suas palavras: "Na vida, tudo se trata de apreciar sua história e seu momento atual. Ele não parecia feliz, como um todo, o que dificultava encará-lo como igual."

Perguntei o que ela achava do sucesso do experimento e se recomendaria uma atividade indutora de adrenalina para as pessoas ao planejarem um primeiro encontro.

"O efeito de uma experiência em que você está em perigo aumenta a conexão muito mais rápido do que um encontro normal, isso é notável. Como era novo e empolgante para nós dois, nós nos conectamos. Mas não houve química entre a gente, então também tem isso."

"Como você acha que foi o encontro, da perspectiva dele?", perguntei.

"Acho que ele ficou na minha e tava tentando estender o encontro. Concordei em ir jantar depois, mas ele ainda queria ir para outro lugar, e eu neguei. Cara, me senti muito bem negando o próximo passo do encontro, porque geralmente meus encontros se arrastam e continuam! Acho que o poder caiu como uma luva para mim."

Conclusão

Se quiser se aproximar rápido de alguém, sugira um encontro que tenha um elemento de perigo. (Agora que estou pensando nisso, vejo que o filme Titanic é baseado nesta técnica psicológica. Felizmente, nenhum iceberg é necessário para você conseguir resultados semelhantes.)

Em seguida, encaramos o Você Só Pensa Naquilo, e, coincidentemente, a única pessoa que teve coragem de abraçar a causa era a que mais precisava. Da última vez que vi Courtney, ela confessou que não tinha problemas em conseguir encontros, mas garantir um segundo estava pegando. Eu tinha um palpite do motivo, baseada nos relatos dela: Courtney parecia não encontrar um equilíbrio saudável entre conversas pesadas e flertes leves. O que torna as conexões românticas funcionais tão raras é que há uma lista ridiculamente longa de extremos entre os quais Eros deve alternar: excitante e familiar; disponível e escasso; confiante e modesto; sexy e elegante; instigante e inocente… E a lista continua. Esther Perel faz uma incrível palestra sobre as dificuldades de equilibrar essas dicotomias em seu TED Talk que você deve obrigatoriamente assistir sobre relacionamentos de longo prazo [conteúdo em inglês].³

O experimento Você Só Pensa Naquilo foi criado para ajudar mulheres como Courtney a encontrar o equilíbrio entre a sedução intelectual e a sexual.

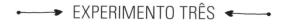

EXPERIMENTO TRÊS

Você Só Pensa Naquilo

PROBLEMA

Como criar tensão sexual sem dar a impressão de que você só quer trepar?

HIPÓTESE

Se você infundir insinuações sexuais em uma conversa séria, isso criará um vínculo sexual sutil, que resultará em faíscas em um encontro.

METODOLOGIA

No encontro, a pesquisadora transpirará e insinuará sexo sem sequer mencioná-lo. Isso inclui acariciar garrafas, esfregar objetos redondos, pensar em sexo enquanto faz contato visual, usar glicerina para parecer que está com tesão, comer afrodisíacos e, sugestivamente, chamar a atenção para a boca.

AVALIAÇÃO DO SUCESSO

Quão eficaz foi o uso de comportamentos sexuais sutis/sinalização como meio de criar uma conexão? Você notou um olhar sensual nos olhos do parceiro? Ele parecia incomodado, como se estivesse com tesão?

O encontro de Courtney estava programado para um local próximo do meu apartamento, então ela decidiu dar uma passadinha aqui antes. Felizmente, para esse caso, em vez de falar sobre o que ela precisava fazer, pude lhe mostrar. Peguei um episódio de *Shan Boody Is Your Perfect Date* em que fiz esse mesmo experimento. Assisti, com um misto de horror e tesão, eu indo a um encontro parecendo que tinha acabado de sair de um chuveiro de óleo mineral. Então comecei a acariciar as laranjas decorativas na mesa, acariciar meu copo, espremer limão em cima de mim, chupar o molho da minha comida e olhar para sua virilha como se ela fosse um tesouro do faraó.

"E você nunca menciona o sexo?", perguntou Courtney, com uma de suas canetas de gel na mão.

"Você pode fazer algumas insinuações, mas, fora isso, pense que está em um congresso de negócios."

Ela anotou algumas coisas, então foi para o corredor da frente para se arrumar. Entreguei a ela uma garrafa de glicerina e dois abacates. A glicerina, de que ela já me ouvira falar, é usada em fotos de moda para dar um ar fresco, então eu costumava aplicá-la antes de ir a um encontro, para dar uma aparência de cio. Mas os abacates eram algo novo. Expliquei que, de acordo com a lenda, quando os astecas descobriram o abacate, deram-lhe o nome de testículo, por causa da forma e do seu crescimento, em pares.

"Então, tipo, deixe-os na mesa e brinque com eles durante o encontro", instruí.

"E como diabos vou explicar por que estou com esses testículos de frutas?"

Dei de ombros e acenei. "Você vai inventar alguma coisa!"

Quando Courtney telefonou, algumas horas depois, seu tom era diferente, mas não de um jeito "acabei de fazer o cara gozar nas calças".

"Bem, foi bola fora!", relatou.

Eu queria fazer o trocadilho infame, provavelmente tanto quanto você, mas resisti, para que avaliássemos o que deu errado. Aparentemente, o cara tinha acabado de se mudar para Los Angeles, recém-divorciado, e seu assunto era só esse. Ela acariciou, esguichou, acariciou, triangulou, brincou e lambeu sem sucesso, enquanto ele lhe contava os detalhes de sua separação.

"Eu gostei muito das técnicas e acho que vou usá-las, mas este definitivamente não era o momento", disse ela, derrotada.

Essa não foi a primeira vez que aconteceu algo similar com Courtney. Outro cara que ela conheceu online, semanas antes, e que ela disse ser um possível parceiro de alto interesse, passou a noite toda falando sobre a ex. O pior foi que Courtney terminou a noite desastrosa dizendo que, se ele precisasse desabafar, poderia chamá-la. (**Insira seu "fala sério" aqui.) Mas não mencionei isso porque não era a hora de revirarmos o que já havia acontecido; era um momento para aprender e seguir em frente. Courtney estava se esforçando ao máximo no projeto, e fiquei desapontada por ela pela resposta desanimadora que estava recebendo. Como mulher negra, as probabilidades estavam contra ela, mas eu sabia que ela superaria, porque a atitude determina a virtude. Alguns têm uma vantagem maior do que os outros, mas eu sabia que a determinação dela superaria o desafio.

Conclusão: Inconclusivo

Havia uma série de motivos que me deixavam empolgada para Maya testar o Você É Meu Agora! O maior deles? Este seria o primeiro encontro oficial de Maya com uma mulher.

EXPERIMENTO QUATRO

Você É Meu Agora!

PROBLEMA

O que se diz em encontros para não haver aquele silêncio entre os tópicos?

HIPÓTESE

Se alguém usar as cinco palavras que os pesquisadores determinaram ser as mais influentes no marketing, seus encontros também serão melhores.

ARCABOUÇO TEÓRICO

Segundo o especialista em marketing Gregory Ciotti, as cinco palavras mais persuasivas são: *você, porque, livre, instantaneamente* e *novo*.[4]

METODOLOGIA

Durante um encontro, a pesquisadora usará essas palavras o máximo que puder. Ela fará um esforço especial para usar a palavra "você", já que o assunto favorito de todos é eles mesmos, e porque confere ao ouvinte clareza, enquanto fomenta novas discussões.

AVALIAÇÃO DO SUCESSO

Houve algum silêncio estranho durante o encontro? Houve um aumento no fluxo de conversa por causa da alta incidência das cinco palavras?

Escolhi este experimento para Maya porque muitas vezes ela sentia que ficava sem palavras. Tentando usar uma das cinco (você, porque, novo, livre ou instantaneamente) o máximo possível, ela sempre teria um gancho que a manteria falando e exigiria o mesmo da parceira.

Nós nos falamos antes de ela ir encontrar a mulher. Assim que Maya atendeu, disse a frase proibida: "Estou nervosa."

Não a critiquei, apenas escutei e lembrei-a de que aquele era um encontro com uma parceira de baixo interesse, com nada a perder. Tudo em que ela precisava se concentrar era nas palavras; o resto eram detalhes irrelevantes.

"Eu me sinto bem estranha sabendo que estou fazendo um experimento", disse ela.

"Eu sei disso, mas faça com que o propósito supere o constrangimento. Você não está fazendo nada de errado. Na verdade, está testando uma teoria que pode ajudar os outros a encontrar uma fórmula para superar seus bloqueios mentais em um primeiro encontro. Em geral, metade da batalha é saber o que dizer, mas sua única batalha é descobrir quantas vezes consegue repetir!"

Cerca de uma hora e meia depois, Maya me ligou. "Ei, acabou agora."

Inclinei-me e esperei que ela continuasse, e, como não o fez, vesti meu quepe de Capitão Óbvio: "Então, como foi?"

"Foi… Ótimo!" Ela relatou que foi muito mais simples manter a conversa porque ela já tinha uma conclusão completa. "É como dirigir: mesmo que você não seja um ótimo piloto, ainda estará no controle se souber para onde ir."

Maya estima que tenha usado a palavra *você* 60 vezes; *porque*, 35; e *novo*, 15. Ela admitiu que se esqueceu das outras, o que estava tudo bem, porque não sei se *livre* e *instantaneamente* se aplicam com a mesma eficácia fora do marketing.

"Fiquei muito surpresa que algo como *você* mude tanto a conversa", refletiu Maya. "E usar *porque* nos fez encontrar semelhanças muito mais rápido."

Por exemplo, se alguém lhe perguntasse sobre suas tatuagens, ela geralmente respondia o mínimo. Mas, como tinha de usar a palavra *porque*, se viu entrando em histórias que levaram a conversas mais profundas.

Agora, ao que interessa. "Então, garota, como foi seu primeiro encontro com uma mulher?"

Maya contou que amou a experiência e que se sentiu confortável em desafiar os papéis de gênero com outra mulher. Ela se sentia mais ousada, engraçada e sexy, sem nenhum tipo de pressão. "Me sinto muito idiota por ter adiado tanto isso, porque foi muito fácil, muito mais fácil do que qualquer outro encontro que tive. Estou orgulhosa de mim mesma. Me sinto estranha dizendo isso, mas estou. Eu estava refletindo sobre isso porque, até seis semanas atrás, eu não conseguia me ver fazendo isso, e, quando começamos, para mim ficou claro que nunca aconteceria. Mas eu fiz, e correu tudo bem!"

Conclusão

A palavra você *fomenta conversas sobre os outros, o que é um bônus, uma vez que as pessoas gostam de falar de si mesmas. A palavra* porque *proporciona um maior compartilhamento e que as conversas se estendam.* Novo *é uma ótima palavra para incutir um sentimento de emoção,* instantaneamente *dá uma sensação de urgência, e* livre *é uma palavra que desafio alguém a não amar. Em suma, se você é tímido ou atirado, incluir essas palavras em suas conversas trabalhará na promoção do diálogo.*

Por último, mas não menos importante (ou, como *costumo* dizer: por último, mas nunca menos importante), tivemos o encontro de Pricilla e o experimento de que ela mais precisava: nem fodendo/vem que tem. Como alguém cujo maior medo é deixar os outros desconfortáveis, esse experimento foi perfeito para ela provar a si mesma que pode ousar — cara, até mesmo errar — e ainda ser amada.

EXPERIMENTO CINCO

Nem Fodendo/Nem que Tem

PROBLEMA

Como você evita parecer muito frio ou ter aversão a encontros?

HIPÓTESE

Se alguém for desagradável e, depois, agradável, mantendo um equilíbrio, seu parceiro achará que o conquistou, criando uma atração mais forte.

ARCABOUÇO TEÓRICO

Os psicólogos descobriram que, se você for a um encontro e concordar com tudo o que a pessoa disser, ela o achará desinteressante e falso. Por outro lado, se você discorda de tudo, é considerado desagradável. Assim, os pesquisadores descobriram que é necessário haver um equilíbrio perfeito entre o sai daqui e o vem cá. Neste experimento, a pesquisadora discordará de tudo o que o parceiro disser na primeira metade do encontro, depois concordará com tudo, na segunda metade. Estudos mostram que essa fórmula, em particular, deixa o alvo na mão da pesquisadora, porque ele ficará extasiado sentindo que venceu uma batalha.[5]

METODOLOGIA

Em um encontro de 20 minutos, a pesquisadora ajustará o temporizador do smartphone para 10 minutos. Nestes primeiros 10 minutos, discordará de tudo o que o parceiro disser, então, uma vez que o alarme disparar, concordará com tudo.

> ## AVALIAÇÃO DO SUCESSO
>
> Prestar atenção à linguagem corporal do parceiro durante os primeiros dez minutos e compará-la a como fica nos outros dez. Ele começa a espelhar você quando concorda com ele? Sua atitude muda no final do encontro? Ele quer marcar um segundo encontro?

Arrumei um encontro para Pricilla com meu bom amigo Rome Green Jr., do popular canal do YouTube Dormtainment. Rome é bem-sucedido, megabonito e muito família, o que fez dele um parceiro de alto interesse para Pricilla. Sei que recomendei, para esta fase, parceiros de baixo interesse, mas tive de encontrar um voluntário aos 45 minutos do segundo tempo, porque a primeira tentativa de Pricilla fracassou. Naquela vez, ela não havia entrado em contato para o treinamento prévio, mas relatou que não conseguiu executar o experimento porque o parceiro não parava de falar. Sua incapacidade de assumir o controle da conversa, na prática, era mais um motivo para ela tentar novamente.

Dei as instruções oficiais a Pricilla:

1. Assim que Rome chegar, ajustar o cronômetro para dez minutos e passar a discordar de tudo, não importando o que seja.

2. Uma vez que o cronômetro apitar, ajustá-lo para mais dez minutos e concordar com tudo o que ele disser.

3. Depois disso, ela poderia se despedir ou continuar o encontro para praticar outras técnicas de flerte e sedução.

"Entendi!", disse Pricilla, lacônica como de costume.

Algumas horas depois, Pricilla me ligou, desta vez com muito mais a dizer. "Não acredito que fiz isso!"

"Então estou supondo que foi maravilhoso, porque a marca de 20 minutos bateu há muito tempo."

234 O Jogo da Sedução

"Foi do caralho", disse ela.

Quando chegaram ao restaurante, havia uma fila de espera enorme, então ela começou a contar o cronômetro antes de eles se sentarem. Ela fez questão de manter a linguagem corporal fechada, cruzando os braços e apontando os pés para a frente, sentados lado a lado. Quando perguntou a Rome por que ele concordara em ir a esse encontro às escuras, ele respondeu que amava conhecer pessoas.

Ela, então, rebateu: "Odeio conhecer gente nova."

Ela perguntou sobre a vida dele: o que fazia, onde morava e de onde era. Ele se endireitou ao responder a última e revelou que nasceu na Alemanha. Ele tinha dupla cidadania e falava um pouco da língua, o que demonstrou.

Pricilla disparou: "Não consigo gostar de alemão. É um idioma feio."

Pricilla riu ao contar essa parte e disse que ele ficou chocado, mas, na verdade, ela que ficou bem chocada com ela mesma. O resto dos dez minutos seguiu o mesmo padrão: ele disse que era vaidoso com o cabelo; ela, que odiava metrossexuais. Ele disse que viaja muito para a Costa Leste, a trabalho; ela, que a odiava. Então o alarme disparou, e, como um relógio, Pricilla abriu o corpo e começou a parte do encontro de concordar com tudo. Daí eles falaram sobre tudo, de viagens a casamento. Pricilla descobriu que eles tinham muito em comum, e, assim que o segundo cronômetro disparou, ela não teve pressa de ir embora.

"Beleza, então tudo correu bem, e você foi ótima. Você sente que é meio exagerado você se importar tanto em discordar dos outros?"

"Eu sei, é que não gosto de fazer as pessoas se sentirem mal, então foi assustador pensar em um encontro inteiro discordando de alguém. Eu só não quero fazer ninguém se sentir um merda, então prefiro apenas dizer o que preciso, para facilitar. Mas, sinceramente, essa foi uma prática incrível, porque vi que, apesar de achar que discordar deixa as pessoas desconfortáveis, acabou acontecendo exatamente o oposto."

Perguntei a Pricilla o que a surpreendeu mais no experimento, e ela disse que ficou mais impressionada com a facilidade de ficar à vontade para ser descontraída e engraçada. Ser um pouco agressiva deu mais espaço para seu sarcasmo mostrar as asas. Antes do encontro, ela disse que estava supernervosa, mas, quando Rome chegou, algo mudou, e ela entrou no modo missão.

"Para quem você recomendaria esse experimento?"

Ela riu, sabendo que a pergunta era meio retórica. "Recomendaria para alguém como eu — alguém que é agradável e tem medo de que o conflito doa mais do que ajude. Mas um pouquinho de conflito deixa as coisas mais interessantes e mantém o ego de todos sob controle."

Não que eu não acreditasse em Pricilla, mas, como conhecia Rome, pensei que seria estupidez da minha parte não investigar. Mandei uma mensagem para ele naquela noite perguntando como fora seu primeiro encontro às cegas.

Nada mal. Começamos logo falando sobre a vida e tudo mais. A química foi surgindo aos poucos, e então ficamos bem sintonizados.

Dei uma gargalhada. Rome acabara de explicar o experimento em termos leigos. O melhor de tudo: no dia seguinte, recebi uma mensagem de Pricilla que só confirmava seu sucesso:

Rome quer viajar comigo para São Francisco mês que vem, então vou assumir que ele curtiu.

Conclusão

Discordar de alguém e depois concordar funciona, porque faz com que a pessoa se sinta como se tivesse conquistado você. Essa técnica também mostra que você tem opiniões fortes e não tem medo de expressá-las. Não acredito que essa fórmula deva ser seguida com um cronômetro e tudo, mas devemos ter em mente que, enquanto grandes mentes pensam da mesma maneira, mentes opostas podem pensar em algo maior. Há uma razão pela qual não há filmes ou livros sobre pessoas que olham, agem e pensam o mesmo — a variedade é o tempero da vida. Então, não tenha medo de colocar um pouco de pimenta em seu próximo encontro.

E, assim, a fase quatro acabou. Se você é um ás da matemática, já percebeu que só falta uma fase. Sua tarefa final é encontrar um parceiro de alto interesse para ir a um primeiro encontro e garantir um segundo. Parece bastante simples, mas, se você pensar nisso, verá que esse é o passo pelo qual a maioria das pessoas passa a vida lutando para dar. O grupo teve uma vantagem com o progresso feito nas fases de um a quatro, claro. Mas encontrar um parceiro de alto interesse também depende de sorte, com que somente Deshawn e Pricilla foram abençoadas. No entanto, o cara de Pricilla estava em turnê, e Deshawn não poderia encontrar Alex, o cara de Londres, no meio do Atlântico em jet skis. Isso significava que elas estavam niveladas com Maya, que não tinha nem um contatinho, Courtney, que não conseguia um segundo encontro para salvar sua vida, e Stephanie, que me confessou que esse estava sendo o momento de maior seca desde que perdera a virgindade.

Percebi que nosso programa estava à beira do precipício, o que me deixou frenética. Eu não queria jogar a toalha, não queria um final *Bem, o que tivemos até aqui já basta*. E, acima de tudo, não queria um caminho que acabasse facilitando que elas voltassem ao velho e desgastado eu, porque, evidentemente, não valia a pena. E, mais ainda, porque eu sabia que não tinha de acabar assim. Se as meninas mergulhassem fundo e transbordassem tudo o que aprendemos, elas se esbaldariam com seus banquetes, concluiriam o programa e ganhariam o jogo da sedução com energia suficiente para jogá-lo de novo. Mas também reconheci que, como treinadora, não tinha de forçá-las e nem jogar por elas. Elas nunca teriam os reais benefícios do que fizemos se não conseguissem fazer tudo sozinhas.

Fase Cinco:
Seja

›—•——→ ←

A pessoa que sempre quis ser. Desfrute da companhia de pessoas que a melhoram e lhe dão alegria. Junte-se à festa e capacite os outros, por meio de sua excepcional transformação, a fazer o mesmo. Finalmente, revisite as outras quatro fases periodicamente, porque o trabalho nunca termina.

— → 12 ←

ELA É DONA DO JOGO

A fase cinco começou com uma bomba.

Matt Barnes finalmente me respondeu e concordou em conhecer as meninas. Algumas semanas antes (depois de Pricilla mencionar pela, sei lá, décima vez que ele era o tipo dela), tomei a iniciativa de lhe mandar uma DM no Instagram. Foi um tiro no escuro, mas falei a verdade, que eu estava trabalhando em um projeto para ajudar mulheres a ter uma vida amorosa fenomenal. Contamos com a ajuda de vários especialistas e achamos que ele seria um ótimo bônus para ensinar a atrair homens de alto perfil. Ele disse que amou a ideia e concordou em participar. Propus uma ligação pelo Hangout, mas ele quis nos encontrar pessoalmente. Não podia ser mais perfeito.

Assim que marcamos um encontro, corri para avisar Pricilla. Mas quem me surpreendeu foi ela: "Na verdade, criei coragem e puxei assunto por DM semana passada, e ele respondeu. Estávamos nos cheirando."

Fiquei mortificada. Isso era algo pelo qual sempre passávamos, porque, quando estranhos se aproximavam, olhavam para nosso time eclético e perguntavam o óbvio: *Como vocês se conheceram?* Trocávamos uma série de olhares de pânico antes que alguém dissesse: *Ahn, escola!*

"Por que não me contou?! Quer que eu cancele para que ele não saiba que você faz parte do projeto?"

240 *O Jogo da Sedução*

"Não", disse ela confiante. "Quero que ele saiba que estou solteira e tentando mudar isso."

A resposta dela foi muito durona, e eu adorei!

Quando chegou o dia, Pricilla, Courtney, Stephanie, Deshawn e eu nos reunimos na frente do Lakeside Cafe. Maya novamente estava fora da cidade visitando os pais. Antes de entrarmos, virei para o grupo, apesar de estar falando apenas com Pricilla. "Esta noite é um bônus, então não vou falar muito. Prefiro que vocês liderem e façam o que quiser."

Quando nos aproximamos da mesa, Matt se levantou para nos cumprimentar, e, de acordo com o bom clichê, ele era mais alto do que o esperado. Quão alto? Sua camiseta serviria tranquilamente como vestido para um adulto. Sentei-me ao lado dele e esperei que Pricilla corresse para ocupar a outra vaga, mas, em vez disso, ela escolheu a mais distante. Ótimo.

Não tínhamos definido um objetivo para aquela noite, o que ficou claro assim que Matt começou seu discurso muito sincero e sem filtros. Para dizer o mínimo (porque não vejo relevância em compartilhar a maior parte do que ele falou), Barnes estava longe de ser discreto. Fiquei chocada que, embora soubesse que a conversa estava sendo gravada, ele tenha falado conosco como se fôssemos um grupo de colegas no corredor da morte sem nada a perder. Talvez ele só quisesse nos dar uma amostra dos lados negativos do amor, o que assumi que Courtney também percebeu.

"Qual foi a maior lição que você tirou dos ônus dos relacionamentos?", perguntou ela.

"Que há pessoas más neste mundo, tipo minha ex-mulher…"

Cerca de 30 minutos após essa história, eu ia puxar o bonde, mas percebi que estava focada no que Matt dizia, não nas reações de Pricilla. Quando mudei meu foco, vi uma imagem clara de uma mulher arrasando! Pricilla estava aproveitando todas as oportunidades para criar identificação, brincar, provocar e foder sua mente como profissional. Além disso, reparando melhor, vi que ela não escolhera o lugar mais distante, mas o mais visível, diretamente em sua linha de visão. Inclinei a cabeça para vê-la do ângulo de

Matt e percebi como seu top borgonha valorizava os olhos cor de avelã. Ela sorriu e se inclinou até as velas a iluminarem como *Mona Lisa* no Louvre.

"A maior lição que aprendi sobre o amor é que você tem dele o que quer", continuou Matt. "Digo isso o tempo todo para as minhas amigas: não tenha medo de buscar o que quer, porque você perde em todas as tentativas que não arrisca."

Pricilla ouviu a mensagem alta e clara: seu corpo estava posicionado em um S tão nítido que parecia o símbolo da Sadia, ela estava sorrindo tanto que eu tinha certeza de que suas bochechas a cobrariam na manhã seguinte, e, o melhor de tudo, ela se gabou do filho em todas as oportunidades imagináveis.

"Acho que as melhores lições de amor vêm de nossos filhos", disse ela. "Tê-lo e criá-lo e olhar para cada parte de seu caráter, sabendo que incuti isso nele, como mãe solteira, me lembra de que sou quem sou por causa dele, e que ele é quem é por minha causa. Eu o amo muito, e isso serve como evidência do bem em mim, quando tendo a esquecer."

Naquela noite, Pricilla encontrou seu poder no jogo de triplo ataque: absurdamente sexy, uma abordagem pegar ou largar divertida e maternal pra caralho!

Em dado momento, Matt até comentou: "Parece que todo mundo espera sua liderança, Pricilla."

Na realidade, estávamos maravilhados com o fato de ela finalmente liderar.

Matt foi um cavalheiro e pagou o jantar (e, mais tarde, começou a nos seguir nas redes sociais), o que não precisava. Notável, sua vida pessoal teve seus percalços, mas ele era um homem amável, com um grande coração e um senso de humor ainda melhor. Com base na rapidez com que Deshawn, Courtney e Stephanie se levantaram, eu diria que, apesar de seu lado doce, elas também não aguentavam mais a saga da ex-esposa louca. Mas Pricilla tinha mais resistência e, melhor do que isso, uma estratégia. Quando Matt foi ao banheiro, antes de ir embora, ela lembrou-se de que também precisava ir.

E o resto é história (ou, pelo menos, a história de Pricilla). Eles trocaram contato, e Matt se lembrou da DM. Ele pediu desculpas por não tê-la

242 *O Jogo da Sedução*

reconhecido de cara, depois a convidou para jogar sinuca para compensar seus péssimos modos...

Mesmo que o objetivo deste programa seja arrebatar os parceiros de alto interesse, devo admitir que fiquei chocada com o sucesso gritante de Pricilla. Quando armei aquele encontro, esperava que ela ganhasse a confiança necessária para procurar seu tipo e, talvez, tivesse um gostinho do que é entreter um parceiro de alto interesse. Nem passou pela minha cabeça que ela ia se lambuzar toda.

Pricilla mais do que completou a tarefa final. Ela garantiu vários encontros com Matt e a certeza de que isso era só a ponta do iceberg de seu potencial. Ele foi seu melhor match? Provavelmente não, mas ela criou coragem para pular para o banco do motorista de sua vida amorosa, e valeu a pena.

Para provar isso, as boas notícias continuaram chegando. Semanas depois, ela também me contou que conseguiu um novo emprego:

Os últimos meses foram reveladores para mim! Tenho orgulho de dizer que estou encantada por um emprego na minha área, mas que é completamente estranho à minha experiência. Essa posição vai me obrigar a sair dos bastidores e construir um departamento do zero. Meu novo chefe está centralizando toda a parte prática em... MIM. No passado, eu ficaria aterrorizada, mas, com minha nova capacidade de me conectar às pessoas, não vou me deter agora. Agora só me detenho se me pego querendo sumir, porque me lembro de que sou capaz, e provei isso a mim mesma.

LOGO EM SEGUIDA, DESHAWN ME MANDOU UMA MENSAGEM PUXANDO UM assunto pelo qual eu esperava há um tempo:

"Não sei como fazer essa tarefa, porque a única pessoa com quem quero estar mora do outro lado do mundo. Escolho, sorrio, essa coisa toda, mas meu coração não está aqui."

Deshawn e Alex conversavam pelo FaceTime todos os dias desde que ela voltou. Nos últimos meses, suas conversas foram mais íntimas do as que tinham até mesmo com as pessoas com quem conviviam. Isso a fazia se sentir esperançosa, viva e desejada, mas com uma sensação de derrota.

"Por que você não vai a Londres pagar para ver?"

"Não posso", respondeu ela, na defensiva. "Eu não sei. Não sei se posso aproveitar a folga do trabalho e se... se ele realmente me quer."

"Então pergunte."

Nada é mais assombroso do que páginas em branco. Eu disse a Deshawn que essa viagem não era para promover o relacionamento deles, mas um ato necessário para entendê-lo. Falo com propriedade: após você entender sua conexão com alguém, ir em frente ou superá-la é fácil. Em outras palavras, Deshawn não conseguiria se concentrar em outro cara se sua mente continuasse vagando atrás do príncipe estrangeiro.

"Você tem que ir a Londres, encontrar o cara e ver qual é!"

Antes da grande viagem de Deshawn, eu queria lhe dar algo a mais. Seu cabelo era novo, seu estilo e sua confiança, e havia um novo homem em sua vida. Mas havia uma última coisa que eu ainda sentia que ela precisava para que a transformação fosse completa: um sutiã novo. De acordo com o conselho de Talya, o sutiã do tamanho errado prejudica a aparência e a postura das mulheres. Além disso, mesmo que Alex tivesse a *sorte* de tirar o sutiã dela, eu ainda queria que ela se sentisse incrível antes disso! Também convidei Stephanie para a saga das compras, como um tiro de misericórdia. Em todas as outras, vi uma mudança significativa, enquanto Stephanie tinha feito algumas melhorias, mas, na melhor das hipóteses, eram marginais. Eu esperava que um look novo, adequado à mulher que ela estava destinada a se tornar, lhe desse o sacode que todo nosso trabalho ainda não tinha conseguido.

Nós nos encontramos em uma tarde de domingo no The Grove, um shopping ao ar livre em Los Angeles bom para encontrar suas subcelebridades favoritas. Fomos a Nordstrom e, lá, nos separamos: Stephanie foi para a área de sapatos; Deshawn, de lingerie; e eu, de roupas. Trinta minutos depois, escolhemos três camisas fofas e um magnífico par de botas pretas para Steph. Enquanto isso, Deshawn se mantinha ocupada com um especialista em sutiãs e montava um look que deixaria Dita Von Teese morrendo de inveja. Como estávamos muito longe de terminar, Stephanie e eu nos sentamos em um pequeno banco perto dos espelhos, para ver os looks de Deshawn.

"Eu estou muito orgulhosa dela", disse Stephanie. "Ela chegou muito longe."

Percebendo que era o momento de fazer o check-in, perguntei: "Como você está se sentindo em relação ao seu progresso, Steph?"

"Sendo sincera, estou muito desapontada comigo mesma. Mas tem tanta coisa acontecendo na minha vida, que é difícil conseguir tempo pra namorar. Parece que tem um milhão de coisas que precisam da minha atenção."

"Você não tem uma perspectiva?"

"Quero dizer, tem um cara novo e fofo no meu trabalho, que acabou de começar, e tem meu treinador, que é uma delícia."

"Então, garota, por que você não vai atrás deles? E treinadores fazem parte da lista de alvos do seu parceiro de alto interesse, é perfeito!"

"Não consigo", disse ela, fazendo uma cara feia.

Ela deu um olhar e adotou uma postura da mesma Stephanie que entrou no meu apartamento meses antes. Meneei a cabeça e conversei com ela que não era preciso forçar algum tipo de resultado drástico se ela não estivesse pronta. Percebi que as roupas que estávamos comprando para ela, ainda que fossem lindas, não seriam transformadoras. Uma camisa fofa e alguns saltos não inflam o ego. Nem todos os livros, questionários e truques fazem isso. Mais uma vez, Stephanie ainda tinha de tomar uma decisão sobre a direção de seu destino. Infelizmente, não importava o quanto eu quisesse guiá-la, esta era uma jornada que não admitia copilotos.

Deshawn saiu do provador em um número rosa-claro que fez seus peitos gigantes ficarem perfeitos. Ela colocou as mãos nos quadris e deu uma voltinha para que pudéssemos ver de todos os ângulos. Stephanie e eu analisamos seu corpo enquanto discutíamos o ajuste do sutiã. Notei que, não importava o quão invasivos nossos olhares fossem, Deshawn não se importava nem se envergonhava de seus peitos ou do corpo como um todo. Mesmo que eu me sinta confiante com meu corpo e peitos (ou com a falta deles), não sei se ficaria de boa com essa atenção minuciosa sem fazer uma piada autodepreciativa. Mas ali estava Deshawn, ousada, na paz.

Na quinta-feira seguinte, Deshawn saiu direto do trabalho e embarcou em um avião para o desconhecido. Foi o segundo encontro mais aterrorizante, corajoso e inspirador de que ouvi falar nos meus 33 anos neste planeta. Trabalho final completo.

Mal sabia eu que viajar também estava nos planos de Courtney. Ela fora a Dallas visitar a família semanas antes, o que eu sabia. Mas o que ela não me contou foi que conheceu alguém lá.

"Sinto muito por não ter compartilhado isso com você", disse ela enquanto segurava uma xícara de chá na minha varanda. "Metade de mim não queria azarar e a outra metade só queria manter a aura do sagrado — algo só nosso."

Quando Courtney foi para a casa dos pais, entrou nos aplicativos de namoro e tropeçou em River. A essa altura, ela se tornara profissional em checar se os parceiros atendiam a seus requisitos de vaga para ver se valia a pena o tempo investido. Esse cara era 100% de aproveitamento.

Então, em sua última noite em Dallas, ela se encontrou com River para uma saidinha que acabou se tornando um encontro gigantesco.

"Posso te ver amanhã, antes de você ir?", perguntou ele. River inclinou-se e tocou Courtney, com respeito e atenção, o que, por acaso, era sua linguagem do amor.

Courtney sorriu enquanto contava a história, e então limpou a garganta e ficou séria. "Tecnicamente, já terminei a última tarefa. Fui a dois encontros com um parceiro de alto interesse, mas que não vão dar em nada. E agora?"

"Mas você é de Dallas e sempre volta lá", falei. "Então por que não mantém contato e sai com ele da próxima vez que estiver na cidade?"

Ela explicou que a conexão deles foi muito intensa e, por causa disso, a distância já estava sendo muito dolorosa. Na verdade, eles concordaram em parar de se falar para evitar frustrações.

246 *O Jogo da Sedução*

"Deixamos de nos seguir nas redes sociais e combinamos de nos tratar com distância. É uma loucura, sinto que tive que romper com alguém que nunca nem cheguei a namorar, e foi também por isso que preferi manter a distância, porque nem sei como me sentir sobre isso tudo."

Discordei de Courtney e fiz o discurso que lhe dou de bom grado, leitora: não se poupe da decepção de uma experiência incrível evitando vivê-la. Alerta de spoiler: tudo acaba! Olha, cada uma de vocês lendo este livro morrerá!! Muito mórbido? Ok, vou reformular. Para mim, a alegria da vida está em nossos momentos de emoções extremas: amor e sofrimento, dor e criação, fracasso e triunfo. Esses momentos de beliscão, quando nem acreditamos que certas coisas estão acontecendo, são o que nossa vida louca é. Como falo para meus clientes: "Os sentimentos são um imenso privilégio, e, se quer evitá-los, é melhor deixar todo mundo de lado e se tornar um cupcake."

Isso é um pouco bobo, eu sei. Mas é a verdade. Cada pensamento consciente que você tem é um presente! E um asterisco especial e arrojado vai para o sentimento que você sente diante do amor em potencial.

Nos seus últimos e impressionantes dias de fúria neste planeta incrível, não consigo pensar em nenhuma circunstância em que você vá se deparar com as palavras: "Estou muito feliz porque, nos meus 20 e poucos anos, me acalmei e evitei aquela pessoa que me fazia sentir vivo."

Ainda hoje, quando penso nas inconcebíveis decepções que o amor me concedeu, sorrio, porque é exatamente isso que essas experiências são para mim: prêmios. O prêmio de Namorico Forçado foi para meu eu de 19 anos, que "ficou noivo" (você sabe, do tipo sem anel) do meu namorado porque eu estava saindo da Coppin State University cedo, e, por algum motivo, prometer um para sempre parecia mais lógico do que dizer adeus (*ei, Ovan*). O prêmio de Tentativa Mais Ridícula foi para a época em que gastei todo o dinheiro que *eu não tinha* voando para Miami para ter um encontro com *um cara que não sabia* que era um encontro (*ei, Reggie*). O prêmio de Maior Vergonha Baseada em Fatos Reais foi para os incontáveis poemas, contos, artigos e textos não enviados que escrevi para Mark durante nossa história de amor mal resolvida.

Essas experiências me transformaram em uma mulher com um respeito ilimitado pela intimidade, uma mistura de empatia pelos outros e uma esperança desenfreada de que não existe amor perdido. Cada cravada no coração foi difícil, mas também era o subproduto inevitável de encontrar as pessoas certas, o que, analisando agora, vejo que eram erradas para mim. Agora, não vou mentir para você e dizer que não me arrependo de nenhum dos meus relacionamentos. Há muitas experiências da vida real que me ensinaram lições que eu não precisava ter aprendido da maneira mais difícil. Mas, em todos esses casos, se eu tinha admitido na hora ou não, eu sempre sabia que as águas eram muito rasas para mergulhar de cabeça. Então uma coisa seria Courtney querer evitar River porque ouviu sinais de alerta, outra era fugir do som distante, mas distinto, dos sinos de casamento. E, na minha opinião, se você ouvi-los quando estiver na presença de uma boa pessoa, não importa o quão distante ou improvável a ideia pareça, vá em direção a ela.

Ela olhou para a xícara por um longo tempo e disse: "Estou com medo."

"Isso é natural. Eu faço toneladas de merda que acho assustadoras. Este programa foi uma delas! Mas, mesmo assim, eu fiz."

"Tudo bem", admitiu. "Mas ainda quero achar alguém mais próximo."

Courtney saiu da minha casa naquele dia com duas coisinhas: um vibrador Vesper, da Crave, que funciona como colar, porque eu achava que ela precisava de um lançamento, e partiu também com clareza do que fazer a seguir. River e ela se falaram naquela noite até de manhã. Eles decidiram se ver, pelo menos mais uma vez, antes que o mês terminasse — mas, fiel à palavra de Courtney, esse não seria o fim da história. Alguns dias depois, ela estava em sua lanchonete favorita quando Derek, um bombeiro por quem ela babava há meses, entrou. Ela sabia o nome dele porque, como na Starbucks, eles gritavam os pedidos; e sabia sua ocupação porque certa vez ele chegou de uniforme. Desta vez, ela decidiu, seria o dia em que ela descobriria muito mais sobre ele.

Ela iniciou uma conversa com Derek, que fluía sem esforço, com a pergunta: "Quer sair um dia para nos conhecermos melhor?" E foi tão natural quanto pedir um guardanapo.

Mais tarde, naquela noite, ela me ligou em pânico: Derek havia concordado em terem um encontro e River marcou uma data para ir a Los Angeles para vê-la. E agora? Sorri pensando em como a falta de oferta e o excesso de demanda produzem esses resultados. Courtney, eu descobri da melhor forma, era alguém que precisava de ordem e de um nível saudável de previsibilidade. Se tivesse um processo, ela fazia progressos. Então decidi tentar algo não convencional para ajudá-la em sua tarefa final.

Criei um plano passo a passo, baseado em tudo que aprendemos, que ela poderia usar em seu encontro com Derek. (Lembra-se do encontro no começo do livro?) Volte e releia — prometo que será melhor da segunda vez. Courtney teve um segundo encontro com Derek na semana seguinte, e, por mais que gostasse dele, não era aquela coisa toda. Isso teve um pouco a ver com seu jeito reservado, mas muito mais com River. Com o voo marcado, eles não tinham motivos para adiar as coisas. Suas conversas ficaram mais íntimas, e eles tinham uma química descomunal, que dava para sentir pelo telefone.

No final de semana em que River chegou, Courtney e eu não nos falamos, nem ela fez postagens de seu escritório nas redes sociais, como costumava fazer. Então, na noite de segunda-feira, quando soube que ele havia partido, chutei todas as reservas e telefonei para ela.

"Estou morrendo de vontade de saber. Como foi?"

Ela suspirou daquele jeito de princesa da Disney, que geralmente é seguido por uma música liderada por um caranguejo. "Fantástico. Mas, pra falar a verdade, eu já esperava."

Courtney e eu conversamos por uma hora sobre coisas que não posso compartilhar, não apenas porque não é minha história, mas porque também não é só dela — é deles. Posso dizer com certeza, entretanto, que os sentimentos, trepadas e epifanias que experimentou com River acabaram com ela, da melhor maneira possível.

Quando falamos dos acontecimentos do fim de semana de todos os ângulos, expressei o quanto estava impressionada com ela. Então nos despedimos, e percebi, com uma resignação feliz, que precisava dizer mais uma vez: era hora de me retirar do papel de guia íntimo da vida de Courtney. Nunca fui professora, mas imagino que deixar Courtney ir era como ver seu melhor aluno se formar. Metade de você está feliz por ter participado de qualquer coisa incrível que ele fará agora, e a outra metade quer reprová-lo, para que ele não vá embora.

Há muito a aprender sobre romance de forma objetiva, e, se quer se tornar uma legítima sedutora magistral, nada é o que parece, baby. Não me entenda mal, não estou dizendo ao tatuador para desenhar "Feliz para Sempre" em Courtney, ou em qualquer uma das mulheres do grupo: o tempo ainda tem muito a dizer. Mas a verdade é que, mesmo se o rio secasse[*] (ah, para — não dava para segurar!) e se provasse não ser mais do que um capítulo, ou nota de rodapé, nas memórias de Courtney, River sem dúvida seria uma ótima história.

Deshawn voltou de Londres e me mandou uma mensagem dizendo que havia pousado em segurança, mas que estava zoada e me ligaria no dia seguinte. Nada mais. Nem mesmo um indício de como foi.

Porra, que mistério, pensei.

No dia seguinte recebi o telefonema que eu tanto queria. E vou poupar você da espera que tive de suportar: foi incrível. Ótima química, ótima conversa, e, sim, pessoal, pela primeira vez na eternidade, Deshawn teve uma foda homérica!

Quando perguntei do que ela mais gostou na experiência, ela disse: "Ele não tentou desencorajar nenhuma das minhas ideias malucas. Eu disse a ele no sábado que queria viver em uma comédia romântica, então ele me pegou às nove, fizemos uma longa caminhada romântica pelo sul de Londres, tomamos café, fizemos compras e, quando escureceu, voltamos ao Airbnb para assistir a um filme..."

Minha parte favorita de tudo era sua facilidade em lidar com a situação. Inacreditável, *ah, eu tô me repetindo?!?*, facilidade. A transformação em Deshawn foi tão drástica que até hoje não estou convencida de que ela não

---

[*] No origina, *even if the River did run dry*, um trocadilho intraduzível entre o nome do cara, River, e a palavra river [rio]. [N. da T.]

seja uma planta. Quando falei com ela, parecia madura, calma e sábia, mais do que uma planta preservada da água.

"Quais são os planos agora?", perguntei.

"Não faço ideia, e, olha, não importa muito", disse ela. "Gostei do que vivemos, controlo minhas escolhas, e se ele quiser continuar falando comigo, ótimo, gosto de conversar com ele. Mas se a distância for um obstáculo, sou grata por tudo. É isso."

Terminamos a ligação logo depois desse momento emblemático. Ela me agradeceu e prometeu que estava apenas começando. Ainda mais milagrosamente, tudo isso ocorreu sem qualquer risadinha de nervoso.

Eu queria dizer que chorei de alegria naquela noite pelas três mulheres incríveis que excederam minhas expectativas, assim como as próprias. Mas sei que você está fazendo a mesma pergunta que eu... E quanto a Maya e Stephanie? Estatisticamente, eu sabia que pelo menos uma pessoa não completaria o programa, mas Cherise garantiu esse lugar bem cedo. Quatro em seis eu aceitaria, mas uma taxa de sucesso de 60% não era o bastante.

Mandei uma mensagem para Stephanie e a convidei para uma noite de azaração e caça de macho. Depois que ela saiu do trabalho, eu a peguei em seu apartamento, e fomos para a lanchonete Equinox. Não para trabalhar, não para sair por lá, mas para que pudéssemos estacionar, abrir vários aplicativos de namoro e colocar nosso raio de pesquisa em 0km. Uma vez que encontramos um bom lugar para parar, ficamos selecionando por uma hora.

Mais uma vez, se você fez direitinho sua proposta de vaga, do Capítulo 8, a descrição final revela o tipo de quem você procura. Por exemplo, Stephanie estava procurando um tipo personal trainer — por isso estacionamos na Equinox. Quando comentava sobre essa estratégia com as pessoas, muitas vezes elas me faziam um discurso sobre não limitar suas opções no amor, o que é um argumento justo. Mas lhe digo que, se você não limita, você vive na *bagunça*. Pense assim: quando você escolhe sua graduação, é porque, depois de alguns anos de colégio, você tem uma ideia do *tipo* de trabalho que gostaria de fazer. Você não está se comprometendo com uma carreira, mas conhece o assunto de que mais gosta e compreende. Da mesma forma, chega um momento nos relacionamentos em que você sabe qual tipo funciona melhor com você, então por que não honrar esse conhecimento concentrando-se nesse tipo?

Eu adoraria dizer que criei essa ideia genial, mas não é 100% minha. Quando fui estudar sexologia em São Francisco, a instituição tinha a biblioteca mais louca de livros sobre sexualidade e relacionamentos. Havia filas intermináveis de títulos dos quais eu nunca tinha ouvido falar, de pessoas que provavelmente estavam mortas, e foi assim que tropecei em um best--seller de 1969 que se apresentava como "o primeiro livro de instruções para a mulher que quer ser uma *mulher de verdade*". O livro se chama *A Mulher Sensual*, escrito por uma pessoa que assinava J. Entendi por que a pessoa não quis ter seu nome completo associado ao livro; eu o descreveria como uma mistura de escrotice vil e puro delírio.

Entre suas partes problemáticas, há trechos clássicos como: "Observe o estilo dele de beijar. Se ataca sua boca com tanta força que você teme que ele vá cravar os dentes na sua garganta, ele ficará ainda mais selvagem quando fizerem amor."[1]

Além disso, J apresentou a história de uma mulher chamada Barbra, que tinha uma abordagem sistemática para caçar seu amor. Barbra queria namorar um engenheiro porque amava a natureza tranquila, estável e introvertida dos que conhecia. Mas ela trabalhava administrando um teatro. O que uma garota pode fazer? Barbra deixou o emprego, conseguiu outro em uma empresa de engenharia, começou a frequentar todos os eventos sociais e acabou se casando com um engenheiro.

O raio de pesquisa em aplicativos de namoro é uma versão desse sistema.

Enquanto achávamos um bando de caras com citações profundas em sua biografia, eu me divertia muito com Stephanie, como sempre. Ela sempre me ensinava novas palavras, tinha grandes livros para citar e era uma excelente ouvinte. Mas talvez eu não estivesse ouvindo, porque, no meio da nossa sessão, ela disse casualmente: "Como eu estava dizendo, as coisas começaram a melhorar. Aquele cara, recusei porque ele não queria fazer o primeiro encontro nos meus termos, o que foi ótimo. E o cara com quem saí, Shan, é insano, mas eu gostei dele. Fomos a um bar e ficamos bem à vontade. Faz tanto tempo que não conheço ninguém, que eu só queria aproveitar esse sentimento. Ele queria trepar, mas eu quis ficar só nos amassos, e, cara, foi maravilhoso! Estou surpresa de ter resistido."

Um pouco mais tarde, fomos embora. Mas, como descobri, ela tecnicamente não precisava daquela noite. Stephanie estava bem sozinha.

Em seguida, procurei Maya, que não me contava nenhuma novidade há semanas. Para fazê-la voltar ao ritmo, perguntei aos meus amigos sobre festas de lésbicas. Felizmente, minha amiga Rachel Scanlon me deu a sugestão perfeita: uma noite de comédia chamada Two Dykes and a Mic. Maya disse que topava, e chamei as meninas também.

Para minha absoluta surpresa e alegria, Stephanie respondeu:

Eu adoraria, mas tenho um encontro ☺

Pricilla, Maya e eu fomos a Two Dykes and a Mic e rimos até as bebidas em nossas barrigas baterem palmas. A programação só de mulheres deu vibração peculiar à noite, pois cada comediante entrava no palco como um indivíduo, não como uma representação de todo um gênero. Rachel, claro, foi um tumulto. Eu a vi tocar várias vezes, e ela nunca decepciona. Houve também uma comediante em particular que indico que vocês procurem: Aparna Nancherla... OMG UHAHUAHUA (porque o *hahaha* não seria o suficiente para o tato que nós rimos). Sério, Aparna, te crushei, você é engraçada pra caralho.

Depois de todas as apresentações, ficamos por lá e conversamos com as artistas. Rachel se aproximou de mim e me agradeceu pela presença. Conversamos sobre o quão engraçada ela era, como o evento era maravilhoso e como fora tão inspiradora para Maya, que surpreendentemente, mas talvez não totalmente surpreendentemente, pensava em fazer standup. Nada mais significativo rolou naquela noite além de flertes discretos e um brilho diferente nos olhos de Maya. Eu não sabia por que naquela época, mas me lembro de olhar para ela quando saiu do meu carro e pensar: *Tem alguma coisa cozinhando por trás desses óculos redondos...*

Depois disso, não nos falamos por um tempo. O que, na verdade, se tornou comum em nossa relação. Nas primeiras vezes que isso aconteceu, presumi que ela estivesse planejando abandonar o grupo. Mas, depois de conhecê-la melhor, passei a entender que esses períodos sabáticos eram exatamente isso: pequenas pausas do mundo necessárias para ela preservar sua personalidade. Alguns sábados depois, ela finalmente mandou uma mensagem dizendo que ligaria naquela noite. Dois dias depois, ela cumpriu sua palavra.

"Ei, estou muito feliz por finalmente falar com você", disse ela, e acreditei nela, mesmo que ficasse me evitando. "Sei que esqueci de entrar em contato com você no outro dia, mas eu tinha um encontro, e foi até as duas da manhã. Não é uma desculpa, mas também não teria acontecido sem toda essa experiência. Eu ainda estou tremendo."

"Qual encontro foi?", perguntei.

"O segundo", disse ela, e consegui imaginar seu rosto redondo e sorridente enquanto ela dizia isso. "Esse foi nosso segundo encontro. Aliás, foi meu primeiro segundo encontro de toda minha vida. Está ficando incrível; a pessoa está em um relacionamento aberto, o que tem sido ótimo para mim, porque não me sinto pressionada."

Fiz algumas perguntas complementares: Onde se conheceram? OkCupid. O que têm em comum? Política e humor. O que torna essa pessoa especial? Tinham apego seguro e falavam a mesma linguagem do amor. Ela ficava nervosa quando se relacionava com essa pessoa? No início, sim, mas trabalhou em seus sentimentos de forma independente até conseguir relaxar e se divertir. Ela *realmente* gostou do que estava acontecendo? Claro que sim. Imensamente.

Mas, como os velhos hábitos custam a morrer, cometi o mesmo erro que cometi quando nos conhecemos: "É homem ou mulher?"

Ela fez uma pausa, e eu soube naquele nanossegundo que eu tinha feito a pergunta errada. "É homem trans e gosta que usem *pronomes neutros*."

Bati na minha testa e me desculpei. "É tão fácil perguntar como é supor. Me desculpe."

Maya riu. "Tudo bem, quando a gente comete um erro, tem duas opções: você pode perder ou aprender. Acho que você está aprendendo."

E, claro, ela estava certa. Também passei por uma imensa transformação, porque há algo mágico que acontece quando você se coloca em uma panela de pressão de mudança com os outros. Com o estresse, o calor e o desconforto de tudo isso, você perde de vista o motivo que o fez começar, e essa confusão é necessária para um resultado mais rico. É melhor jogar tudo o que você acha que sabe sobre você mesmo pela janela antes de se comprometer com a mudança. Você não pode fazer previsões sobre quem você se tornará se nunca foi essa pessoa antes.

Para colocar a cereja no topo desta fase final, no dia seguinte, recebi a mensagem mais maravilhosa de Stephanie:

> Ontem vi a maior manifestação do seu trabalho e investimento em mim. Sem brincadeira, tive um segundo encontro com aquele cara de alto interesse (lol) e me senti sexy e tranquila o tempo todo. Obrigada por seu apoio e por sempre me mostrar meus hábitos negativos. Hoje amo você e seu trabalho mais do que nunca!

ALGUNS MESES ANTES, STEPHANIE E EU ESTÁVAMOS EM MEU CARRO, E perguntei a ela quais celebridades eram o #casaldossonhos. Ela pensou e respondeu: Ariana Grande e Pete Davidson.

O que instigou minha pergunta: "Menina, sério? Por quê?"

Stephanie explicou que seu sonho era conhecer alguém que lhe pedisse em casamento logo de cara. Para ela, a maior expressão de amor era quando uma pessoa sabia que amava a outra praticamente antes de se conhecerem. Claro, todos sabemos agora como a história de amor #Grandson terminou, mas, sem efeito, essa era a resposta mais reveladora para a situação de Stephanie: ela estava com tanta pressa de ser escolhida, que não estava apenas disposta, mas *sonhando* em perder seu direito de escolha.

Então imaginem minha surpresa quando pedi detalhes a Stephanie, e ela respondeu: "Acho que esse cara está na minha, mas está excessivo. Nunca namorei uma pessoa tão ansiosa ou expressiva, então isso é revigorante. Mas quero mais tempo para mim e para sair com outros caras."

Perguntei um pouco mais sobre o segundo encontro dela com o primeiro cara, que a havia deixado com borboletas no estômagos e pensamentos safados. Ela havia lhe dito que estava livre no fim de semana, mas ele queria vê-la logo. Ela propôs o horário após sua aula de spinning de quinta-feira, fazendo-se parecer escassa. Fiquei muito orgulhosa de ouvir que o fizera se ajustar aos planos dela, em vez de se contentar com qualquer coisa que ele sugerisse. Dessa vez, ela estava definitivamente mais confortável em dominar o jogo.

Depois de todo aquele maldito trabalho, finalmente tive o primeiro vislumbre da mulher que eu estava procurando desde que começamos esta jornada — aquela que entendia que o objetivo não era aceitar qualquer coisa, mas *ganhar* muito mais do que oferecer. Para mim, esse foi o legítimo resultado da vitória do jogo da sedução de Stephanie. Não o homem, nem a pegação, nem a química ou mesmo sua afeição por ela — o prêmio estava no reconhecimento do próprio poder e potencial infinitos.

Demonstrei esse sentimento junto com as instruções de cuidado: "O mais importante neste momento crucial de sua vida, Steph, é cercar-se de pessoas que vejam seu valor e queiram ajudá-la a cultivá-lo! Agora é sua vez de crescer e se descobrir, e, assim como uma planta, você não pode fazer isso sozinha. Você precisa de sol, água e solo saudável. Esse cara, ou alguém a quem você doar seu tempo, tem que ser um dos três."

Missão cumprida. Exceto pelo fato de que, vale a pena notar, Stephanie não estava em seu ponto "depois", mas começando a se distanciar do "antes". A confiança é resultado da coerência ao longo do tempo. Simplificando, você precisa ser impecável antes que alguém possa lhe dar o benefício da dúvida. Essa fórmula também vale para nosso relacionamento mais importante de todos, o que temos com nós mesmas. E esta foi a próxima grande tarefa de Stephanie: reconstruir a ponte entre quem ela queria ser e quem decidira se tornar.

256 *O Jogo da Sedução*

Eu estava feliz, mas também nervosa por esse cara novo estar no caminho neste momento crucial. Se ele fosse amoroso e honesto, poderia acelerar a próxima fase para ela. Mas, se fosse brutal, obliteraria grande parte de seu progresso. Mas esse foi o ponto em que tive de começar a confiar que Stephanie tinha as habilidades, o conhecimento e a confiança para se proteger; ela não precisava mais de mim. "Conhecimento é poder, e poder é o luxo de fazer as coisas do seu jeito. Espero que você encontre seu caminho, Steph; mas, mais do que isso, espero que arrase."

ENTÃO, NOSSO SALDO É: SEIS MULHERES QUE CHEGARAM A ESTE PROGRAMA desacreditadas e saíram com resultados muito diferentes, mas todos muito poderosos.

Cherise mostrou que não há uma solução única para todos os casos. A história dela também exemplifica o poder da sugestão: se você vai a qualquer coisa, seja um programa ou um relacionamento, *acreditando* que não vai funcionar, estará certo em 90% das vezes. Então, quem pode dizer que o contrário não pode ser verdade também? A fé é gratuita, e, se você escolher fazer alguma coisa, escolha acreditar nela. Senão, qual é o objetivo de tentar? Uma questão que Cherise começou e concluiu.

Maya mostrou que você pode se provar errado se der a si mesmo uma chance de fazer algo inesperadamente certo. Quando penso em sua jornada, percebo que ela fez a mudança mais drástica, mas menos óbvia. Em outras palavras, Maya deu uma rapidinha. Tudo do que ela precisava o tempo todo era uma simples mudança de visão, como uma franja, que lhe permitisse ver claramente sua beleza natural e suas suadas capacidades. Ela entrou neste projeto como uma jovem esperta, conscienciosa, espirituosa, sexy, ansiosa e aterrorizada, de cabelos presos. Saiu como uma mulher esperta, conscienciosa, espirituosa, sexy, ansiosa e confiante, de franja. A moral da história é: às vezes, sim, você precisa reinventar a roda para que ela funcione para você. Mas, em outras vezes, só tem de remover a pedra que você mesma colocou na frente dela.

Stephanie mostrou que não existe uma causa perdida. Não há nenhuma irmã feia, não graduada da Ivy League ou membro da comunidade que não se enquadre. Você não está destinada a fazer escolhas erradas e a nunca ser escolhida — essa realidade nunca existiu, só você acredita nela. E quem é você? Você é um criador singular com infinitas possibilidades durante o seu tempo finito neste planeta. Você, minha querida, é quem decide ser. E sei que isso soa como uma bela bosta, mas, apesar de não conhecê-la, como conheço Steph, sei que você é uma criadora excepcional por uma simples razão: alguém criou o idioma em que você está lendo; uma única pessoa desenhou cada peça de roupa que você está usando; o lugar que você chama de lar, alguém construiu; a empresa para a qual você se apressa, alguém fundou; e até mesmo o molho que você coloca em suas batatas fritas — os outros seres humanos não são diferentes, maiores, mais capazes nem maravilhosos do que você para. Fazer. Esta. Porra. Então, se você não está feliz com o que tem, o que está impedindo-a de criar sua realidade?

Deshawn mostrou que não é preciso ter os atributos necessários por natureza. Você apenas tem de estar disposta a aprender os hábitos que podem levá-la aonde você quer ir. Ela entrou neste programa parecendo, se expressando e acreditando em coisas muito diferentes sobre si mesma do que quando o deixou. Fazia meses desde que a ouvi anunciar sua estranheza, indiferença ou tendências para conversar de forma ansiosa — e ela era maravilhosa nisso. Mesmo que eu queira receber os créditos pela sua troca de pele, na verdade seu resultado é fruto de uma decisão que ela tomou muito antes de nos conhecermos: "Meus lábios são lindos, meu nariz é fofo, meu trabalho é legal, faço boquetes incríveis, e é hora de eu ajudar as pessoas a reconhecerem toda essa grandeza também!"

Courtney mostrou que o trabalho duro compensa. Ah, sim. Fico feliz, porque a história dela foi maravilhosa, não apenas por ela, mas pela nossa parceria. Vivemos em um mundo que prega que as pessoas melhores, mais inteligentes e capazes nem sempre ganham (*cof cof* Trump). Mas, das cinzas, de vez em quando, surge uma história como a de Courtney. Uma mulher que cresceu, viu muitas coisas, aprendeu, estudou, arriscou, perdeu, que se levantou, triunfou e manteve o queixo erguido. E, o mais importante, preparada para enfrentar o que quer que fosse.

Pricilla mostrou que você faz sua própria sorte, mesmo quando sente que não tem recursos nem vantagens para apostar. Independentemente de como a vida a tenha decepcionado, você não pode deixar que isso a paralise. E se você está se sentindo amarrada, lembre-se: você não está nessa posição porque não pode fazer nada melhor, mas porque permitiu que as vozes críticas falassem mais alto do que seu verdadeiro propósito. Mergulhe e lute, porque só você conhece as coisas incríveis que é capaz de realizar. É sua hora de correr em direção à grandeza que você ainda não manifestou. E eu entendo, a mudança não é fácil, mas ficar estagnada também não tem sido tão maravilhoso assim, tem? Então será mesmo que é tão difícil agarrar a chance de ter tudo o que você precisa para estar com quem quer — e ser quem quiser?

EPÍLOGO

ESSA MERDA FUNCIONA MESMO!

Já se passaram três meses desde que o grupo teve sua última reunião, mas o trabalho está longe de ter acabado. Ainda mantemos contato e trocamos livros, vídeos e memes, que nos ajudam a continuar aprimorando nossas habilidades de sedutoras profissionais. Embora muitas das mulheres tivessem uma aversão à ideia de fazer *mais* lição de casa, depois de ver o efeito em cascata de suas novas habilidades, em várias áreas da vida, sua paixão por dominar o assunto invadiu a cena, como aconteceu comigo anos atrás.

Como mencionei na Introdução, se você também optar por se dedicar a esse ofício, o trabalho nunca terá fim. Mesmo depois de conquistar um parceiro de alto interesse e dominar as habilidades para manter o fogo que construiu, de vez em quando você terá de voltar a esses princípios básicos. E, quando fizer isso, prometo que será recompensada pelo tempo investido. Até hoje, ainda sou uma aprendiz do jogo da sedução, a ponto de me surpreender. Por exemplo, acabei de ler que a maneira mais eficaz de comunicar a alguém que você o entende é se colocando em seu lugar. Se alguém estiver contando uma história trágica ou emocionante, imagine-se no lugar da pessoa enquanto ela fala. Isso alterará suas expressões faciais e comunicará que você tem empatia e se identifica com a experiência dela, o que, como aprendemos no Capítulo 6, faz a diferença entre um laço casual e um vínculo vitalício. Se quiser ver essa dica em uma puta ação, assista a um episódio de *The Oprah Winfrey Show* ou analise Jada Pinkett Smith em ação enquanto entrevista seus convidados no *Red Table Talk* — seus trejeitos em si são de mestre.

Em meu primeiro livro, *Laid*, escrevi: "Na escola, temos várias matérias sobre dinossauros e pouquíssimas, quando temos, sobre sexo. Bem, desde aquela época, nunca encontrei um único T-Rex, mas me deparei com várias rolas." Na mesma linha, nunca encontrei um uso prático por saber cantar "Oh, Canadá!" em francês, mas tudo o que aprendi sobre a psicologia da atração tornou minha vida e meus relacionamentos mais plenos. Também sei que o grupo que completou meu programa de cinco fases diria o mesmo.

Courtney e River continuam firmes. Tanto, que ela solicitou uma transferência de emprego para Dallas. Na verdade, dói um pouco digitar isso, porque ficamos muito próximas, mas, como Courtney disse: "Sempre soube que L.A. não era minha casa, mas eu estava determinada a não ir embora sem que um sonho se tornasse realidade. Você me deu isso, Shan, então obrigada."

Mas, se você está impressionada com sua vida amorosa próspera, ficará emocionada ao ouvir sobre seu amor-próprio arrasador. Nos últimos meses, Courtney fez várias viagens, redecorou sua casa, fez as pazes com os abusadores do passado e abraçou seu cabelo natural no processo. O melhor de tudo, em resposta à alegria que encontrou em sua transformação, ela começou a trabalhar em uma série de workshops online chamada "Home Court Advantage", para ajudar outras mulheres que foram vítimas de bullying a encontrar seu poder e a usá-lo.

Deshawn e Alex, de Londres, ainda se falam diariamente — louco, eu sei! Além disso, depois de meses infeliz em seu trabalho, sob os desmandos de um chefe hostil, ela encontrou coragem para se defender e apresentar uma queixa formal. Esse ato de amor-próprio levou a um poderoso aliado, uma transferência de emprego, uma promoção e à sua capacidade de viver sua melhor vida, continuando a fazer o que ama para viver. Agradecemos a Deshawn de todo o coração por enfrentar a crise da água na Califórnia, um dia por vez, mas, particularmente, estou incrivelmente grata por ela ter percebido seu valor.

Toda vez que falo com ela agora, tenho de verificar o ID do chamador para ter certeza de que é ela mesmo. Sua voz está diferente, seu olhar está diferente e sua energia está totalmente transformada. Com sua confiança recém-descoberta, ela fundou oficialmente a STEMming Upward, uma empresa de ensino voltada para ajudar jovens negras a se destacar em STEM e em suas habilidades sociais.

Maya ainda me liga dois dias depois do combinado, mas seus motivos são sempre válidos. Às vezes ela está ocupada com sua família maravilhosa; em outras, está em Palm Springs com os amigos; muitas vezes, ocupada escrevendo; e ocasionalmente ela perde a hora de ir dormir trepando loucamente. E quem poderia se zangar com isso?

O elo que ela e eu cultivamos é especial e, em muitos aspectos, muito diferente do que tenho com o resto do grupo. Tenho orgulho disso, mas, além disso, tenho orgulho de que as pessoas mais próximas a ela também tenham reparado em sua mudança. Maya me disse que, em uma de suas viagens para Palm Springs, a amiga que lhe disse para se inscrever no meu programa puxou-a de lado e disse: "Vi você mudar de todas as maneiras possíveis desde que começou a trabalhar com ela e esse grupo, e tudo foi muito positivo."

Seguindo essa mudança positiva, Maya está fazendo um curso de quatro meses de escrita intensiva, e como resultado agora se sente confiante para se declarar escritora de comédia. Maya veio a mim desesperada para construir uma vida livre da ansiedade crônica, e acho que nós duas concordaríamos que ela conseguiu isso com sucesso. Ela ainda tem seus momentos, mas, em situações em que se sente mal, ela consegue reconhecer seus sentimentos, ponderar e, quando se acalma, segue com confiança e certeza renovadas.

Pricilla é simplesmente incrível. Como Deshawn, ela teve problemas com o chefe. Isso serviu para fortalecer um grande laço entre elas, uma das maravilhosas dádivas secundárias desse projeto, porque elas se apoiaram. Ela também fez uma queixa formal, mas, como ficou por isso mesmo, começou a procurar outro emprego e conseguiu um que pagava melhor e lhe dava maiores responsabilidades. Ela agora é a cara e a personalidade de seu local de trabalho, gerenciando o conteúdo da empresa para as mídias sociais e liderando todas as consultas. Dada a dificuldade que Pricilla já teve para ser independente, fiquei entusiasmada com o fato de que esse novo trabalho também lhe mostrou quanta energia ela desperdiçaria.

Além disso, em alguns meses nesse novo cargo, ela começou a perceber que podia praticamente administrar o negócio, então decidiu fundar a própria empresa! Ela encontrou um casal de investidores e abriu um salão de micropigmentação, chamado Camouflage [Camuflagem]. Atualmente ela está decorando e divulgando a empresa para um lançamento ainda este ano. Ela manteve seu emprego formal, que ainda ama, mas percebeu, nesse processo, que está pronta para fazer a transição para virar chefe. O que nos leva à sua vida amorosa.

Não satisfeita em ser apenas coadjuvante, ela se livrou de todas as pessoas que sentia que não a viam como protagonista. Então, não tem mais um elo romântico com Matt, embora eles ainda mantenham contato. Ela está, no entanto, cada vez mais envolvida com esse artista multiplatinado, que ela diz ter um coração de ouro e tratar o dela como se fosse de vidro.

Mas, como Pricilla me disse, sua melhora favorita, como resultado do tempo que passamos juntas, ocorreu na área mais inesperada: "Foi depois desse projeto que passei a ver minha maternidade como uma força, em vez de algo sobre o qual eu mantinha discrição e sentia vergonha, por eu ter sido mãe jovem e solteira. Mas minha perspectiva mudou muito, e tudo que quero é mostrar ao meu filho que tê-lo jovem NÃO foi um erro. Quero ser uma líder agora."

Quanto a Steph, ela está tocando a vida, e eu não poderia estar mais orgulhosa. Ela está com o mesmo cara, e tem gostado do processo de se conhecer junto com alguém que a ama. Nesses meses de namoro, ele planeja um futuro juntos e tem sido persistente sobre seus sentimentos por ela, aos quais ela admite corresponder. Mas esse cara não é mesmo a única coisa que mudou em Stephanie. Ela decidiu voltar para a casa da família, para economizar, e, com isso, contratou uma consultora de carreira para ajudá-la e uma terapeuta para explorar melhor as barreiras que a impedem de se encontrar.

Ela sempre foi uma mulher adorável, mas agora ela é absolutamente impressionante. O melhor de tudo, essa mudança foi notada por todos ao seu redor. Até um de seus ex notou e recentemente lhe escreveu: *Preciso dizer que vi seu crescimento, sua confiança, o jeito como se comporta. Você tem mais certeza do que quer, e isso só a torna ainda mais sexy/atraente, além de tudo de bom que você é. Eu gosto muito da nova Steph.*

Devo admitir, eu gosto também. Mas, é claro, eu amo todas as mulheres do grupo, e, além disso, elas sentem o mesmo umas em relação às outras. Stephanie e Deshawn estão procurando um lugar para morar juntas, e Courtney e Pricilla se tornaram parceiras de responsabilidade.

O que começou como o maior projeto da minha carreira, de alguma forma, se tornou ainda maior do que eu poderia imaginar. Eu sabia desde o início que veria mudanças nas participantes, mas se você me perguntasse naquela época: "Você acha que esse trabalho pode desencadear uma revolução nos relacionamentos?", eu teria dito: "Espero que sim." Se você me perguntar agora? "Sem dúvida nenhuma. Essa merda funciona mesmo!"

Mas, antes de soltá-la no mundo para ver como meu programa de cinco fases transformará sua vida, destaco algumas circunstâncias nas quais acho que este programa não funcionará:

Primeiro, não funciona se você não confiar. Acredito firmemente que o que você entende ser verdade molda sua realidade. Por exemplo, se uma criança acredita que há um monstro em seu armário, ela pode desenvolver um conjunto de rituais em torno dessa teoria: o armário deve ser mantido fechado, ela não pode circular pelo quarto e nem ir ao banheiro se as luzes estiverem apagadas. Assim, depois de um tempo reforçando seus hábitos em torno de uma crença, sua veracidade se torna irrelevante, porque você mudou seus comportamentos para acomodá-la. Da mesma forma, se acha que você não é merecedora de amor, é provável que tenha começado a responder ao mundo de uma maneira que tornou seu medo real.

Muitas pessoas aceitam o modelo de escassez do amor: uma ideia de que há um número finito de pessoas que combinam com elas e pouco tempo para achá-las. Mas, com a globalização, muito menos restrições sobre quem pode amar quem e uma lista de pessoas solteiras ao seu alcance, por meio dos aplicativos de namoro, eu não vejo como você consiga sequer argumentar. É por isso que posso dizer com total confiança que você não está excluído da caça pelo amor romântico. Apesar de não nos conhecermos, eu não acho, eu *sei* que existem inúmeras opções para você. E agora que você conhece os segredos para se tornar irresistível, multiplica isso por dez. Portanto, não importa o quanto seu argumento seja persuasivo, faça um favor a si mesmo e pare de permitir que o medo atrapalhe seu caminho. Se você quer que isso funcione, aja como se estivesse a caminho da festa. Mais uma vez, garanto-lhe que há uma cadeira reservada para você.

Segundo, esse sistema não funcionará se você tentar usá-lo enquanto vive cercado por indivíduos tóxicos. Como você acabou de testemunhar, um dos principais pontos fortes do workshop foi a comunidade de encorajamento, empatia e responsabilidade em que se baseou. Agora, não estou sugerindo que você deva se cercar de um grupo de apoio centrado em sua transformação, como tivemos, mas você precisa de apoio. Esse trabalho pode ser desafiador e levar a mudanças drásticas, que inicialmente lhe parecerão desconfortáveis. Se as pessoas mais próximas a você estiverem desacreditadas, zombando ou duvidando de seus esforços, isso dificultará a compreensão das coisas.

Sim, em um micronível, esse programa objetiva torná-la mais atraente. Mas, em grande escala, seu propósito é fazer você se tornar sua melhor versão absoluta, a mais vibrante, inovadora, paqueradora, positiva e cheia de química em tudo o que fizer. E uma grande parte disso tem a ver com cercar-se de pessoas que estão empolgadas com o novo você e que aceitam o atual. Sei que o processo de cortar pessoas é complexo, mas, para simplificar, as pessoas negativas são muito parecidas com as calcinhas fio-dental: você só percebe o quão longe foram quando as remove. Confie em mim, você me agradecerá mais tarde por lhe dar um empurrãozinho para colocar espaço entre você e qualquer um que a faça se sentir indesejada.

Se você não sabe onde encontrar uma pequena comunidade para apoiá-la nesta missão, acesse thegameofdesire.com [conteúdo em inglês] para ver uma tonelada de recursos adicionais que podem ajudá-la.

Por fim, acima de tudo, lembre-se de que, quando se trata do jogo da sedução, você nasceu para vencer (nós somos biologicamente feitos para criar laços de pares). Tudo o que fiz neste livro foi lhe dar as ferramentas e a estratégia para aproveitar e ter resultados melhores e mais rápidos durante o jogo. Mas não há dicas ou truques que substituam ou imitem aquela magia especial que só você tem. Courtney, Deshawn, Maya, Pricilla, Stephanie e até Cherise entraram nisso com a mesma faísca natural que deixaram. A maior parte do trabalho que fiz foi limpar os detritos em torno dessa luz, para que ela brilhasse tanto quanto deveria. Não, esta não é a parte em que recuo e digo que o ingrediente secreto é, na verdade, *ser apenas você mesma*. Mas eu acredito que, se você se conhece, sabe o que quer e quem você merece, está mais do que pronta para se tornar uma das poucas que dominam este jogo e se divertem enquanto o jogam.

A sedução exímia não é um dom exclusivo da beleza, ela é uma série de comportamentos aprendidos, adquiridos pelos ousados. Então, agora que você finalizou este livro, o que está impedindo-a de sair por aí com sua personalidade danada e indomável?

REFERÊNCIAS

Aron, Arthur; Aron, Elaine N.; Bator, Renee J.; Melinat, Edward; Vallone, Robert Darrin. "The Experimental Generation of Interpersonal Closeness: A Procedure and Some Preliminary Findings." *Personality and Social Psychology Bulletin,* Vol. 23, 363–377. 1997.

Ashmore, Richard D.; Eagly, Alice H.; Longo, Laura C.; Makhijani, Mona G.. "What Is Beautiful Is Good, but…: A Meta-Analytic Review of Research on the Physical Attractiveness Stereotype." *Psychological Bulletin* 110, 109–128. 1991.

Birger, Jon, *Date-onomics: How Dating Became a Lopsided Numbers Game* (Nova York: Workman Publishing Company, 2015).

Boodram, Shannon. Entrevista com Barry Goldstein.

Boodram, Shannon. Entrevista com Crystal Greene.

Boodram, Shannon. Entrevista com Talya Macedo.

Boodram, Shannon. Entrevista com JT Tran.

Bowlby, J. *Attachment. Attachment and loss: Vol. 1. Loss.* (Nova York: Basic Books, 1969), 180–198.

Brooks, David. *The Social Animal: The Hidden Sources of Love, Character, and Achievement* (Nova York: Random House, 2011).

"Sexually Transmitted Diseases Surveillance 2017", Centros de Controle de Doenças, revisado pela última vez em 15 de outubro 2018. https://www.cdc.gov/std/stats17/de fault.htm.

Chapman, Gary. *The Five Love Languages: The Secret to Love That Lasts* (Chicago: Northfield Publishing, 2015).

Chapman, Gary; Thomas, Jennifer. *The Five Languages of Apology: How to Experience Healing in All Your Relationships* (Chicago: Moody Publishers, 2006).

Cialdini, Robert B. *Influence: Science and Practice* (Boston: Allyn & Bacon, 2008).

Department of Justice, Office of Justice Programs, Bureau of Justice Statistics, National Crime Victimization Survey, 2012–2016 (2017).

268 O Jogo da Sedução

Greene, Robert. *The Art of Seduction* (Nova York: Viking, 2001).

"Survey Finds Nearly Three-Quarters (72%) of Americans Feel Lonely", Harris Poll, em nome da Associação Norte-americana de Osteopatia, palestra realizada em 19–21 de setembro de 2016. http://admin.osteopathic.org/inside-aoa/news-and-publications/media-center/2016-news-releases/Pages/10–11-survey-finds-nearly-three-quarters--of-americans-feel-lonely.aspx.

"Anxiety and physical illness", Harvard Women's Health Watch at Harvard Medical School, última revisão em 9 de maio de 2018. https://www.health.harvard.edu/staying-healthy/anxiety_and_physical_illness.

J. *The Sensuous Woman* (Lyle Stuart, 1969).

Karney, Benjamin R.; McNulty, James K.; Neff, Lisa A. "Beyond Initial Attraction: Physical Attractiveness in Newlywed Marriage", *Journal of Family Psychology*, Vol. 22, No. 1, 135–143. 2008.

El Khouly, Ghada; Hassan, Ashraf; Mostafa, Taymour,."Pheromones in sex and reproduction: Do they have a role in humans?" *Journal of Advanced Research*, Vol. 3, Issue 1, 1–9 de janeiro de 2012.

Kinsey, Alfred C.; Martin, Clyde E.; Pomeroy, Wardell B. *Sexual Behavior in the Human Male* (Filadélfia/Londres: W.B. Saunders Company, 1948).

Kolenda, Nick. *Methods of Persuasion: How to Use Psychology to Influence Human Behavior* (Kolenda Entertainment, LLC, 2013).

Maslow, A.H. "A Theory of Human Motivation", *Psychological Review* 50, 370–396.

Moore, Anna; Pan, Landyn. "The Gender Unicorn", Trans Student Educational Resources.

"Emerging new threat in online dating: Initial trends in internet dating initiated serioussexualassaults", Agência Nacional Criminal, publicado em 7 de fevereiro de 2016. http://www.nationalcrimeagency.gov.uk/publications/670-emerging-new-threat-in--online-dating-initial-trends-in-internet-dating-initiated-serious-sexual-assaults/file.

OkCupid. "A Woman's Advantage", 5 de março de 2015, https://theblog.okcupid.com/a--womans-advantage-82d5074dde2d.

OkCupid. "Race and Attraction, 2009–2014", 9 de setembro de 2014. https://theblog. ok cupid.com/race-and-attraction-2009–2014–107dcbb4f060.

Perel, Esther. "The Secret to Desire in a Long-Term Relationship." YouTube (TEDx Talks), 14 de fevereiro de 2013.

Persaud, Raj. "The Psychology of Seduction." YouTube (TEDx Talks), 7 de julho de 2016.

Rock, Chris. *Kill the Messenger*, HBO, janeiro de 2009.

Sales, Nancy Jo. "Tinder and the Dawn of the 'Dating Apocalypse'", *Vanity Fair,* setembro de 2016.

Sales, Nancy Jo. Swiped. Documentário. Dirigido por Jo Sales, Nancy. Cidade de Nova York: Consolidated Documentaries. 2018. 21:40

Stop Street Harassment. "2018 Study on Sexual Harassment and Assault", 21 de fevereiro de 2018. http://www.stopstreetharassment.org/resources/2018-national-sexual-abuse-report/.

Tashiro, Ty. *The Science of Happily Ever After: What Really Matters in the Quest for Enduring Love* (Nova York: Harlequin, 2014).

"America's Families and Living Arrangements: 2014", United States Census Bureau, última modificação em 4 de maio de 2018. https://www.census.gov/data/ta bles/2014/demo/families/cps-2014.html.

"Anxiety and physical illness", Harvard Women's Health Watch at Harvard Medical School, última revisão em 9 de maio de 2018. https://www.health.harvard.edu/staying-healthy/anxiety_and_physical_illness.

NOTAS

Introdução

1. Nancy Jo Sales, "Tinder and the Dawn of the 'Dating Apocalypse'", *Vanity Fair*, setembro de 2016, https://www.vanityfair.com/culture/2015/08/tinder-hook-up-culture-end-of-dating.

2. David Brooks, *The Social Animal: The Hidden Sources of Love, Character, and Achievement* (Nova York: Random House, 2011), xii.

3. "America's Families and Living Arrangements: 2014", United States Census Bureau, última modificação em 4 de maio de 2018, https://www.census.gov/data/tables/2014/demo/families/cps-2014.html.

4. Jon Birger, *Date-onomics: How Dating Became a Lopsided Numbers Game* (Nova York: Workman Publishing Company, 2015), 3, 54.

5. Nancy Jo Sales, *Swiped*. Documentário. Dirigido por Nancy Jo Sales, produzido por Tim MacGougan. Cidade de Nova York: Consolidated Documentaries. 2018. 38:00.

6. Sales, *Swiped*, 38:00.

7. "Emerging new threat in online dating: Initial trends in internet dating initiated serious sexual assaults", Agência Nacional Criminal, publicado em 7 de fevereiro de 2016, http://www.nationalcrimeagency.gov.uk/publications/670-emerging-new-threat-in-online-dating-initial-trends-in-internet-dating-initiated-serious-sexual-assaults/file.

8. "Sexually Transmitted Surveillance 2017", Centro de Controle de Doenças, última revisão em 15 de outubro de 2018, https://www.cdc.gov/std/stats17/default.htm.

9. "Survey Finds Nearly Three-Quarters (72%) of Americans Feel Lonely", Harris Poll, em nome da Associação Norte-americana de Osteopatia, palestra realizada em 19–21 de setembro de 2016, http://admin.osteopathic.org/inside-aoa/news-and-publications/media-center/2016-news-releases/Pages/10–11-survey-finds-nearly-three-quarters-o-f-americans-feel-lonely.aspx.

272 O Jogo da Sedução

Capítulo 1: Sem Rodeios

1. A. H. Maslow, "A Theory of Human Motivation", *Psychological Review* 50, 370–396.
2. Ty Tashiro, *The Science of Happily Ever After: What Really Matters in the Quest for Enduring Love* (Nova York: Harlequin, 2014), 27–45.
3. "Anxiety and physical illness", Harvard Women's Health Watch at Harvard Medical School, última revisão em 9 de maio de 2018, https://www.health.harvard.edu/staying-healthy/anxiety_and_physical_illness.

Capítulo 3: Como o Amor Tem que Ser?

1. Gary Chapman, *The 5 Love Languages: The Secret to Love That Lasts* (Chicago: Northfield Publishing, 2015).
2. Chris Rock, *Kill the Messenger*, HBO, janeiro de 2009.
3. Alfred C. Kinsey, Wardell B. Pomeroy e Clyde E. Martin, *Sexual Behavior in the Human Male* (Filadélfia/Londres: W.B. Saunders Company, 1948).
4. Landyn Pan e Anna Moore, "The Gender Unicorn", Trans Student Educational Resources, http://www.transstudent.org/gender/.
5. Gary Chapman e Jennifer Thomas, *The Five Languages of Apology: How to Experience Healing in All Your Relationships* (Chicago: Moody Publishers, 2006).
6. J. Bowlby, *Attachment. Attachment and loss: Vol. 1. Loss* (Nova York: Basic Books, 1969), 180–198.
7. Amir Levine, Rachel Heller, *Attached: The New Science of Adult Attachment and How It Can Help You Find—and Keep—Love* (Penguin, 2010), Chapter 1, Decoding Behaviors, 8 [Capítulo 1, Decodificando Comportamentos].
8. *Personality Traits*, segunda edição, por Gerald Matthews, Ian J. Deary e Martha C. Whiteman, https://web.archive.org/web/20141205103724/http://elib.fk.uwks.ac.id/asset/archieve/e-book/PSYCHIATRIC-%20 ILMU%20PENYAKIT%20JIWA/Personality%20Traits%2C%20 2nd%20Ed.pdf (Cambridge University Press, 2003).
9. Tashiro, *The Science of Happily Ever After*, 174.

Capítulo 5: O Poder de uma Rapidinha

1. Nick Kolenda, *Methods of Persuasion: How to Use Psychology to Influence Human Behavior* (Kolenda Entertainment, LLC, 2013), 17–18.
2. James K. McNulty, Lisa A. Neff, Benjamin R. Karney, "Beyond Initial Attraction: Physical Attractiveness in Newlywed Marriage", *Journal of Family Psychology,* Vol 22, No. 1, 135–143. 2008.

Capítulo 6: Não Seja Você Mesma

1. Robert Greene, *The Art of Seduction* (Nova York: Viking, 2001), 5–15; 133–136.
2. Andrew Newberg, M.D., and Mark Robert Waldman, *Words Can Change Your Brain* (Nova York: Penguin, 2013), 15–17.

Capítulo 9: Flerte de Alto Escalão

1. "Race and Attraction, 2009–2014", OkCupid, 9 de setembro de 2014, https://the blog.okcupid.com/race-and-attraction-2009–2014–107dcbb4f060.
2. Department of Justice, Office of Justice Programs, Bureau of Justice Statistics, National Crime Victimization Survey, 2012–2016 (2017).
3. "2018 Study on Sexual Harassment and Assault", Stop Street Harassment, 21 de fevereiro de 2018, http://www.stopstreetharassment.org/resources/2018-national--sexual-abuse-report/.

Capítulo 10: Ovos Mexidos e Boquetes Incríveis

1. "A Woman's Advantage", OkCupid, 5 de março de 2015, https://theblog.okcupid.com/a-womans-advantage-82d5074dde2.
2. "How to Get From the Match to Matrimony", blog do The League, 14 de fevereiro de 2018, http://www.theleague.com/how-to-get-from-match-to-marriage/#are-you-in.
3. Taymour Mostafa, Ghada El Khouly, Ashraf Hassan, "Pheromones in sex and reproduction: Do they have a role in humans?" *Journal of Advanced Research,* Vol. 3, Issue 1, 1–9, janeiro de 2012.
4. Alan R. Hirsch, M.D. e Jason J. Gruss. "Human Male Sexual Response to Olfactory Stimuli", *American Academy of Neurological and Orthopaedic Surgeons*, 3 de março de 2014, https://aanos.org/human-male-sexual-response-to-olfactory-stimuli/.
5. "The 50 things that put the 'Feel Great' in Great Britain", Bupa (12 de abril de 2015), https://www.bupa.com/newsroom/news/the-50-things-that-put-the-feel-great-in--great-britain.
6. "Don't Let Scent Insufficiency Take Over — Join Gain® and Renowned Smell Expert Dr. Alan Hirsch to Bring Back the Pleasant Aroma and Freshness You May Be Missing in Your Life!" *Business Wire* (4 de junho de 2013), https://www.businesswire.com/news/home/20130604006458/en/Dont-Scent-Insufficiency–Join-Gain.
7. Alice H. Eagly, Richard D. Ashmore, Mona G. Makhijani, Laura C. Longo, "What Is Beautiful Is Good, But…: A Meta-Analytic Review of Research on the Physical Attractiveness Stereotype", *Psychological Bulletin* 110, 109–128. 1991.

274   O Jogo da Sedução

8. Tashiro, *The Science of Happily Ever After*, 102, 135–143.
9. Tashiro, *The Science of Happily Ever After*, 102.

Capítulo 11: Luta e Fuga ou Testículos de Frutas

1. Arthur Aron, Edward Melinat, Elaine N. Aron, Robert Darrin Vallone, Renee J. Bator, "The Experimental Generation of Interpersonal Closeness: A Procedure and Some Preliminary Findings", *Personality and Social Psychology Bulletin,* Vol. 23, 363–377, 1997, https://doi.org/10.1177/0146167297234003.

2. Dutton, D. G., Aaron, A. P. "Some evidence for heightened sexual attraction under conditions of high anxiety", *Journal of Personality and Social Psychology*, 30(4) 1974: 510–517.

3. Esther Perel, "The Secret to Desire in a Long-Term Relationship". YouTube (TEDx Talks), 14 de fevereiro de 2013, https://www.youtube.com/watch?v=sa0RUmGT-CYY&t=29s.

4. Copyblogger, "The 5 Most Persuasive Words in the English Language", por Greggory Ciotti, 6 de dezembro de 2012, https://www.copyblogger.com/persuasive-copywriting-words/.

5. Raj Persaud, "The Psychology of Seduction." YouTube (TEDx Talks), 7 de julho de 2016, https://www.youtube.com/watch?v=3E46oWB4V0s&feature=youtu.be&t=6m15s.

Capítulo 12: Ela É Dona do Jogo

1. J, *The Sensuous Woman* (Lyle Stuart, 1969), 104; 169–170.

CONHEÇA OUTROS LIVROS DA ALTA LIFE

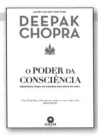
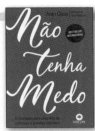
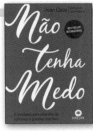
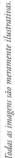
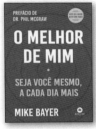
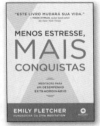
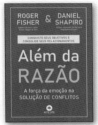
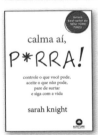
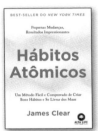
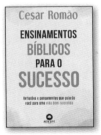

Todas as imagens são meramente ilustrativas.

CATEGORIAS
Negócios - Nacionais - Comunicação - Guias de Viagem - Interesse Geral - Informática - Idiomas

---

SEJA AUTOR DA ALTA BOOKS!

Envie a sua proposta para: autoria@altabooks.com.br

Visite também nosso site e nossas redes sociais para conhecer lançamentos e futuras publicações!

www.altabooks.com.br

ALTA BOOKS
EDITORA

/altabooks ▪ /altabooks ▪ /alta_books

Este livro foi impresso nas oficinas gráficas da Editora Vozes Ltda.,
Rua Frei Luís, 100 – Petrópolis, RJ.